居家艾灸应用手册

主　编◎臧俊岐
副主编◎王海龙
编　者◎臧东方　孔令玉　何基安

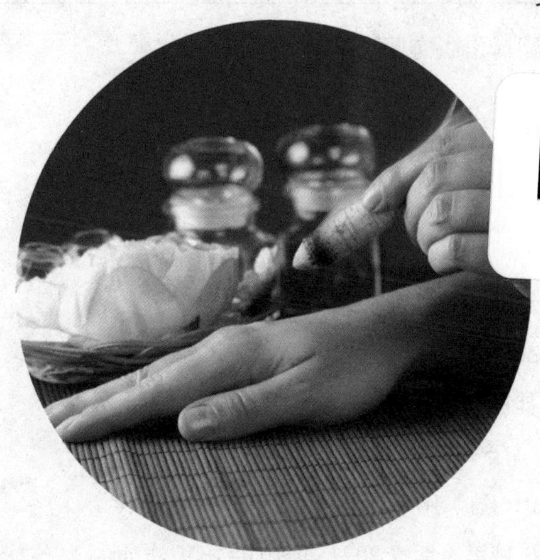

天津出版传媒集团
天津科技翻译出版有限公司

图书在版编目（CIP）数据

居家艾灸应用手册 / 臧俊岐主编. — 天津 : 天津科技翻译出版有限公司, 2021.10
ISBN 978-7-5433-4106-7

Ⅰ. ①居… Ⅱ. ①臧… Ⅲ. ①艾灸–手册 Ⅳ. ①R245.81-62

中国版本图书馆 CIP 数据核字 (2021) 第 018267 号

居家艾灸应用手册
JUJIA AIJIU YINGYONG SHOUCE

出　　版：天津科技翻译出版有限公司
出 版 人：刘子媛
地　　址：天津市南开区白堤路 244 号
邮政编码：300192
电　　话：（022）87894896
传　　真：（022）87895650
网　　址：www.tsttpc.com
印　　刷：深圳市雅佳图印刷有限公司
发　　行：全国新华书店
版本记录：711mm×1016mm　16 开本　10 印张　150 千字
2021 年 10 月第 1 版　2021 年 10 月第 1 次印刷
定价：45.00 元

前言

Preface

艾灸是中国自古相传的中医治病、调理身体的方法，已经有数千年的历史。“家有三年艾，郎中不用来”“若要身体安，三里常不干”等民间谚语流传至今。

随着现代社会的发展、生活节奏的加快，人们生活紧张、工作压力大，身心常常处在亚健康状态而不自知，不是腰酸背痛、颈肩酸痛，就是四肢无力、浑身没劲，但是去医院检查又没有什么病，吃药也疗效甚微。这种亚健康状态最宜采用艾灸疗法来调理。

艾灸是以有“长寿草”之称的艾草作为主要原料，制作成艾绒和艾条，然后在选定的穴位上用不同方法燃烧进行施灸。

艾灸通过对人体的穴位施灸，产生温热刺激作用，可以改善人体的气血循环、疏经通络、调节脏腑功能，从而发挥防病治病、强身健体的作用。

现代科学认为，艾灸能够加强白细胞的吞噬能力，加速各种特异性和非特异性抗体的产生，增强人体的免疫力，同时改善人体各系统的功能，从而有利于身体的康复。据统计，艾灸疗法适用于300多种疾病。

本书共分为7章，分别从艾灸基础知识、生活常见病、外科常见病、皮肤科常见病、妇产科和男科疾病、中老年慢性病、儿科常见病等方面进行阐述。本书采用图文并茂的形式编写，便于阅读，易懂、易学，通过图文对照，使读者快速掌握艾灸治病、调理的方法。

由于篇幅有限，书中内容与部分疾病所配的二维码中的艾灸操作视频可互为补充，时间充足且方便观看视频的读者可进行同步学习。希望本书能成为读者的健康小助手。

Part 1 艾灸基础知识

Part 2 生活常见病

contents / 目录

Part 3 外科常见病

Part 4 皮肤科常见病

Part 5 妇产科、男科常见病

contents / 目录

Part 6 中老年慢性病

Part 7 儿科常见病

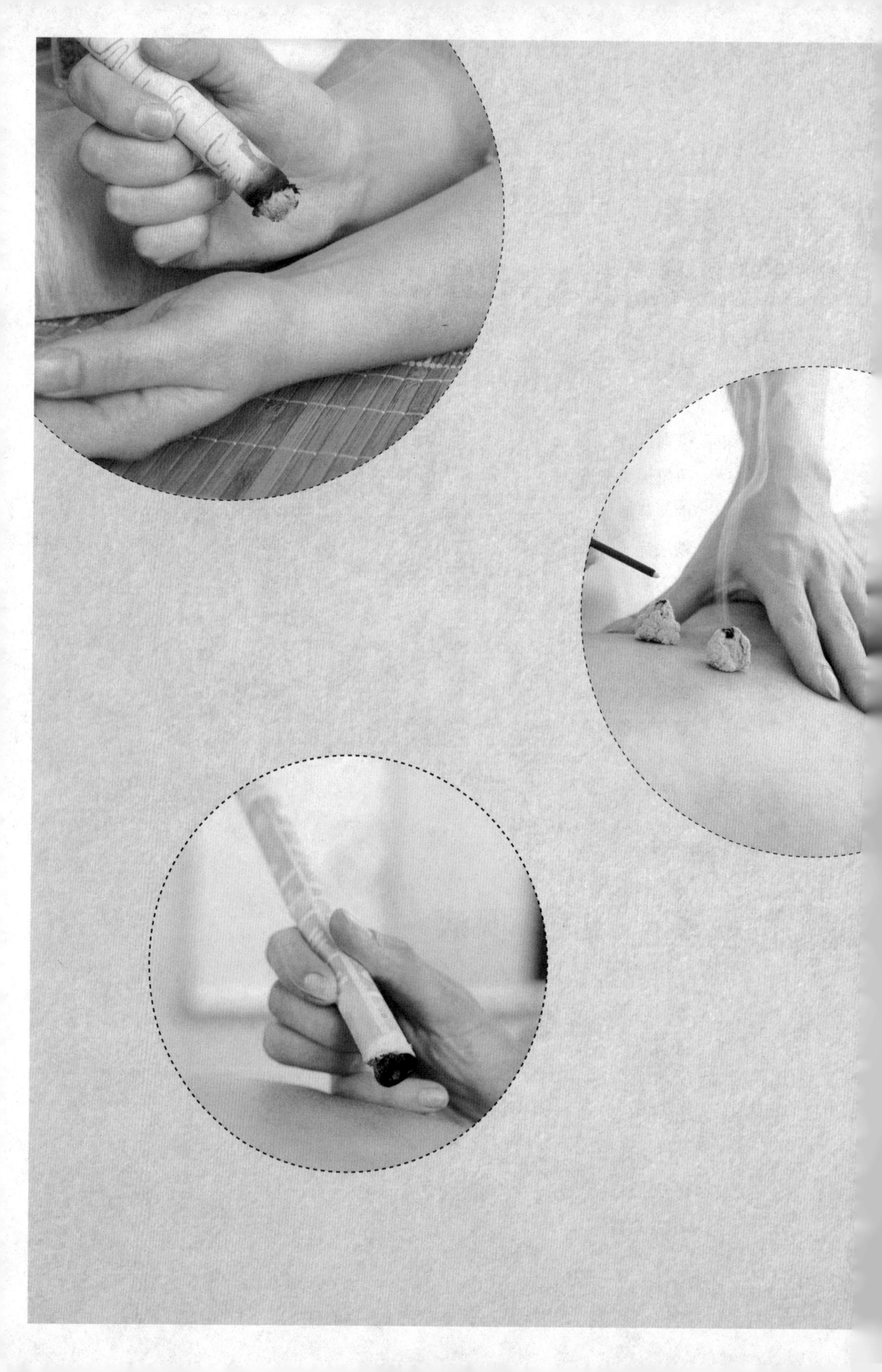

Part 1

艾灸基础知识

什么是艾灸

艾灸疗法历史悠久，是祖国医学古老的医疗保健方法之一，对一些常见疾病能起到很好的疗效。其具体起源已无证可考，但因其用火，所以可追溯到人类掌握和利用火的旧石器时代。火的使用让人们认识到，用火适当熏烤或烧灼身体的某些部位可以减轻或治愈某些病痛。于是，远古的先民就采取用火烧灼身体固定部位的方法治疗疾病，灸法也就由此产生了。后来又经过不断实践，人们最终选用既易点燃又有药理作用的艾草作为灸疗的主要材料，并将这种方法称为艾灸。

关于艾灸疗法的记载可以追溯到商朝，在出土的甲骨文中，有字形象为一个人躺在床上，腹部安放着一撮草，示意用艾灸治病。此外，长沙马王堆出土的《五十二病方》也记载了许多灸法，其中有“以艾裹，以艾灸癫者中颠，令烂而已”的说法。同一时期，《黄帝内经·灵枢·官能》中亦有“针所不为，灸之所宜”的记载。施灸主要用艾绒，《孟子·离娄上》中说：“七年之病，求三年之艾，苟为不畜，终身不得。”由此可见，在春秋战国时期灸法已初具形态。

随着中医的发展，艾灸疗法也在不断完善。三国时期出现的灸疗专著《曹氏灸经》，总结了先秦至三国时期灸法的经验；到两晋及南北朝时期，灸法被运用到预防疾病、强身健体等方面；至唐代，灸法已发展成为一门独立学科，并有了专业灸师。

明代是针灸发展的高峰时期，人们开始使用艾卷温热灸、桑枝灸、神针火灸、灯火灸、阳燧灸等灸法。后人在艾卷温热灸的艾绒中加进药物，发展成为雷火神针、太乙神针等灸法。

近年来，国内外掀起了“中医热”浪潮，艾灸疗法也因此重新受到人们关注，出现了电热仪等各种现代灸疗仪器，在防治休克、心绞痛、慢性支气管炎、支气管哮喘、骨髓炎、硬皮病、白癜风等疑难病症的实践中均取得了较好的效果。

艾灸疗法作为祖国医学的重要组成部分，其操作方法简单、安全可靠、适用范围广泛、疗效奇特、无毒副作用，且经济实惠。随着人们对于艾灸疗法的认识不断加深，艾灸疗法必将深受大众的喜爱，并造福于人类。

小小艾灸，功效神奇

数千年的历史发展及无数的临床经验都验证了艾灸有着神奇的功效，那么艾灸究竟有哪些神奇的功效呢?

温经散寒

艾，本身属温性，再加上点燃后的温热刺激，可以快速透达肌层，直达病所，起到温经通痹的作用，符合“寒者热之”的中医治疗基本原则。灸法可以温经散寒，加强机体气血运行，可用于血寒运行不畅、留滞凝涩引起的痹证、腹泻等疾病，效果较好。

调和气血

气是人体的生命之源，血为人的基本物质，只有气血充足、气机条达，人的生命活动才能正常。如果受到外因侵袭，人体或局部气血凝滞，经络受阻，就会出现肿胀、疼痛等症状和一系列功能障碍。此时灸治相关穴位可起到调和气血、疏通经络、平衡功能的作用。临床上艾灸可用于疮疡疖肿、冻伤、癃闭、不孕症、扭挫伤等的治疗，尤以外科、伤科应用较多。

回阳固脱

艾灸具有温通阳气的作用，可回阳救逆，使阳散厥逆之人转危为安。凡出现呕吐、下利、手足厥冷、脉弱等阳气虚脱的危重患者，用大艾炷重灸关元、神阙等穴，往往可起到扶阳固脱、回阳救逆、挽救垂危之疾的作用。在临床上艾灸可用于中风脱证、急性腹痛吐泻、痢疾等急症的急救。

升阳举陷

由于阳气虚弱不固等原因，致上虚下实，气虚下陷，出现脱肛、阴挺、久泻久痢、崩漏、滑胎等症状，均可灸百会穴来升阳举陷。艾灸不仅可以起到益气温阳、升阳举陷、安胎固经等作用，对卫阳不固、腠理疏松者亦有效果。

拔毒泄热

文献中有“热可用灸”的记载，历代医籍均将灸法作为疮疡、肿胀的一种重要治法，提示灸法能以热引热、使热外出。

防病保健

艾灸可助人胃气盛、阳气足、精血充，从而增强身体抵抗力，使病邪难犯，达到防病和强身健体的功效。

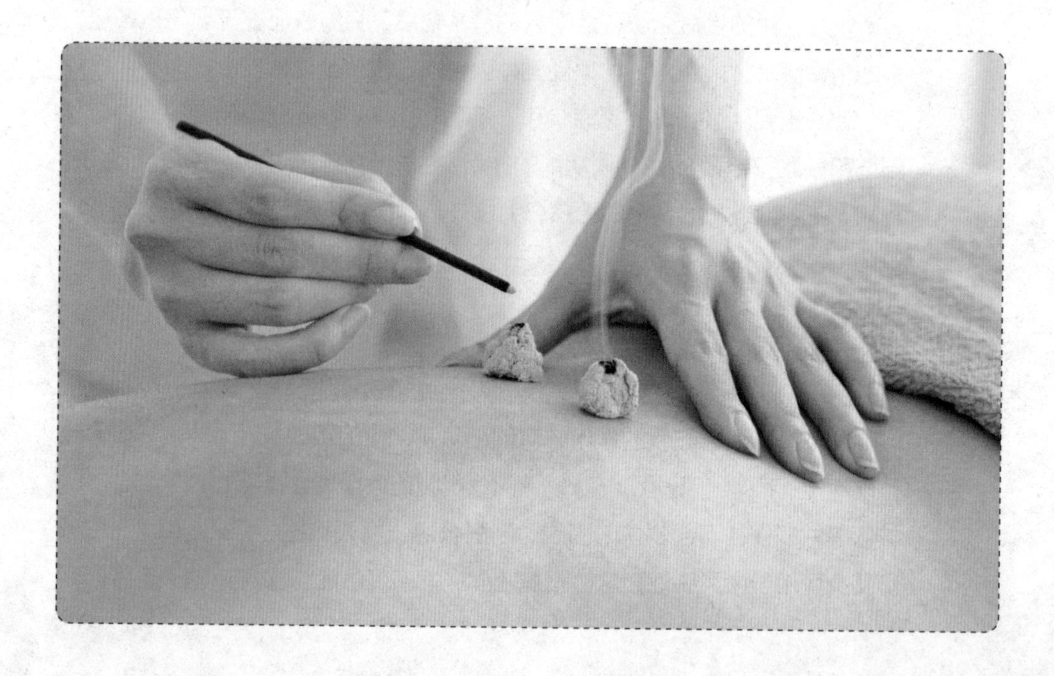

艾灸手法，简单易学

艾灸疗法经过历代医家经验的积累，其种类和灸法有了很大的变化。艾灸的操作一般都较为简单，与针灸相比，它不需要专业的行针手法，而且灸的范围较大，取穴也没有针灸严格。常用的方法有温和灸、雀啄灸、回旋灸、隔姜灸、隔盐灸、隔蒜灸和天灸。患者可根据自身的具体情况选择最适合自己的方法。

温和灸

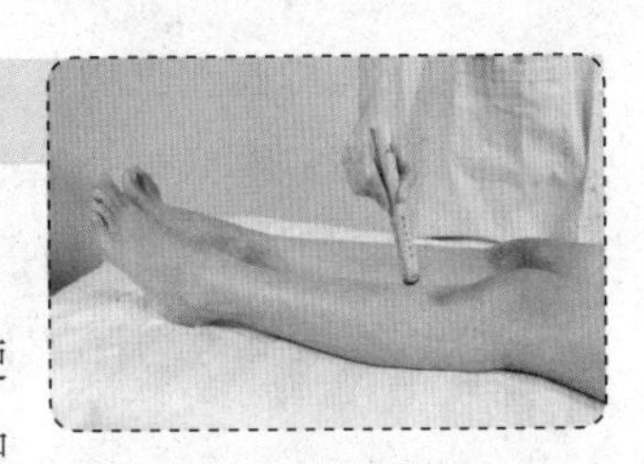

施灸者手持点燃的艾条，对准施灸部位，在距皮肤 3 厘米左右的高度进行固定熏灸，使施灸部位温热而不灼痛，一般每处需灸 5 分钟左右。温和灸时，在距离上要由远及近，以自觉能够承受为度。对小儿施行温和灸时，则应以小儿不会因疼痛而哭闹为度。若局部知觉减退，可将另一只手的示、中两指分置于施灸部位两侧，通过手指感觉局部皮肤的受热程度，以便调节施灸距离，防止烫伤。此外，进行温和灸时应注意周围环境的温度，以免因袒露身体而致感冒。

雀啄灸

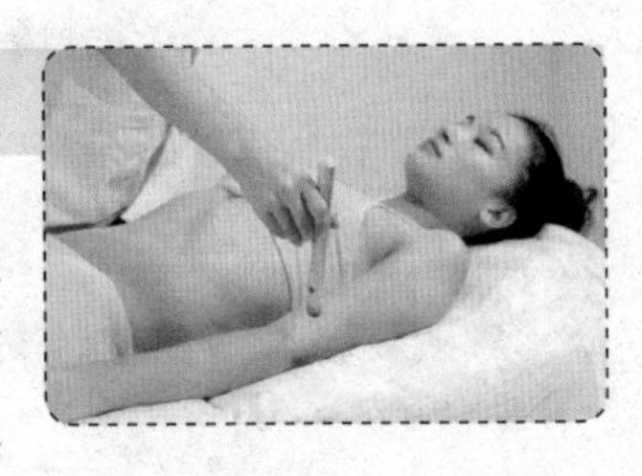

施灸者手持点燃的艾条，在施灸穴位皮肤的上方约3厘米处，如鸟雀啄食一样做一上一下的活动熏灸，而不固定于一定的高度，一般每处熏灸3~5分钟。注意向下活动时，不可使艾条触及皮肤，及时掸除烧完的灰烬。此外，还应注意艾条移动的速度不要过快或过慢，过快达不到目的，过慢则易造成局部灼伤及刺激不均，影响疗效。雀啄灸多用于昏厥急救及小儿疾病，作用上偏于泻法。

回旋灸

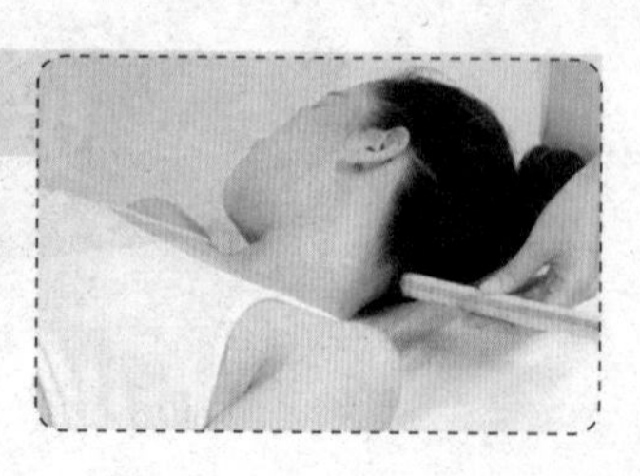

施灸者手持点燃的艾条，在施灸部位的上方约 3 厘米处，根据病变部位的形状做速度适宜的上下、左右往复移动或反复旋转熏灸，使局部 3 厘米范围内的皮肤温热而不灼痛。

隔姜灸

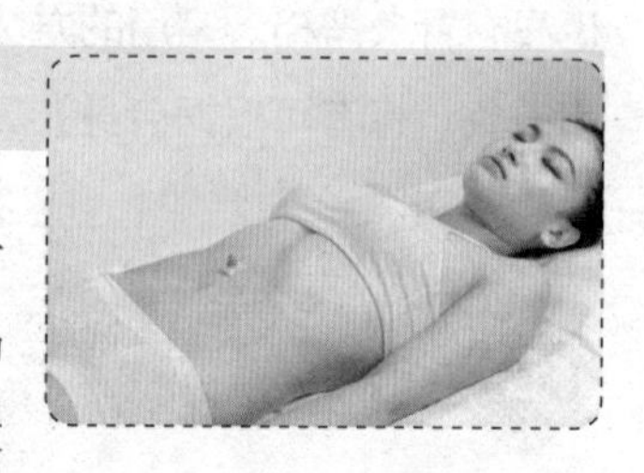

用一片厚约 0.3 厘米的生姜，在中心处用针穿刺数孔，上置艾炷放在穴位上施灸，直到局部皮肤潮红为止。此法简便，易于掌握，一般不会引起烫伤，可根据病情反复施灸，对虚寒病症，如腹痛、泄泻、痛经、关节疼痛等均有疗效。

隔盐灸

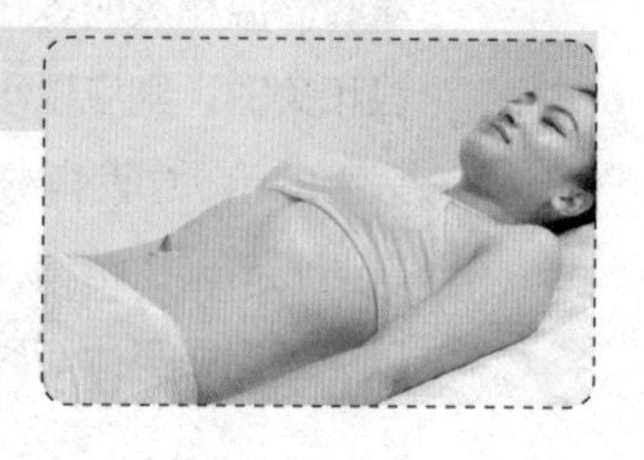

隔盐灸用于脐窝部（神阙穴）施灸。操作时用食盐填平脐孔，再放上姜片和艾炷施灸。若患者脐部凸起，可用水调面粉搓成条状围在脐周，再将食盐放入面圈内隔姜施灸。隔盐灸对急性腹痛吐泻、痢疾、四肢厥冷、虚脱等证具有回阳救逆之功。

隔蒜灸

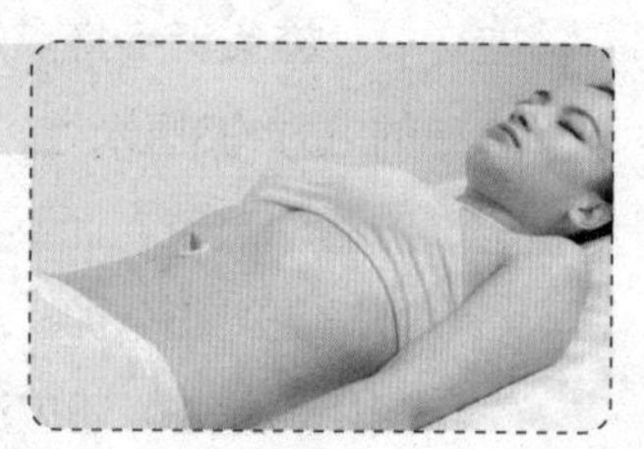

取新鲜独头大蒜，切成厚约 0.3 厘米的蒜片，用细针于中间穿刺数孔，放于穴位或患处，上置艾炷点燃施灸。艾炷如黄豆大，每灸 4 ～ 5 壮更换蒜片。也可取适量大蒜，捣成泥状，敷于穴上或患处，上置艾炷点燃旋灸。隔蒜灸适用于痈、疽、疮、疖、蛇咬、蝎蜇等外伤疾患的治疗。

取穴有法，轻松定穴

艾灸是集穴位经络、药物渗透、温热效应三位一体的综合治疗方法，因此，要想获得满意的效果，灸对穴位是关键。只有找准经穴，才能发挥经穴的功效。下面介绍几种常用的准确找穴方法。

体表标志参照法

体表标志主要指分布于全身体表的骨性标志和肌性标志，可分为固定标志和活动标志。

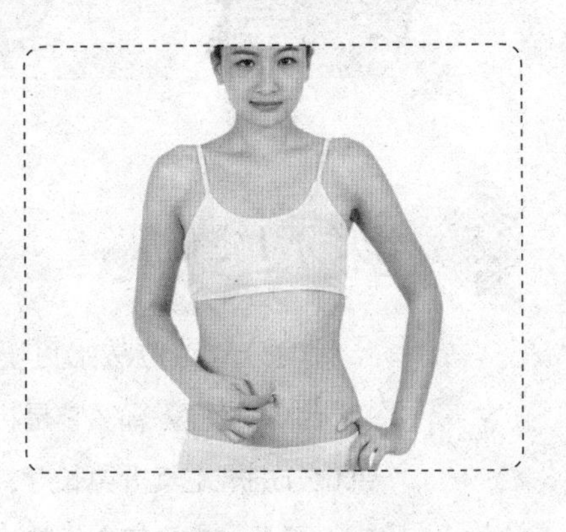

◎**固定标志：**是指利用五官、手指、乳头、脐窝，以及骨节凸起和凹陷、肌肉隆起等明显易辨的部位作为取穴标志。如神阙穴位于腹部脐中央，膻中穴位于两乳头中间。

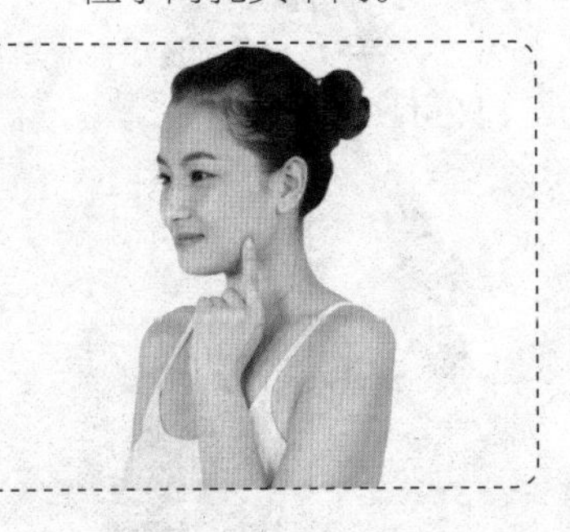

◎**活动标志：**是指利用关节、肌肉、皮肤随活动而出现的孔隙、凹陷、皱纹等作为取穴标志。如张口取耳屏前凹陷处即为听宫穴；咀嚼时，咬肌的最高隆起处为颊车穴。

手指同身寸度量法

手指同身寸度量法是以手指为尺寸标准来测量定穴的方法，是临床取穴定位常用的方法之一。由于人体不同，不同的人用手指测量到的 1 寸也不一样，因此，测量穴位时要用被测量者的手指作为参照物，才能准确找到穴位。

◎**拇指同身寸法**：以被测量者拇指指间关节的横度作为 1 寸，适用于四肢部的直寸取穴。

◎**中指同身寸法**：以被测量者中指中节屈曲时，内侧两端纹头之间的距离作为 1 寸，多用于四肢部的直寸取穴和背部的横寸取穴。

◎**横指同身寸法**：又称“一夫法”，是将被测量者示指、中指、无名指、小指四指伸直并拢，以中指中节横纹为准，四指横向宽度为 3 寸，示指和中指并拢横宽为 1.5 寸，示指、中指和无名指并拢横宽为 2 寸。

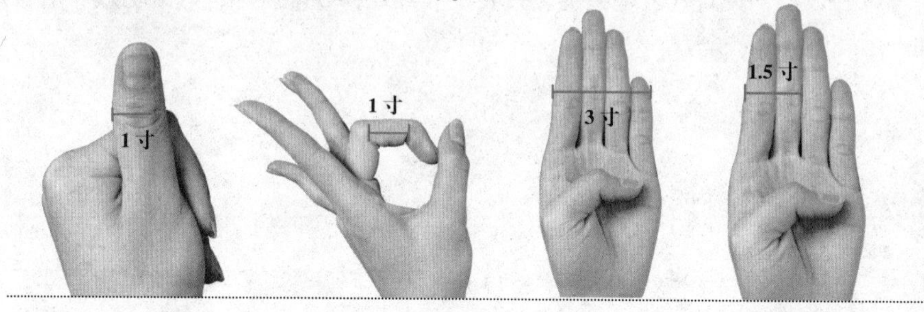

骨度分寸定位法

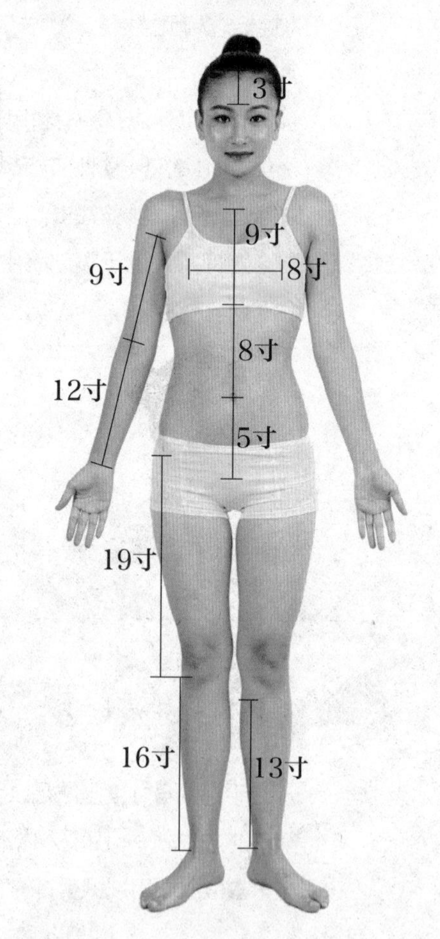

骨度分寸定位法始见于《黄帝内经·灵枢·骨度》篇。它是将人体的各个部位分别规定其折算长度，作为量取腧穴的标准。由于每个人的骨节长短不一样，这种测量的标准并不完全适用于所有人，只可适当作为参考。

如前后发际间为 12 寸，两乳间为 8 寸，胸骨体下缘至脐中为 8 寸，脐中至耻骨联合上缘为 5 寸，耳后两乳突之间为 9 寸，肩胛骨内缘至背正中线为 3 寸，腋前（后）横纹至肘横纹为 9 寸，肘横纹至腕横纹为 12 寸，股骨大粗隆至膝中为 19 寸，膝中至外踝尖为 16 寸，胫骨内侧髁下缘至内侧踝尖为 13 寸。

简便取穴法

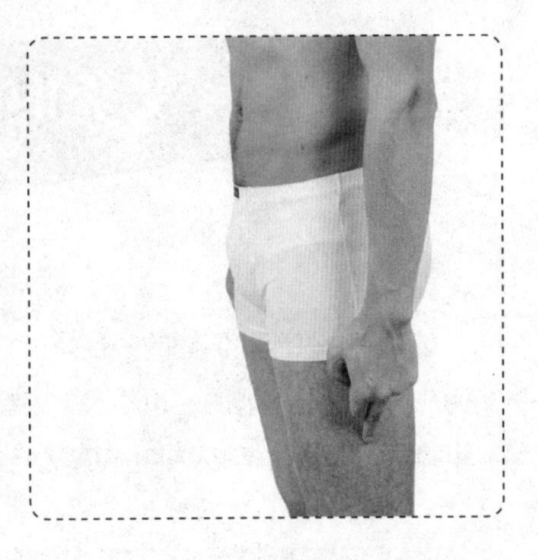

简便取穴法是临床中一种简便易行的腧穴定位方法。如两手虎口自然平直交叉，一手指压在另一手腕后高骨的上方，其示指尽端到达处取列缺穴；立正姿势，手臂自然下垂，其中指端在下肢所触及处为风市穴；握拳屈指时中指尖处为劳宫穴；两耳尖连线的中点处为百会穴等。

感知找穴法

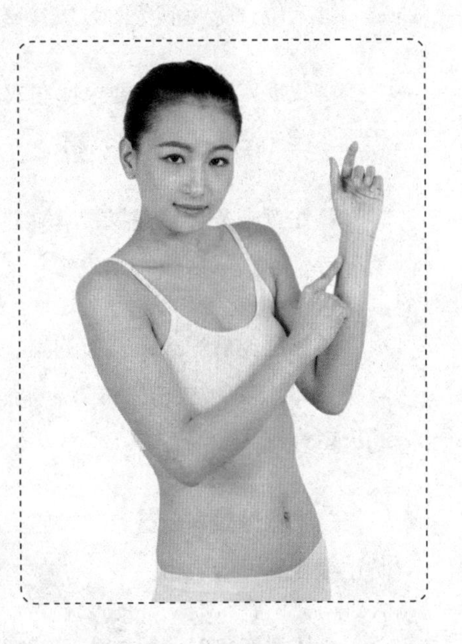

身体感到异常，用手指压一压、捏一捏、摸一摸，如果有痛、硬结、痒等感觉，或与周围皮肤有温度差，如发凉、发烫，或皮肤出现黑痣、斑点，那么这个地方就是要找的穴位。

感觉疼痛的部位，或者按压时有酸、麻、胀、痛等感觉的部位，可以作为阿是穴治疗。阿是穴一般在病变部位附近，也可在距离病变部位较远的地方。

取穴时需要明确以下问题。

◎艾灸作用的是一个面，不是一个点。艾灸时，穴位的选取不必和书上所描述的位置分毫不差，艾灸作用的是一个以穴位为中心的面，不像针灸对穴位的定位那么严格。

◎人体的穴位是通过人体正中央的正中线划分的，右边和左边是相互对称的，因此，人体除了中央的穴位外，其他穴位都是左边和右边各有一个。

艾灸时的注意事项

艾灸是中医治病保健的一种常见方法，因为操作简便、疗效显著被人所喜爱，但艾灸并不是无所不能的，也不是人人都适合的。我们在艾灸前需要了解艾灸的注意事项和禁忌，以避免不必要的伤害，达到更好的效果。

◎**施灸时保持专注：**在施灸的过程中不能分散注意力，以免艾条移动，无法对准穴位，影响施灸的效果；艾灰若落在皮肤上容易灼伤皮肤。

◎**找准穴位：**根据要求找准穴位，以保证艾灸的效果。注意体位的舒适度，否则会因无法坚持而影响效果。

◎**注意施灸环境通风：**实施艾灸的房间应通风，只有这样才能避免烟雾聚集而导致眼睛不适。

◎**注意灸后熄灭：**艾条的燃烧会产生灰烬，施灸者在施灸的过程中应及时将灰弹掉，以免灼伤皮肤或烧到衣物，同时装灰的容器要为不可燃的材质，以防火星复燃。

◎**注意保暖和防暑：**冬季施灸部位要注意保暖，防止感冒受凉，夏季则要防止因高温导致中暑。

◎**注意施灸时间：**如失眠症患者要在临睡前进行施灸，不要饭前空腹时或是饭后立即施灸。

◎**注意循序渐进：**初次使用灸法要掌握好剂量，先从小剂量、短时间开始，慢慢加大剂量、延长时间，不要一开始就大剂量、长时间使用。

◎**灸后注意调养：**要保持乐观的情绪，灸后饮食应以清淡为主，忌食油腻、生冷食物。

艾灸后的可能反应

◎灸后有水疱，为湿气或其他毒素外排的表现。小的水疱无须处理，大的水疱需在严格无菌操作下将脓液引流减压，注意之后的包扎，以避免感染。

◎灸后局部起红疹，多在灸后 2~3 天出现，多数属湿气外排的好转反应。

◎灸后伤口处发痒、发红、发肿、化脓，属伤口处有湿热（或寒湿）外排现象，属好转反应。

◎灸后膝盖处有向外冒风感或发麻感，属风邪（或湿气）外排现象。

◎灸后不热、没有感觉，多为身体经络瘀阻不通，或身体非常好的表现。

◎灸后腹泻，并无气虚的表现，属于排毒的反应。

◎灸后便秘，多为气血虚或体内有热而致，灸后多喝温水可缓解。

◎灸后腰酸腰痛，属于“气冲病灶”的反应。气血打通郁结点，本来没有感觉，现在反而有了感觉，多为身体有陈旧性损伤。

◎灸后头晕、失眠，多为气血充足、上冲于头部的反应。

◎灸后月经延迟或月经提前，属经络调整的过程，属好转反应，一般不影响下次月经周期。

◎乳腺增生灸疗时部分会有疼痛和蚁行感，疼痛属化瘀散结的过程，蚁行感为气血运行邪毒外排的过程。

◎灸后上火，口干舌燥，表明体内的阴阳调整，阴不胜阳，这时应注意多喝温开水。

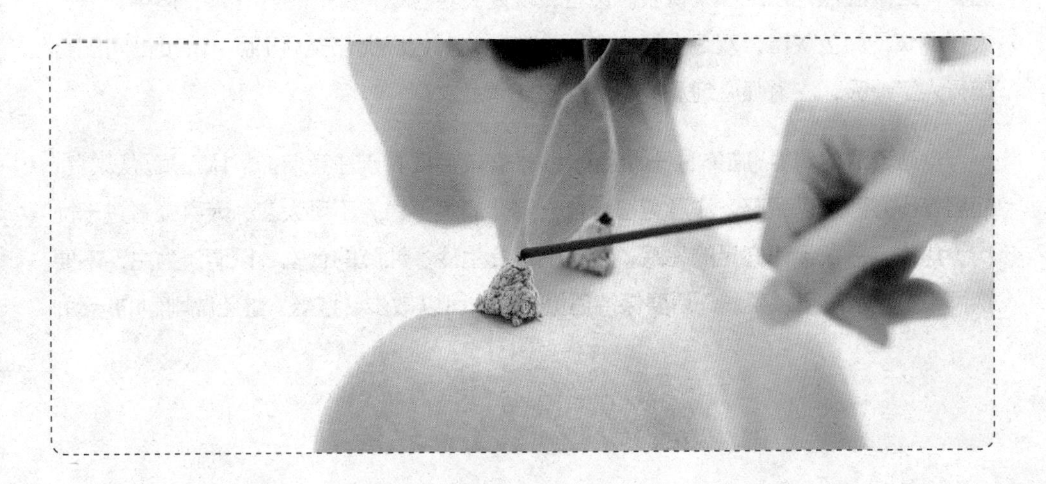

艾灸后的注意事项

由于体质的差异，有些人艾灸后会出现一些不良反应，如失眠、上火、灸疱、灸疮等，需要进行灸后的处理和调养。那么具体应该怎样做呢？

◎**过敏的处理**：若发生局部或全身过敏性皮疹，一般停止艾灸后几天内自然消退。在此期间宜应用抗组织胺、维生素 C 等药物，多饮水，如有发热、奇痒、口干、烦躁不安等症状，应及时就医，以免延误病情。

◎**灸疱的处理**：施灸后出现水疱、水汽等现象，这些都是身体向外排邪所致，不用过于担心。若水疱较小，可以不用处理，待其自行复原；若水疱较大，可以用针刺破，同时涂抹碘附防止感染即可，切忌将疱皮剪除。

◎**灸疮的处理**：灸后起泡，化脓后会形成灸疮，灸疮形成后要避免感染，每天在灸疮周围用碘附消毒，用干棉球吸干表面的脓液，不可以清理脓苔，否则不仅会引起灸疮疼痛，还会阻碍脓液外渗。

◎**晕灸的处理**：晕灸是不多见的一种艾灸不良反应。轻者表现为头晕、胸闷，恶心欲呕，肢体发软、发凉，摇晃不稳，或伴瞬间意识丧失，此时应迅速停止施灸，将患者扶至空气流通处，抬高双腿，头部放低（不用枕头），静卧片刻即可。如仍感不适，可给予温热开水或热茶饮服。重者表现为突然意识丧失，昏扑在地，唇甲青紫，大汗淋漓，面色灰白，双眼上翻，二便失禁，此时应马上停灸后平卧，必要时可配合施行人工呼吸，注射强心剂及针刺水沟穴、涌泉穴等。

◎**施灸后的调养**：施灸时身体会消耗元气，灸后要特别注意保护机体正气。从饮食、起居等多方面加以调整，注意劳逸结合，保持情绪平稳，不可大悲、大喜或者过于忧伤、焦虑，每天保证充足的睡眠，饮食上禁食生冷、油腻的食物，以清淡为主，不要饮酒，多吃水果和蔬菜。灸后要保持适量运动，可以散步、打坐，避免做剧烈的运动。

艾灸禁忌

由于艾灸以火熏灸，施灸时稍不注意就可能引起局部皮肤的烫伤，施灸的过程中也会消耗一些元气，所以有些部位或有些人是不能施灸的，施灸是有禁忌的。

禁忌一

凡暴露在外的部位，如脸部、颈部、手臂等，都不要直接灸，以防形成瘢痕，影响美观。

禁忌二

皮薄、肌少、筋肉结聚处，乳头、阴部、睾丸，妊娠期女性的腰骶部、下腹部等部位不要施灸。另外，关节部位不要直接灸，大血管处、心脏部位不要灸，眼球等部位也不要灸。

禁忌三

中医范畴内的实热证或阴虚发热病症，如高热、高血压危象、肺结核、咯血、严重贫血、急性传染性疾病等，患病期间不宜进行艾灸。

禁忌四

患者过劳、过饥、过饱、大量饮酒、大怒、大惊等精神情绪过于激动的情况下不宜进行艾灸。

禁忌五

皮肤痈疽疖发作期间，局部红肿热痛者不宜进行艾灸。

禁忌六

患某些传染病、高热、昏迷、抽风期间，或身体极度衰竭、形销骨立等忌灸。

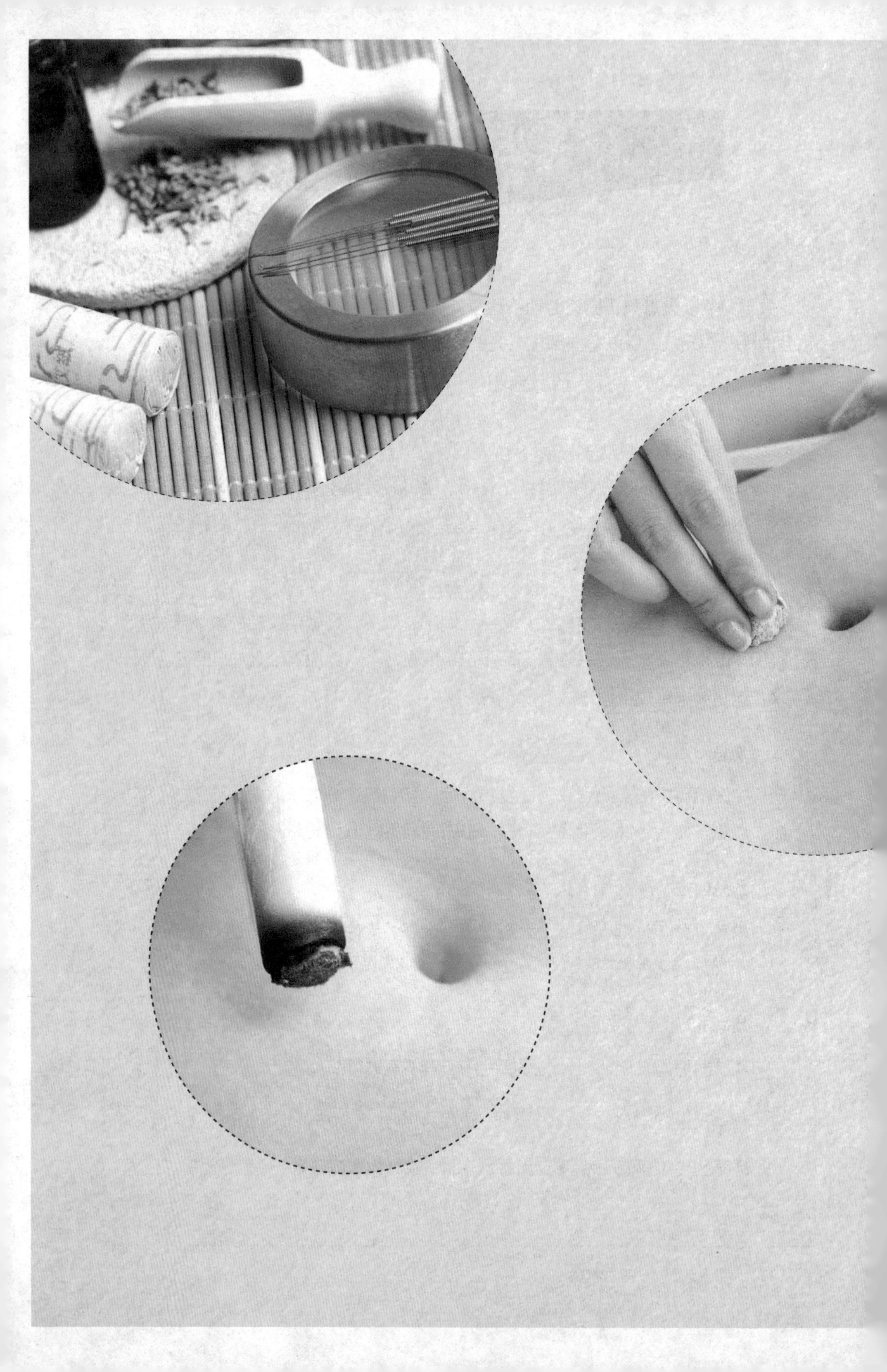

Part 2

生活常见病

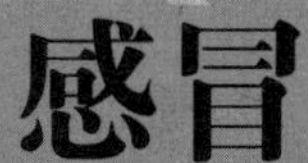

感冒

感冒，常称伤风，是由于感受外邪，引起肺卫功能失调，而出现发热恶寒、鼻塞流涕、咽痒咳嗽、头痛等症状的疾病。感冒初期及时施灸，至身体发热、微微出汗为好，能令头痛、鼻塞等症状很快消失。

艾灸方法

◎回旋灸风池穴

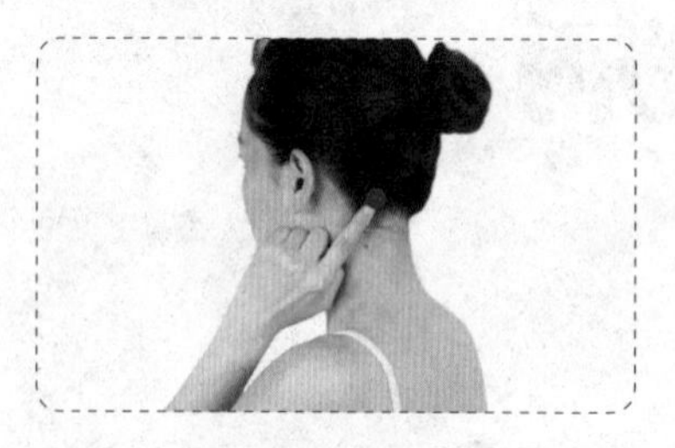

取穴方法：风池穴位于项部，枕骨之下，与风府穴相平，胸锁乳突肌与斜方肌上端之间的凹陷处。

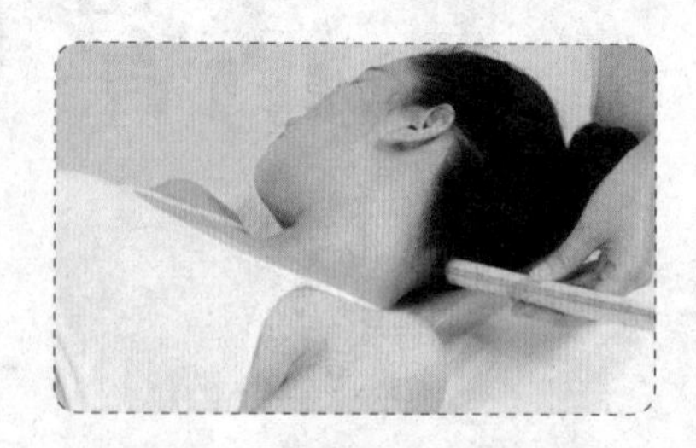

艾灸方法：将艾条一端点燃，找到两侧风池穴，用艾条以回旋灸法各灸治 10 ~ 15 分钟，以感觉温热、舒适为宜。

◎回旋灸风府穴

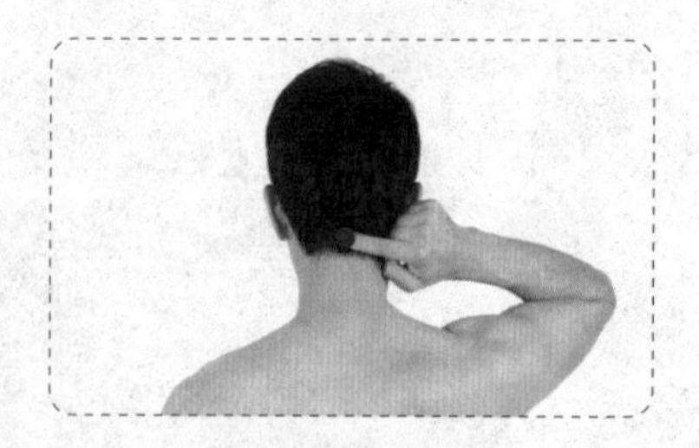

取穴方法：风府穴位于项部，后发际正中直上 1 寸，枕外隆凸直下，两侧斜方肌之间的凹陷处。

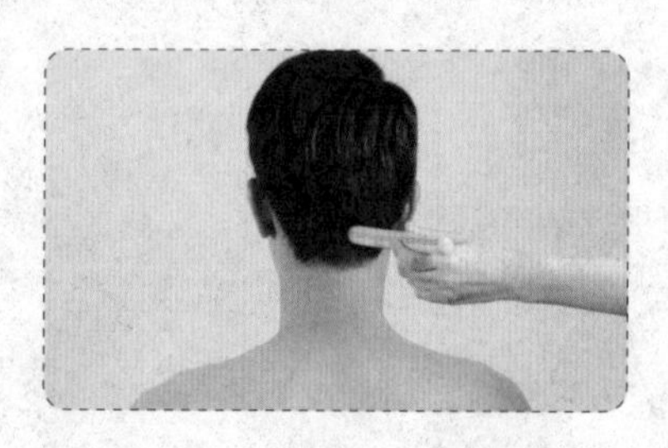

艾灸方法：将艾条一端点燃，找到风府穴，用艾条以回旋灸法灸治10 ~ 15分钟，以感觉温热、舒适为宜。

◎温和灸合谷穴

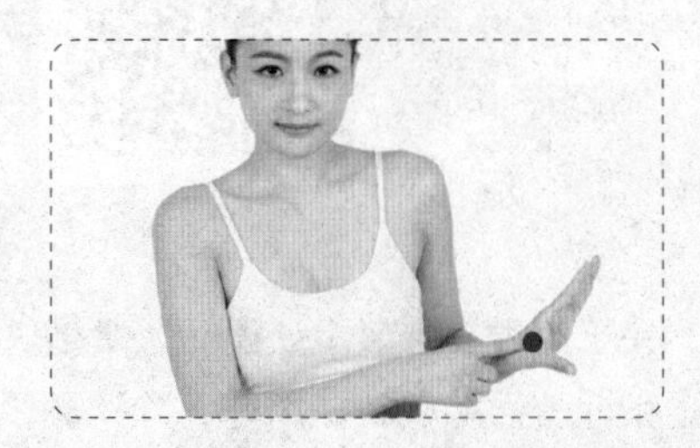

取穴方法：合谷穴位于手背，第1、第2掌骨间，第2掌骨桡侧的中点处。

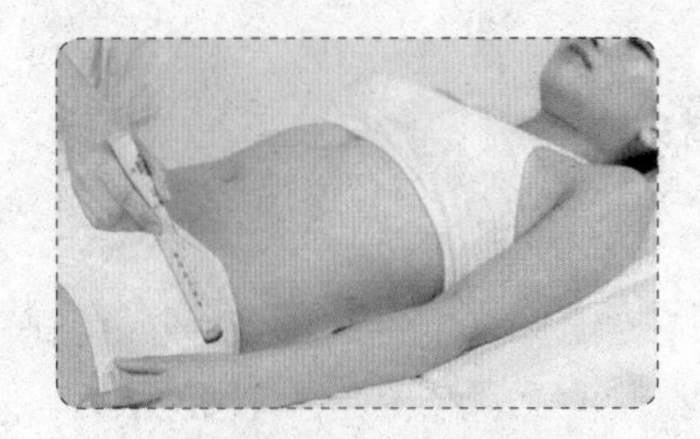

艾灸方法：用艾条以温和灸法灸治一侧合谷穴 10 ~ 15 分钟。对侧以同样的方法操作。

◎温和灸列缺穴

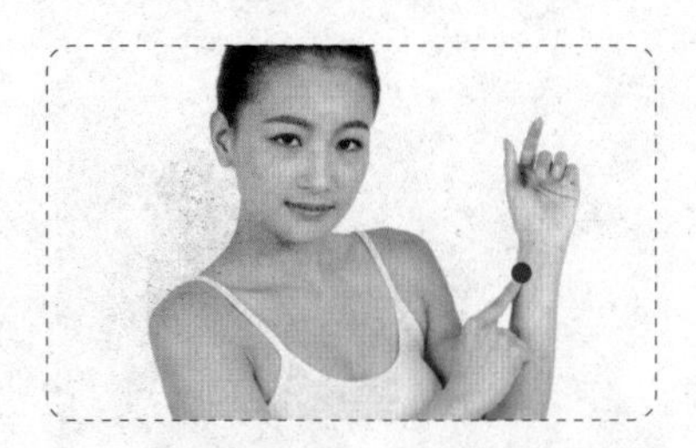

取穴方法：列缺穴位于前臂桡侧缘，桡骨茎突上方，腕横纹上1.5寸，肱桡肌与拇长展肌腱之间。

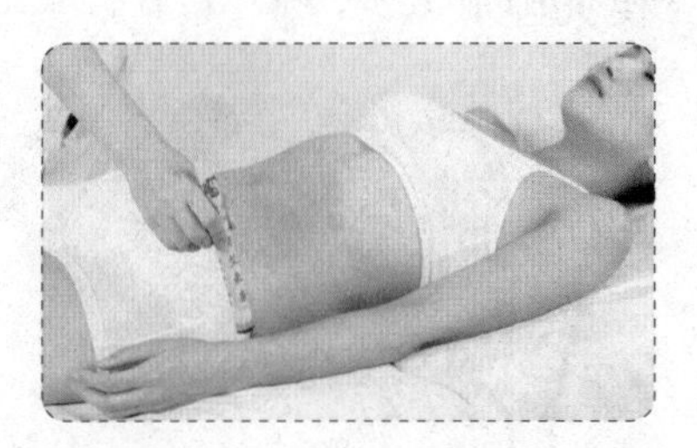

艾灸方法：用艾条以温和灸法灸治一侧列缺穴 10 ~ 15 分钟。对侧以同样的方法操作。

◎温和灸足三里穴

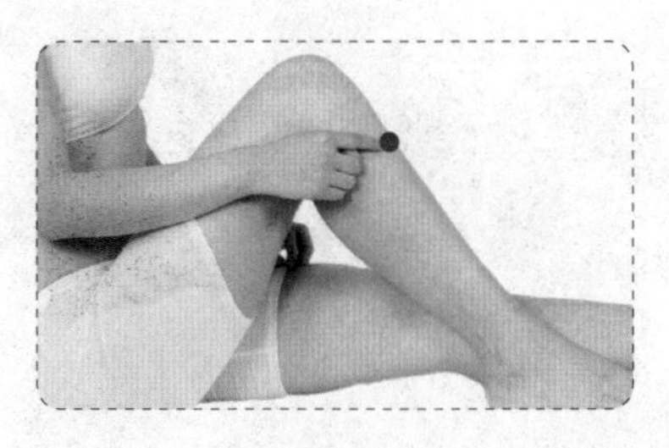

取穴方法：足三里穴位于小腿前外侧，犊鼻穴下 3 寸，距胫骨前缘一横指。

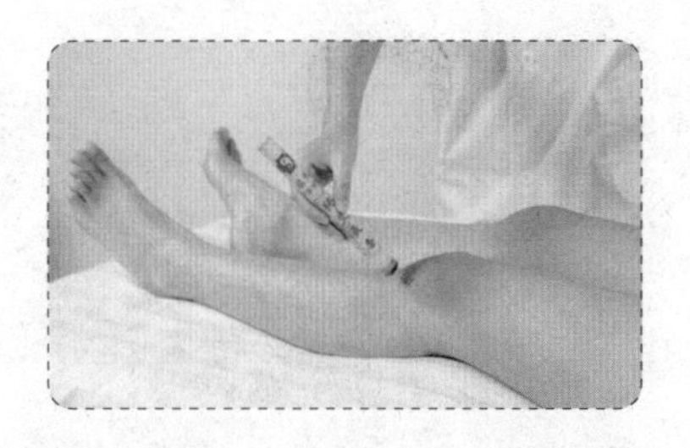

艾灸方法：找到一侧足三里穴，用艾条以温和灸法灸治 10 ~ 15 分钟。对侧以同样的方法操作。

咳嗽

咳嗽是肺系疾病的主要症状，由肺气不清、失于宣肃、肺气上逆所致，其他脏腑功能失调导致肺气上逆也可出现咳嗽。艾灸能温和地疏通肺气，祛风寒，除痰湿，一般连续施灸 3 次就能赶走咳嗽烦恼。

艾灸方法

◎温和灸肺俞穴

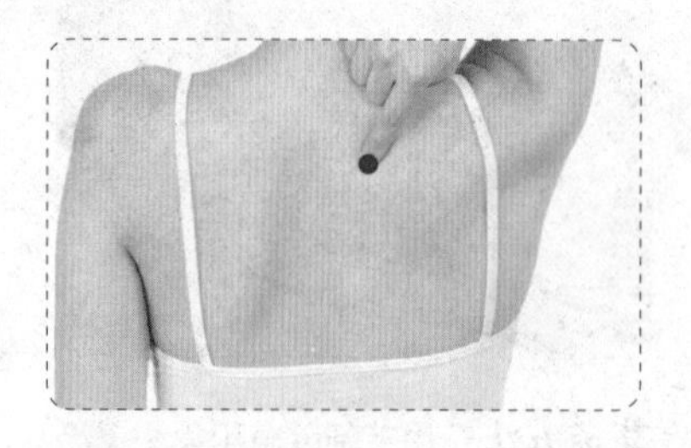

取穴方法： 肺俞穴位于背部，第 3 胸椎棘突下，旁开 1.5 寸。

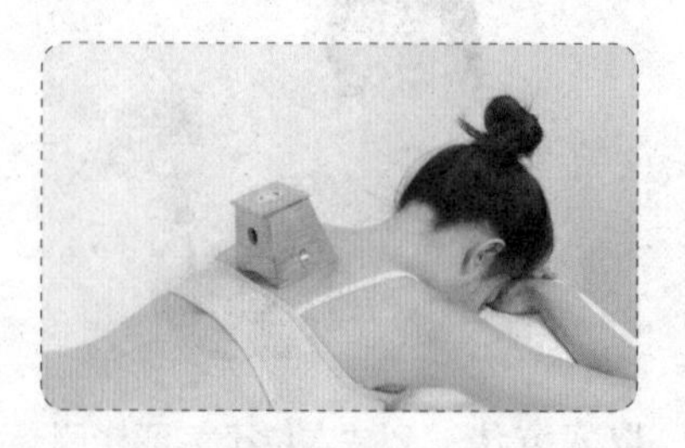

艾灸方法： 将燃着的艾灸盒放于肺俞穴上以温和灸法灸治 10 ~ 15 分钟，至局部皮肤潮红为止。对侧以同样的方法操作。

◎温和灸天突穴

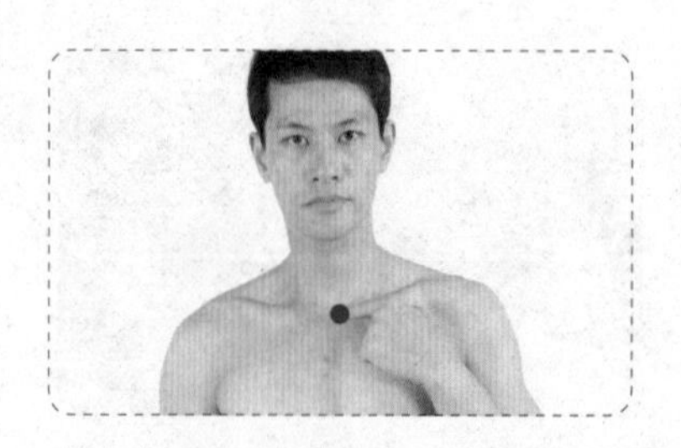

取穴方法： 天突穴位于颈部，前正中线上，胸骨上窝中央（胸骨柄上窝凹陷处）。

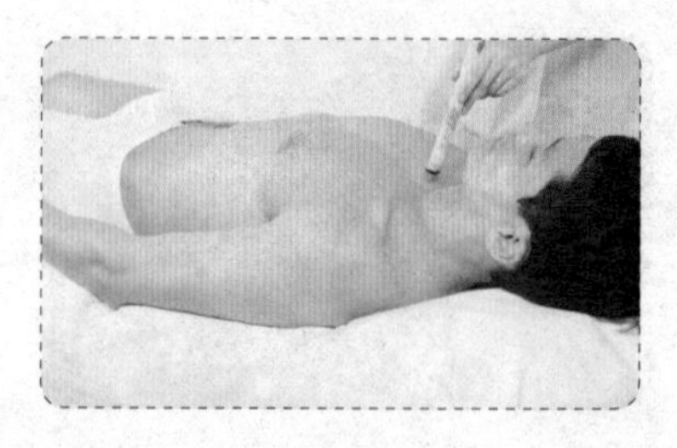

艾灸方法： 将艾条一端点燃，找到天突穴，用艾条以温和灸法灸治 10 ~ 15 分钟。

◎温和灸神门穴

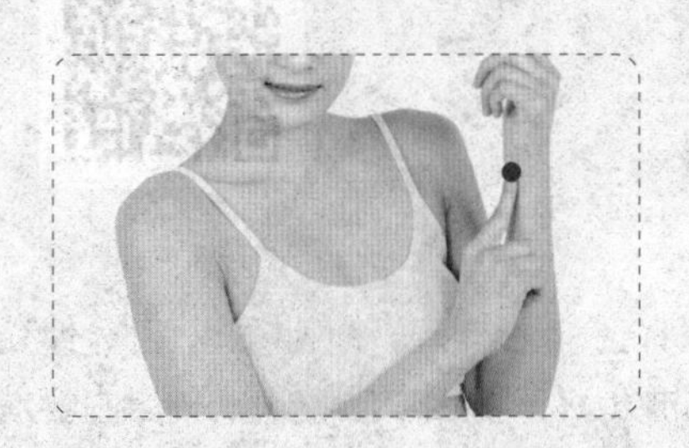

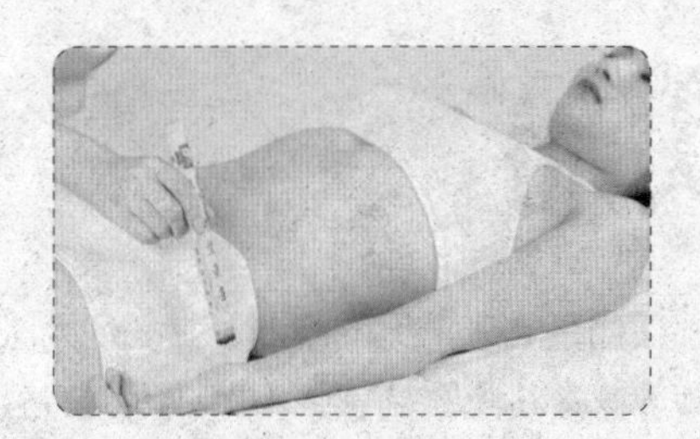

取穴方法： 神门穴位于腕部，腕掌侧横纹尺侧端，尺侧腕屈肌腱的桡侧凹陷处。

艾灸方法： 用艾条以温和灸法灸治一侧神门穴 10 ~ 15 分钟。对侧以同样的方法操作。

◎温和灸列缺穴

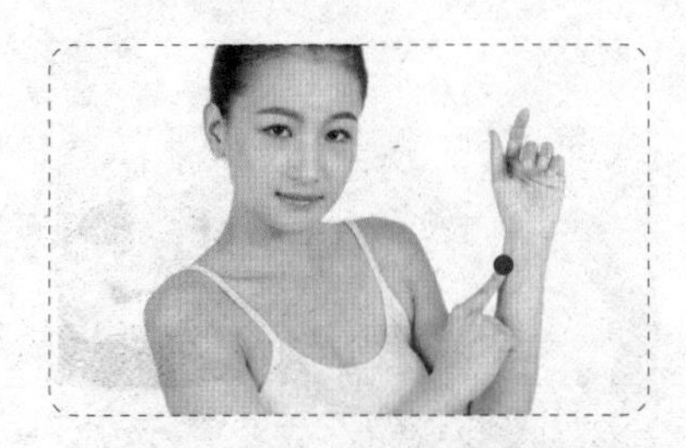

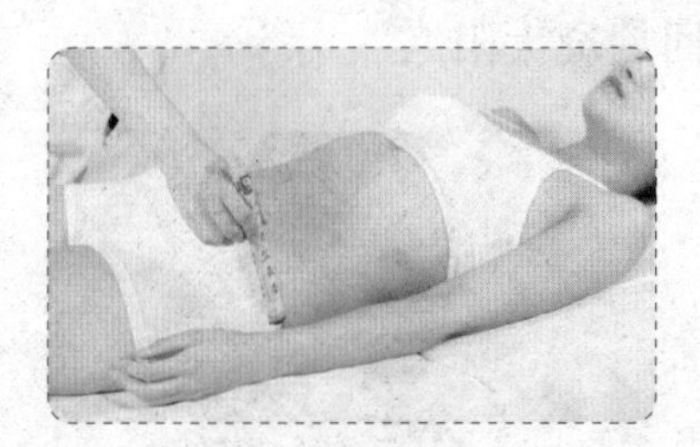

取穴方法： 列缺穴位于前臂桡侧缘，桡骨茎突上方，腕横纹上 1.5 寸，肱桡肌与拇长展肌腱之间。

艾灸方法： 用艾条以温和灸法灸治一侧列缺穴 10 ~ 15 分钟。对侧以同样的方法操作。

◎温和灸丰隆穴

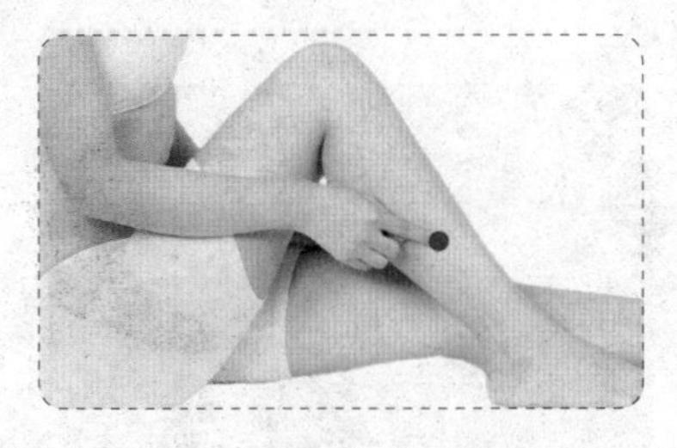

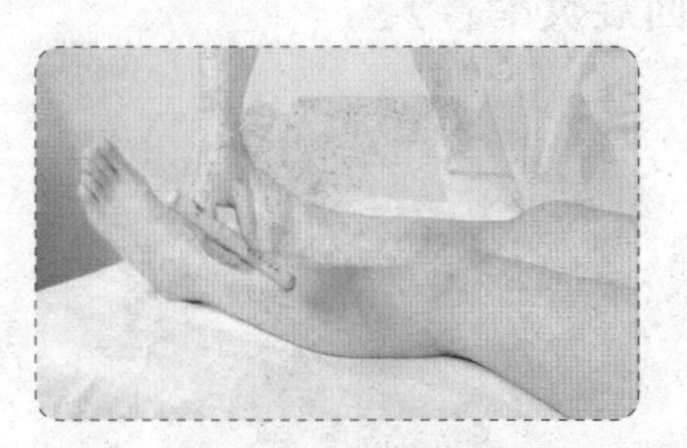

取穴方法： 丰隆穴位于小腿前外侧，外踝尖上 8 寸，条口外，距胫骨前缘两横指。

艾灸方法： 用艾条以温和灸法灸治一侧丰隆穴 10 ~ 15 分钟，以穴位上皮肤潮红为度。对侧以同样的方法操作。

头痛

头痛是临床常见的病症。常表现为胀痛、闷痛、撕裂样痛、针刺样痛，部分伴有血管搏动感及头部紧箍感。中医认为，导致头痛的原因有外因和内因之分，外因主要是风寒、风热、风湿等病邪侵袭所致，内因则与肝脏、脾脏、肾脏的功能失常、紊乱有关。

艾灸方法

◎回旋灸太阳穴

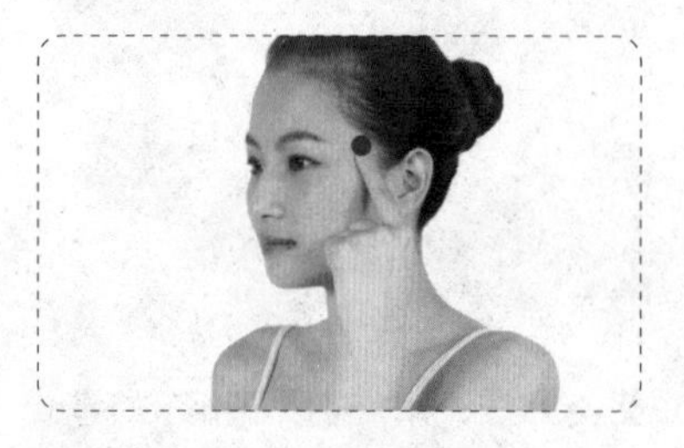

取穴方法：太阳穴位于颞部，眉梢与目外眦之间，向后约一横指的凹陷处。

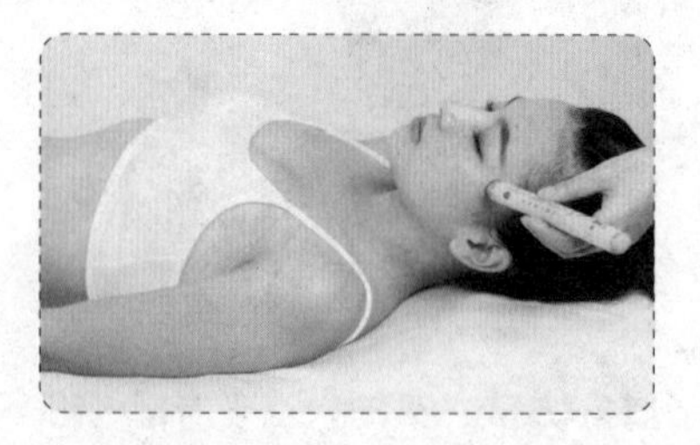

艾灸方法：将艾条一端点燃，找到一侧太阳穴，用艾条以回旋灸法灸治 10 ~ 15 分钟。对侧以同样的方法操作。

◎回旋灸率谷穴

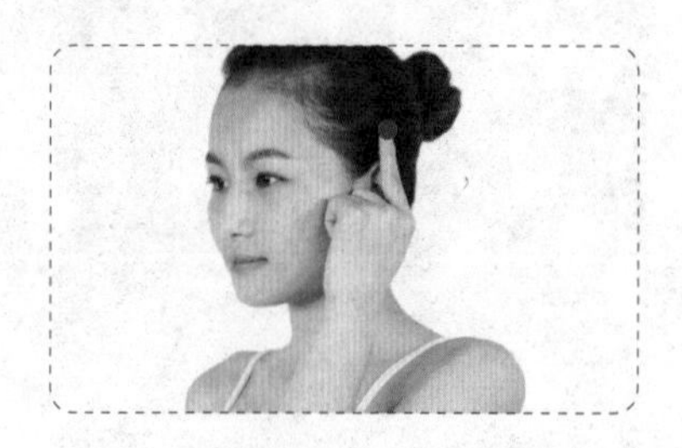

取穴方法：率谷穴位于头部，耳尖直上入发际 1.5 寸，角孙穴直上方。

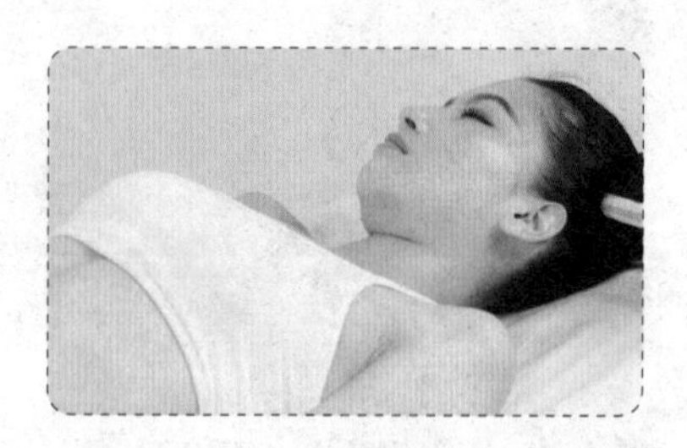

艾灸方法：将艾条一端点燃，找到一侧率谷穴，用艾条以回旋灸法灸治 10 ~ 15 分钟。对侧以同样的方法操作。

◎回旋灸风池穴

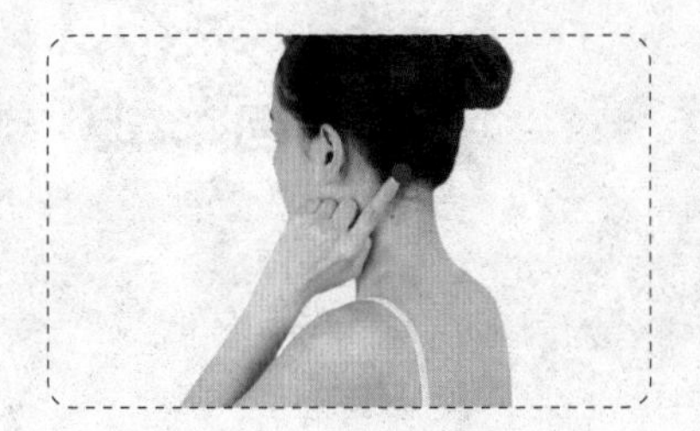

取穴方法：风池穴位于项部，枕骨之下，与风府穴相平，胸锁乳突肌与斜方肌上端之间的凹陷处。

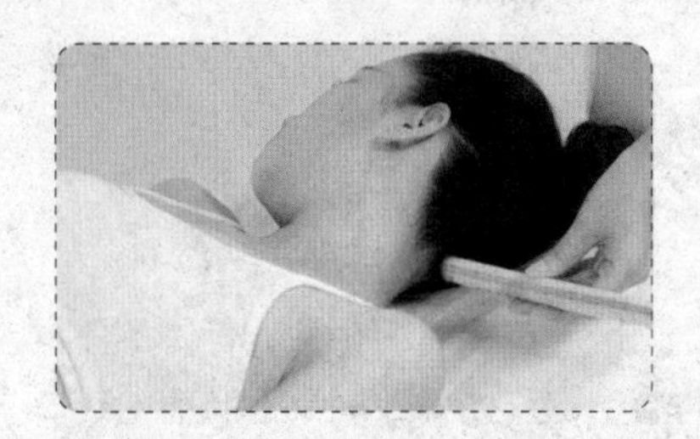

艾灸方法：找到两侧风池穴，用艾条以回旋灸法灸治 10 ~ 15 分钟。

◎回旋灸天柱穴

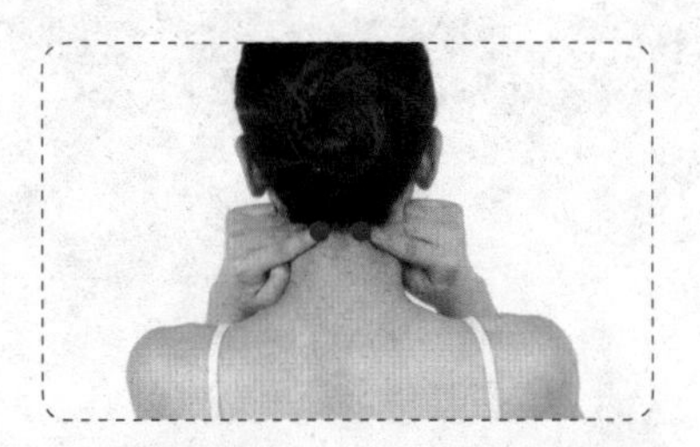

取穴方法：天柱穴位于项部，大筋（斜方肌）外缘之后发际凹陷处，约后发际正中旁开 1.3 寸。

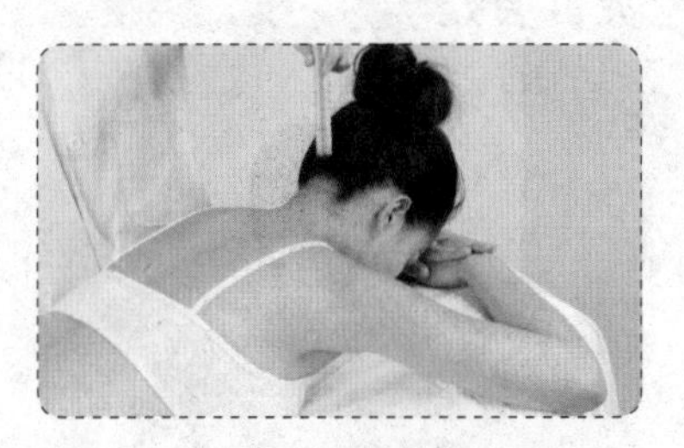

艾灸方法：找到两侧天柱穴，用艾条以回旋灸法灸治 10 ~ 15 分钟。

◎温和灸太冲穴

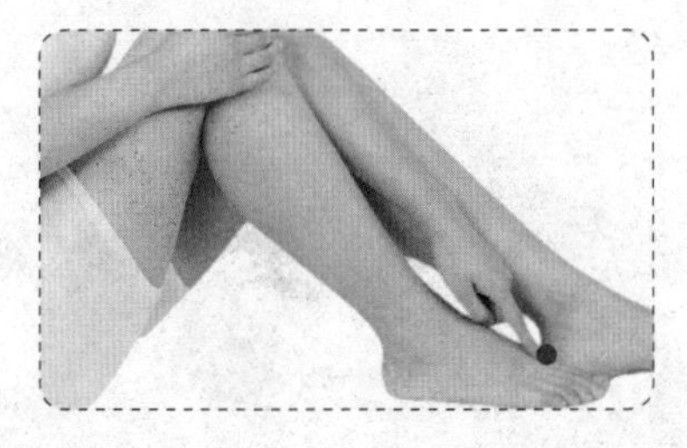

取穴方法：太冲穴位于足背侧，第 1 跖骨间隙的后方凹陷处。

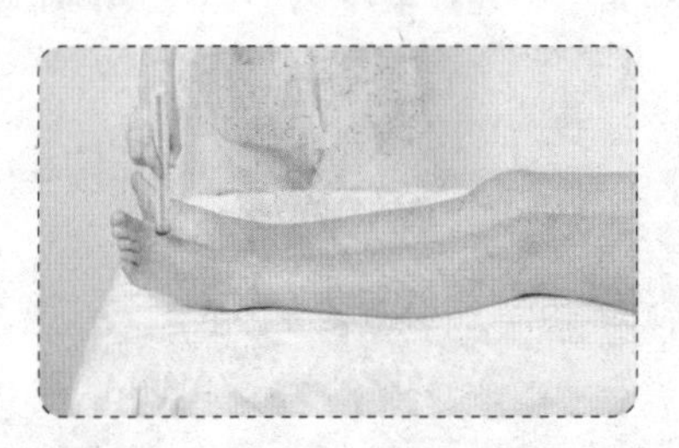

艾灸方法：找到一侧太冲穴，用艾条以温和灸法灸治 10 ~ 15 分钟。对侧以同样的方法操作。

眩晕

眩晕与头晕有所相似，但本质不同。眩晕可分为周围性眩晕和中枢性眩晕，如不及时治疗，容易导致痴呆、脑血栓、脑出血、中风偏瘫，甚至猝死等情况。

艾灸方法

◎悬灸百会穴

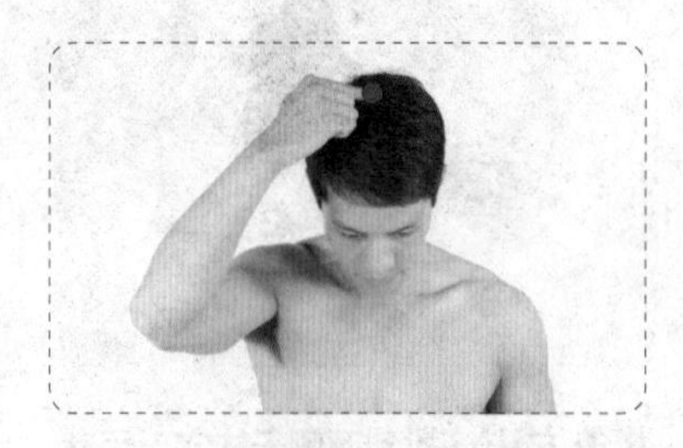

取穴方法：百会穴位于头部，头顶正中心，或两耳角尖连线的中点处。

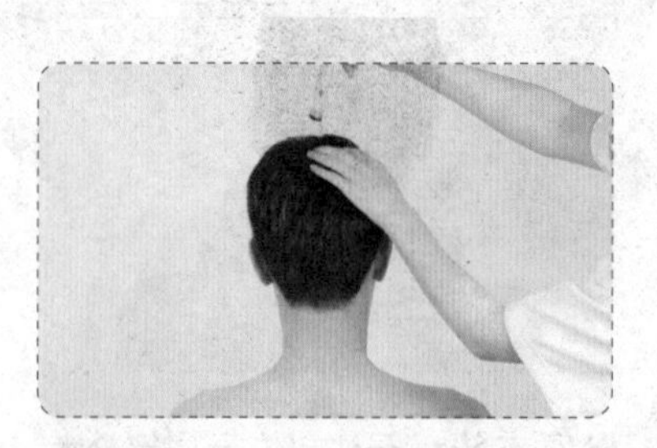

艾灸方法：用艾条以悬灸法灸治百会穴 10 ~ 15 分钟，以出现明显的循经感传为佳。

◎回旋灸风池穴

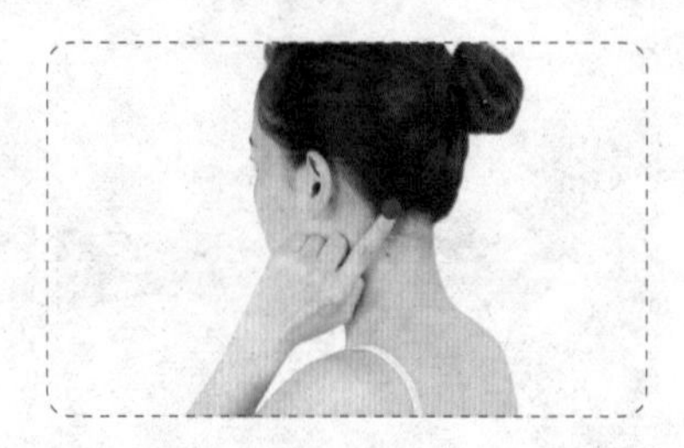

取穴方法：风池穴位于项部，枕骨之下，与风府穴相平，胸锁乳突肌与斜方肌上端之间的凹陷处。

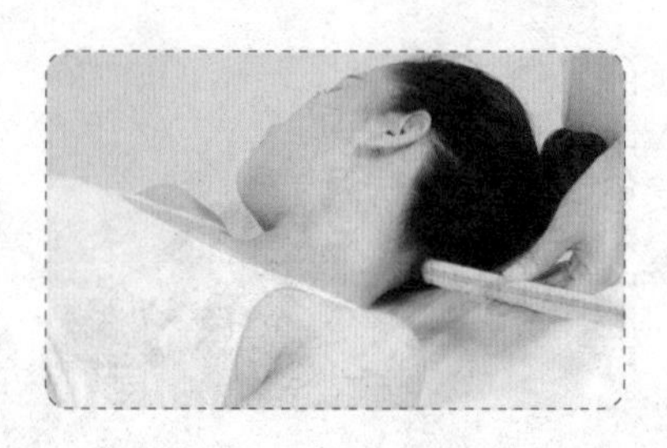

艾灸方法：用艾条以回旋灸法灸治两侧风池穴 10 ~ 15 分钟。

◎温和灸神阙穴

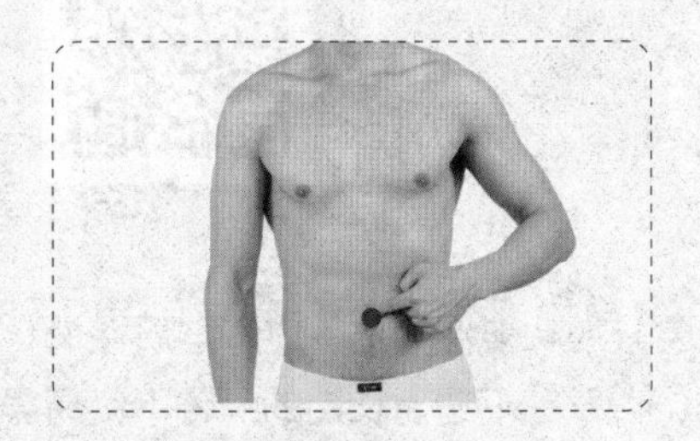

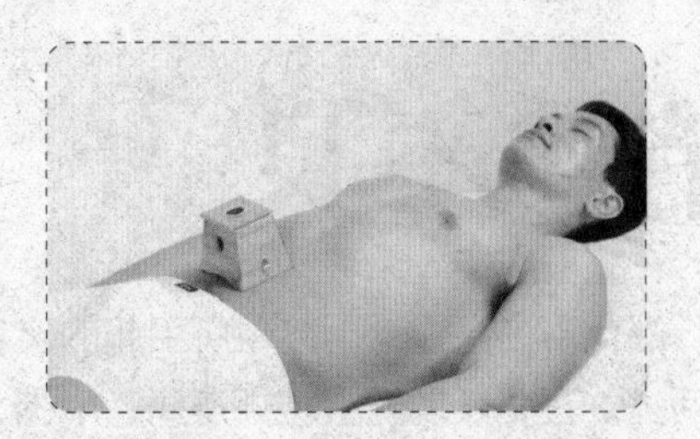

取穴方法：神阙穴位于腹中部，脐中央，即肚脐。

艾灸方法：将燃着的艾灸盒以温和灸法灸治神阙穴 10 ~ 15 分钟，以出现明显的循经感传为佳。

◎悬灸足三里穴

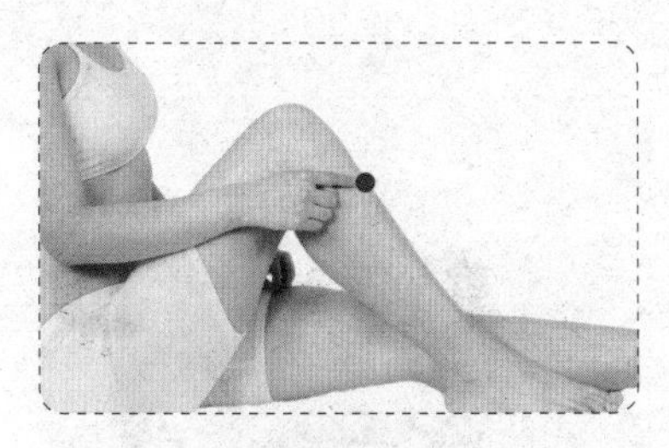

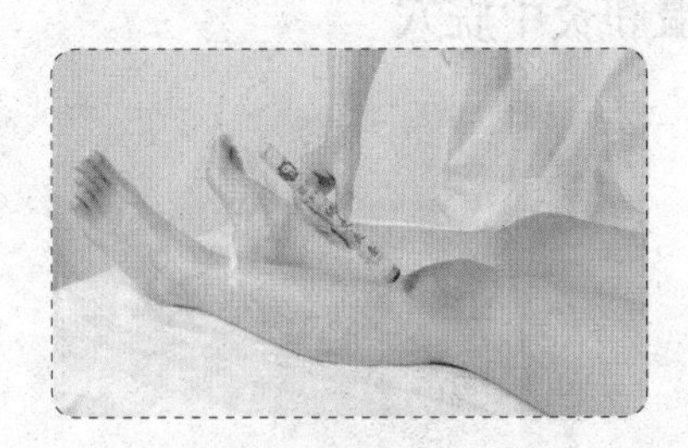

取穴方法：足三里穴位于小腿前外侧，犊鼻穴下 3 寸，距胫骨前缘一横指。

艾灸方法：用艾条以悬灸法灸治一侧足三里穴 10 ~ 15 分钟，以出现明显的循经感传为佳。对侧以同样的方法操作。

◎温和灸太冲穴

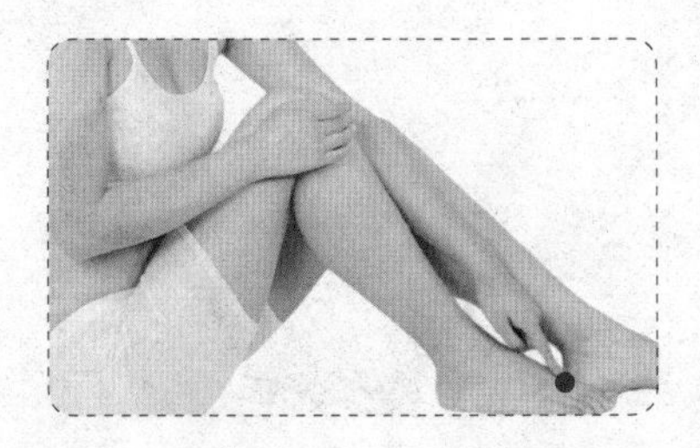

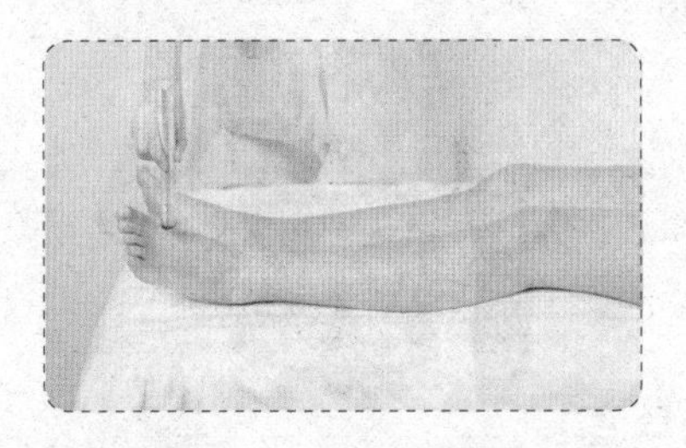

取穴方法：太冲穴位于足背侧，第 1 跖骨间隙的后方凹陷处。

艾灸方法：找到一侧太冲穴，用艾条以温和灸法灸治 10 ~ 15 分钟。对侧以同样的方法操作。

消化不良

消化不良是胃动力障碍所引起的疾病，主要分为功能性消化不良和器质性消化不良两类。主要表现为上腹部疼痛、早饱、腹胀、嗳气等不适。长期的消化不良易导致肠道菌群平衡被打破，出现腹泻、便秘、腹痛、胃痛等症状。

艾灸方法

◎温和灸中脘穴

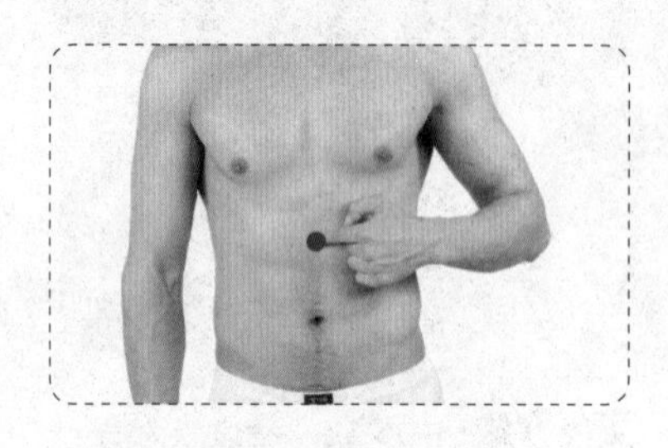

取穴方法：中脘穴位于上腹部，前正中线上，脐中上 4 寸。

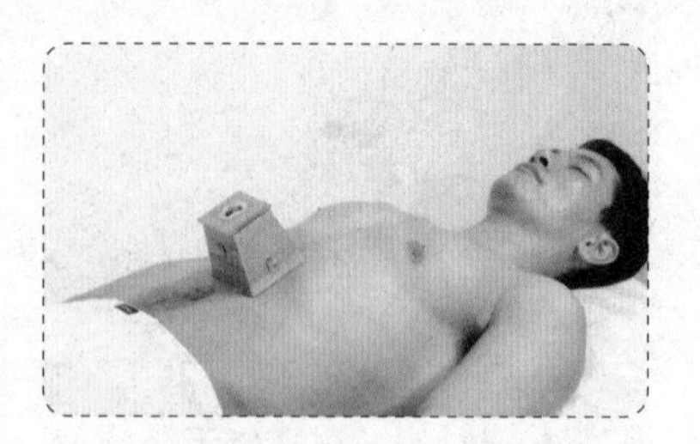

艾灸方法：将燃着的艾灸盒以温和灸法灸治中脘穴 20 ~ 30 分钟。

◎温和灸神阙穴

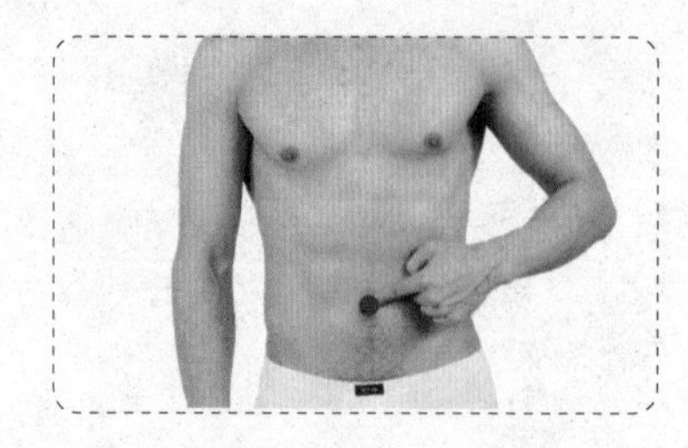

取穴方法：神阙穴位于腹中部，脐中央，即肚脐。

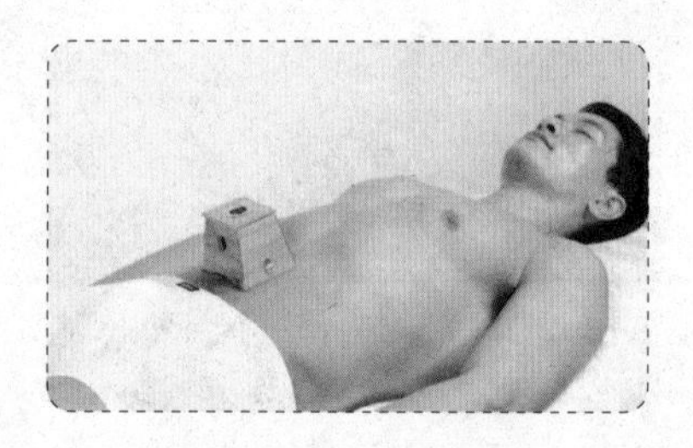

艾灸方法：将燃着的艾灸盒以温和灸法灸治神阙穴 10 ~ 15 分钟。

◎温和灸章门穴

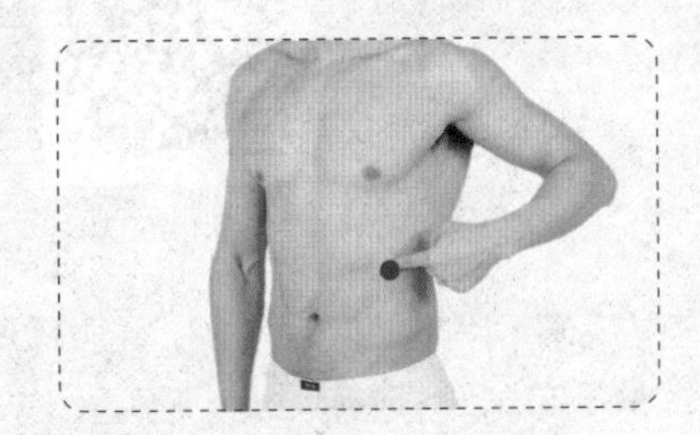

取穴方法：章门穴位于侧腹部，第 11 肋游离端的下方。

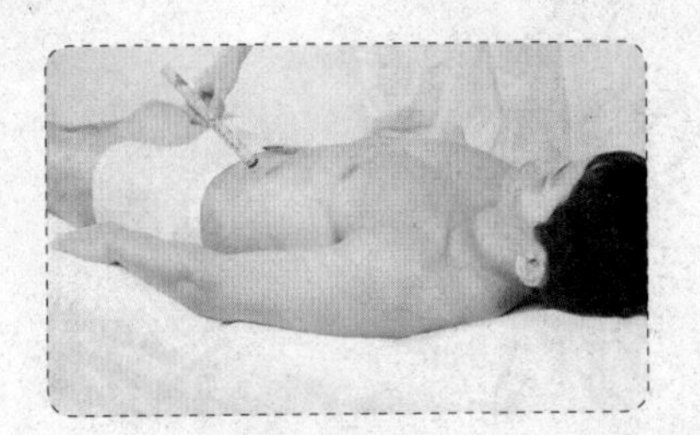

艾灸方法：点燃艾条，用燃着的艾条以温和灸法灸治两侧章门穴各 10 ~ 15 分钟。

◎温和灸胆俞穴

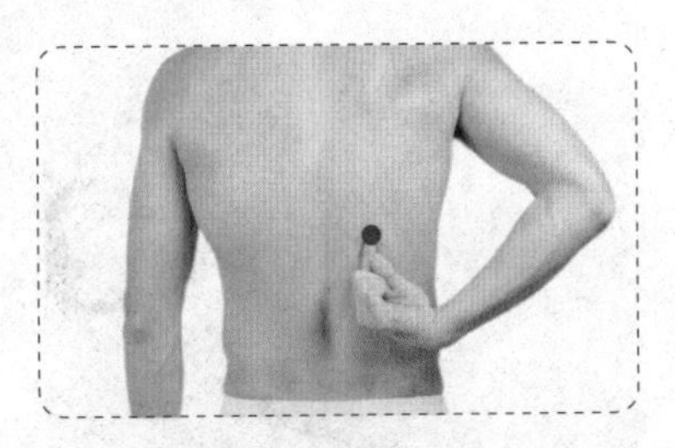

取穴方法：胆俞穴位于背部，第 10 胸椎棘突下，旁开 1.5 寸。

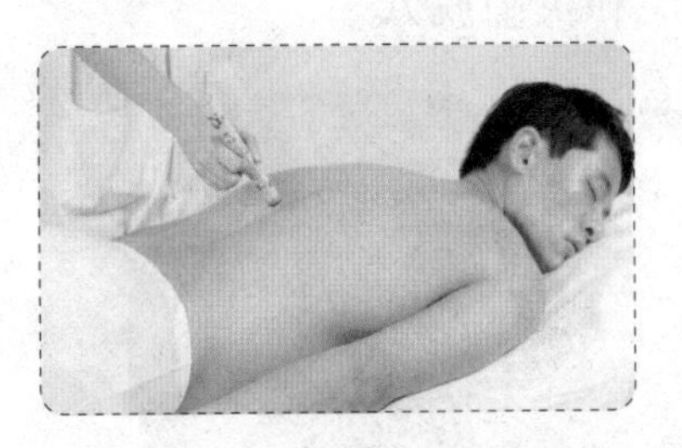

艾灸方法：用内燃艾条以温和灸法灸治两侧胆俞穴各 10 ~ 15 分钟，以胃肠温热舒适、打嗝或排气为好。

◎温和灸脾俞穴

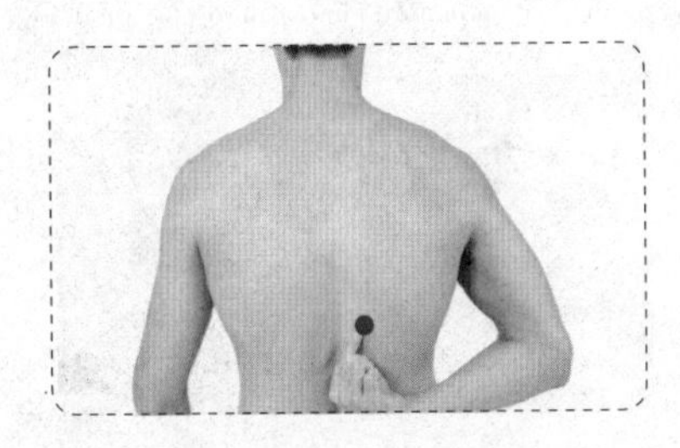

取穴方法：脾俞穴位于背部，第 11 胸椎棘突下，旁开 1.5 寸。

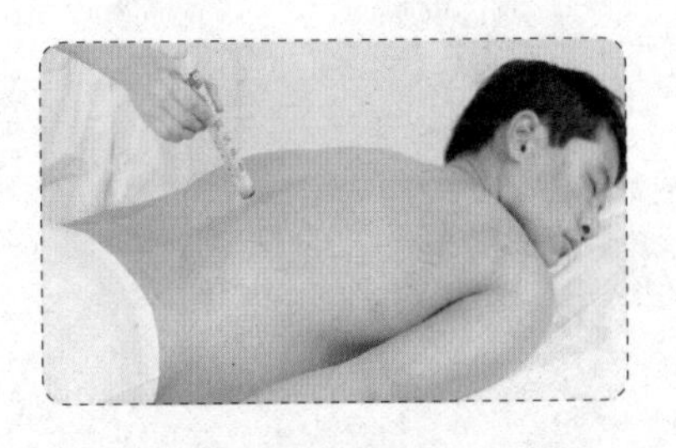

艾灸方法：用内燃艾条以温和灸法灸治两侧脾俞穴各 10 ~ 15 分钟，以胃肠温热舒适、打嗝或排气为好。

腹泻

腹泻俗称拉肚子，中医称泄泻，是消化道常见疾病，指排便次数增多、粪质稀薄、水分增多，或带有黏液、脓血或未消化的食物，常伴有排便急迫感、肛门不适、失禁等症状。主要分为急性腹泻与慢性腹泻，食物中毒或肠道感染、炎症、肿瘤都可诱发。

艾灸方法

◎温和灸中脘穴

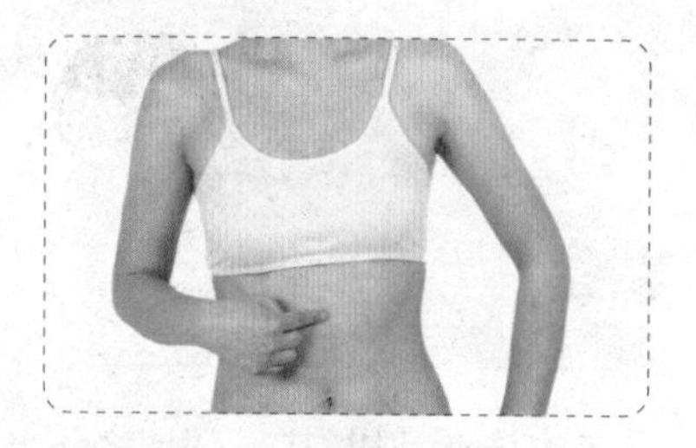

取穴方法：中脘穴位于上腹部，前正中线上，脐中上 4 寸。

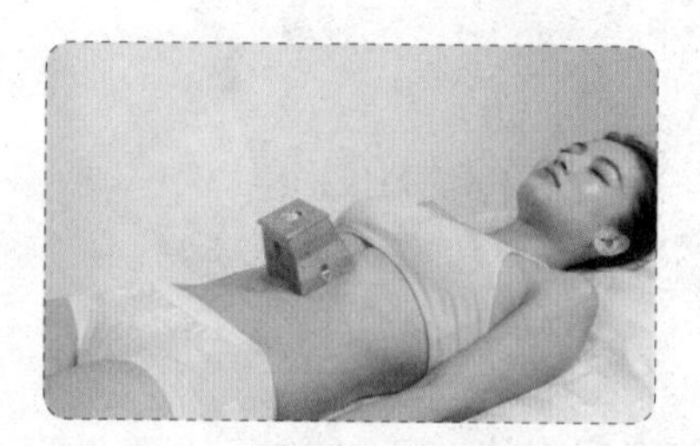

艾灸方法：将燃着的艾灸盒以温和灸法灸治中脘穴 10 ~ 15 分钟。

◎温和灸天枢穴

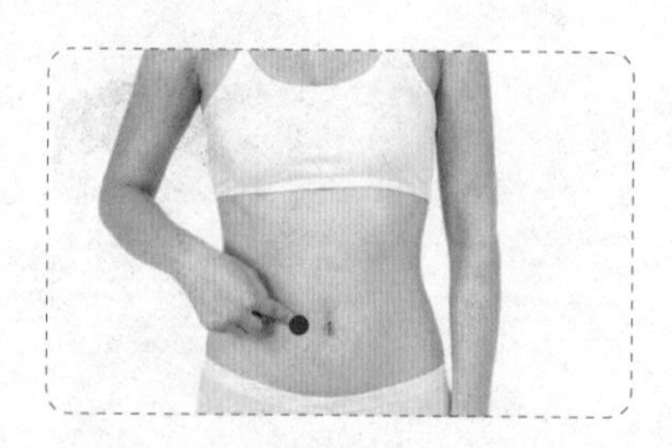

取穴方法：天枢穴位于腹中部，平脐中，距脐中 2 寸。

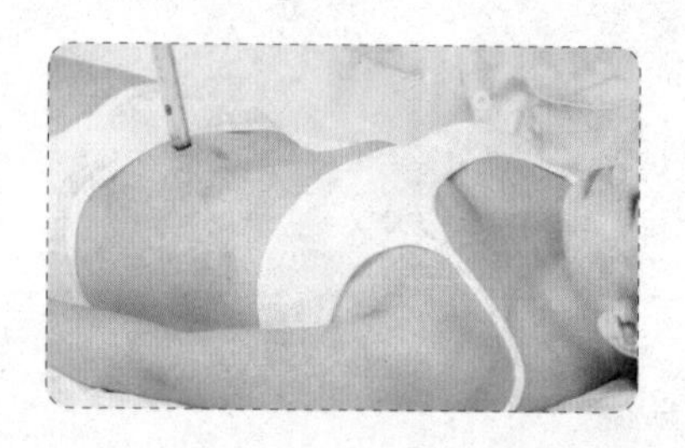

艾灸方法：用点燃的艾条以温和灸法灸治一侧天枢穴 10 ~ 15 分钟。对侧以同样的方法操作。

◎温和灸神阙穴

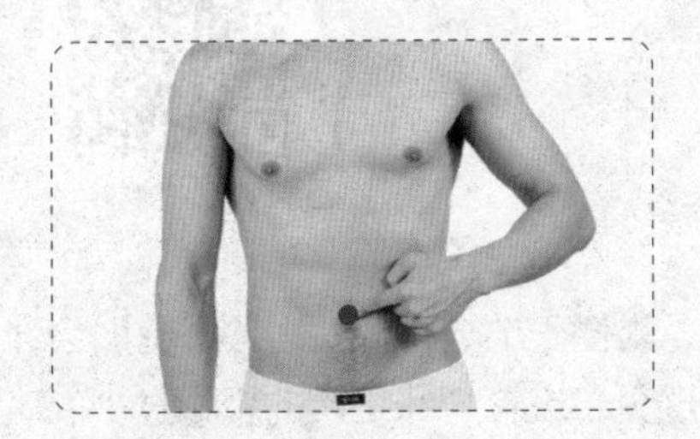

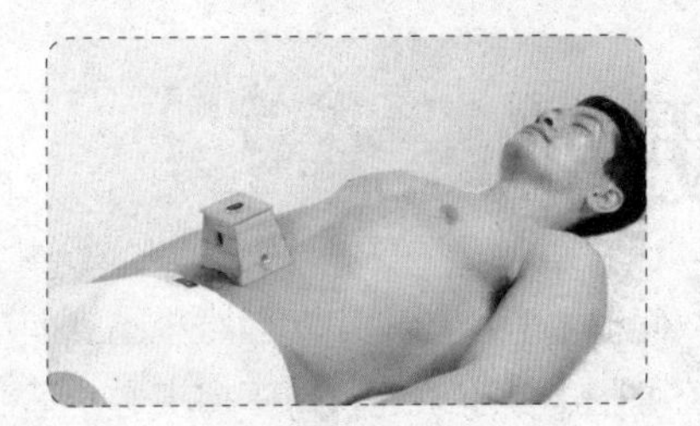

取穴方法：神阙穴位于腹中部，脐中央，即肚脐。

艾灸方法：将燃着的艾灸盒以温和灸法灸治神阙穴 10 ~ 15 分钟。

◎温和灸气海穴

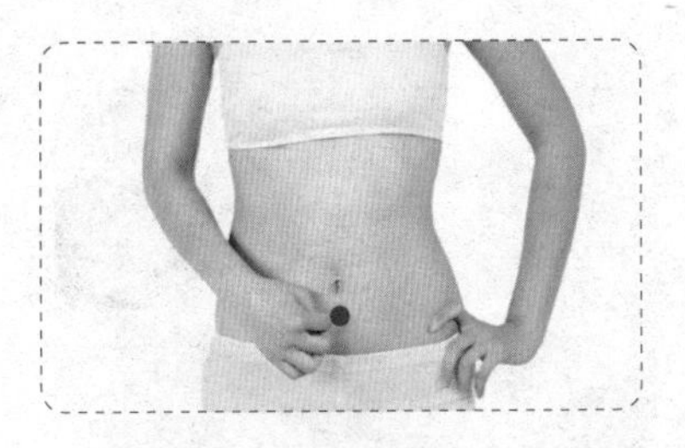

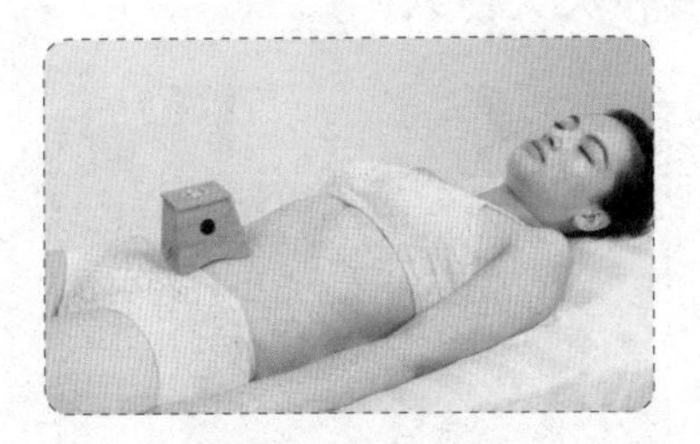

取穴方法：气海穴位于下腹部，前正中线上，脐中下 1.5 寸。

艾灸方法：将燃着的艾灸盒以温和灸法灸治气海穴 10 ~ 15 分钟。

◎温和灸关元穴

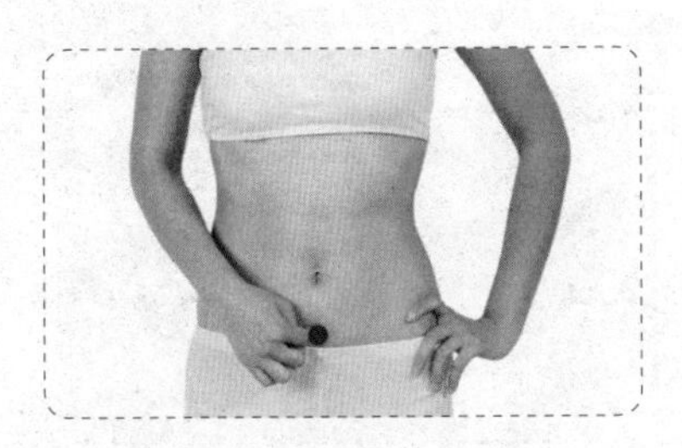

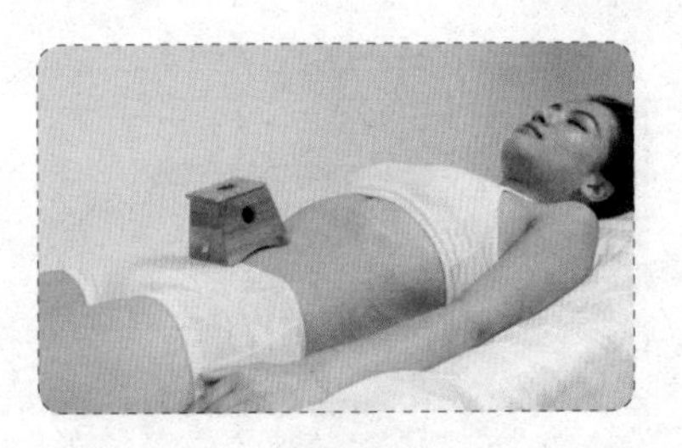

取穴方法：关元穴位于下腹部，前正中线上，脐中下 3 寸。

艾灸方法：将燃着的艾灸盒以温和灸法灸治关元穴 10 ~ 15 分钟。

便秘

便秘主要是指排便次数减少、粪便量减少、粪便干结、排便费力等，有时会伴有腹痛腹胀、食欲缺乏、口干口臭等不适。饮水过少、进食含纤维素的食物过少、压力过大、精神紧张等原因都会造成便秘。

艾灸方法

◎温和灸天枢穴

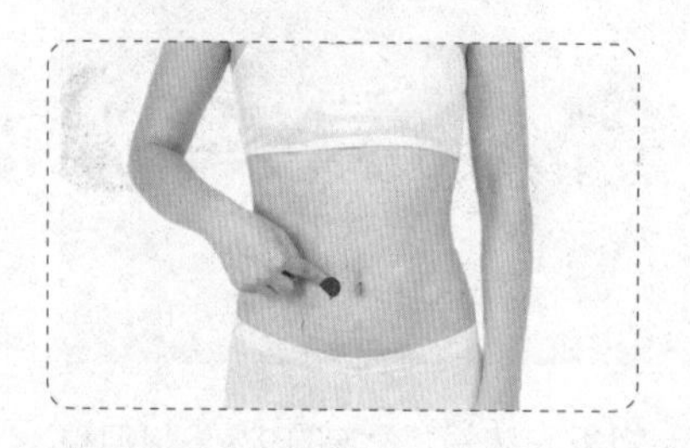

取穴方法： 天枢穴位于腹中部，平脐中，距脐中 2 寸。

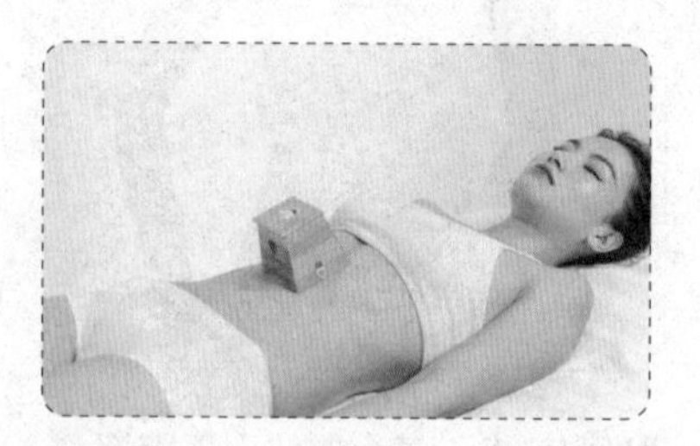

艾灸方法： 将燃着的艾灸盒以温和灸法灸治两侧天枢穴 10 ~ 15 分钟。

◎温和灸足三里穴

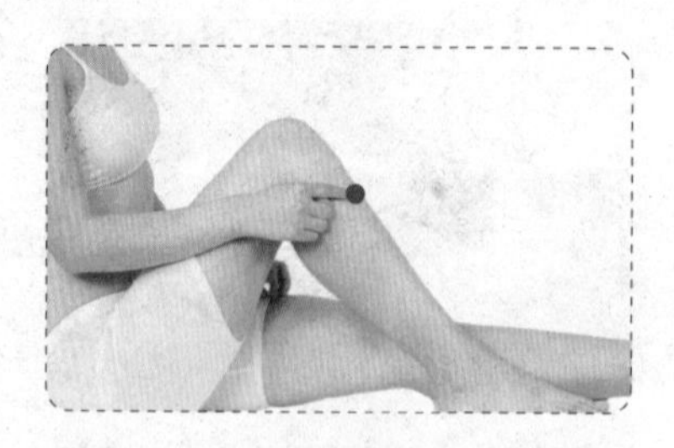

取穴方法: 足三里穴位于小腿前外侧，犊鼻穴下 3 寸，距胫骨前缘一横指。

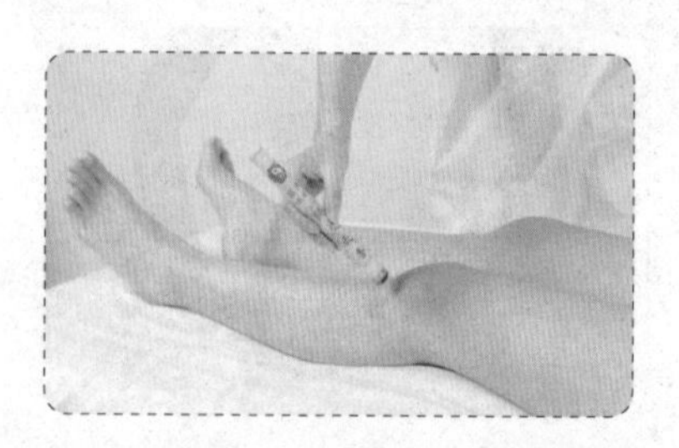

艾灸方法： 用燃着的艾条以温和灸法灸治两侧足三里穴各 10 ~ 15 分钟。

◎温和灸胃俞穴

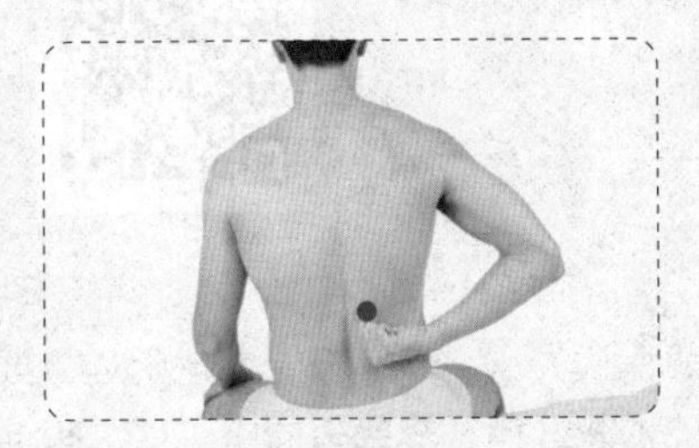

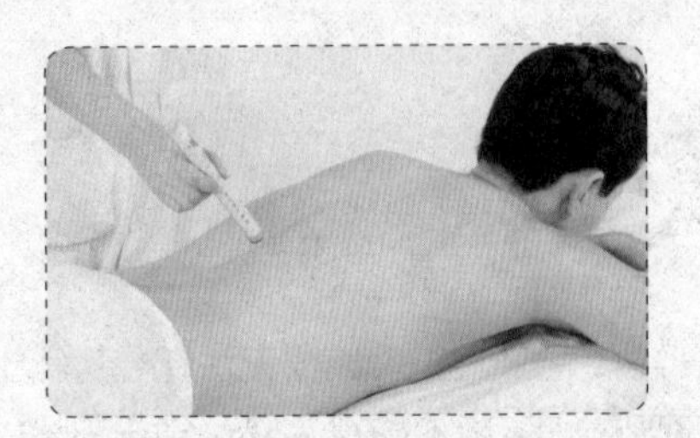

取穴方法：胃俞穴位于背部，第12胸椎棘突下，旁开1.5寸。

艾灸方法：用点燃的艾条以温和灸法灸治两侧胃俞穴各10～15分钟。

◎温和灸大肠俞穴

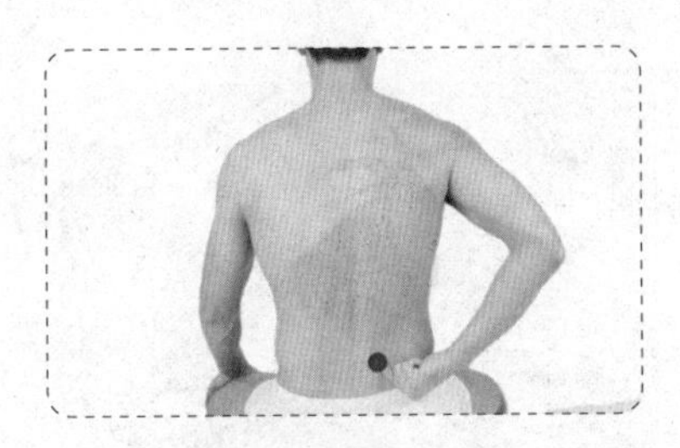

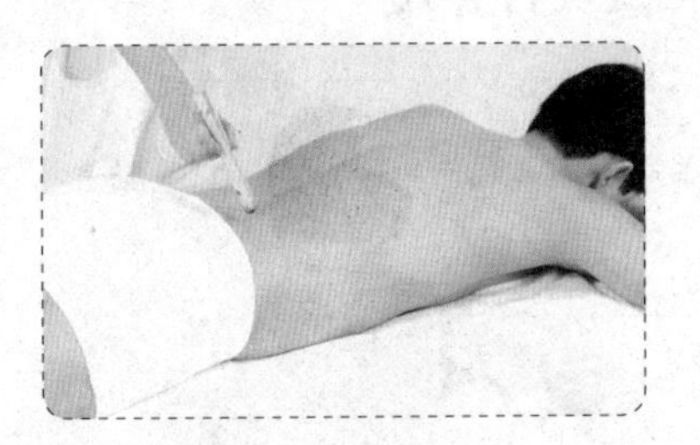

取穴方法：大肠俞穴位于腰部，第4腰椎棘突下，旁开1.5寸。

艾灸方法：用点燃的艾条以温和灸法灸治两侧大肠俞穴各10～15分钟。

◎温和灸三阴交穴

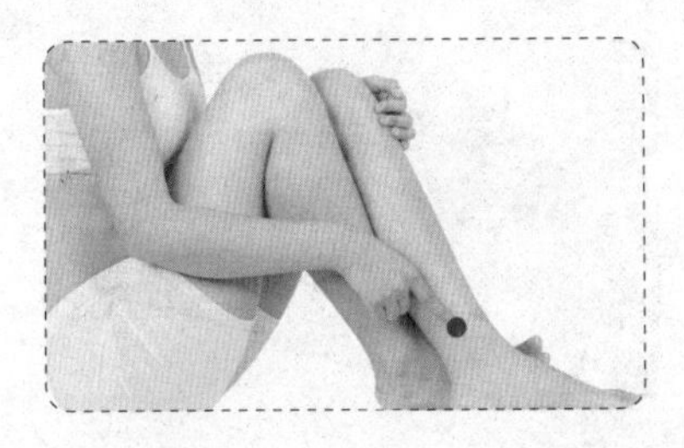

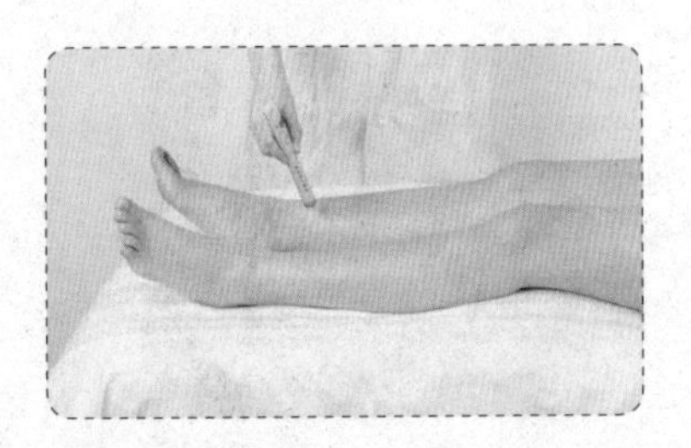

取穴方法：三阴交穴位于小腿内侧，足内踝尖上3寸，胫骨内侧缘后方。

艾灸方法：找到两侧三阴交穴，用艾条以温和灸法灸治各10～15分钟。

失眠

失眠是指无法入睡或无法保持睡眠状态，即睡眠失常。失眠轻者入睡困难，或时睡时醒，或醒后不能再入睡，重者则彻夜不眠。长此以往，会导致健康不佳、生理节奏被打乱，继之引起无精打采、反应迟缓、头痛、记忆力减退等症状。

艾灸方法

◎回旋灸百会穴

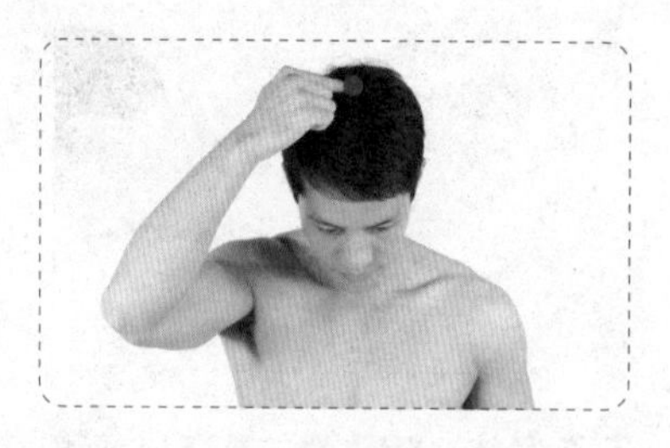

取穴方法：百会穴位于头部，头顶正中心，或两耳角尖连线的中点处。

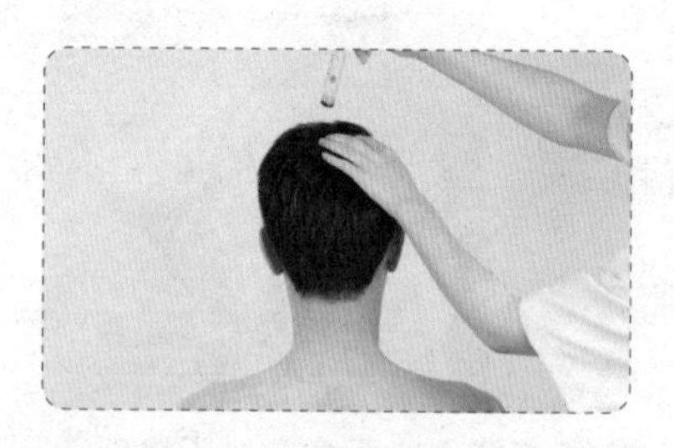

艾灸方法：用燃着的艾条以回旋灸法灸治百会穴 10 ~ 15 分钟。

◎回旋灸神门穴

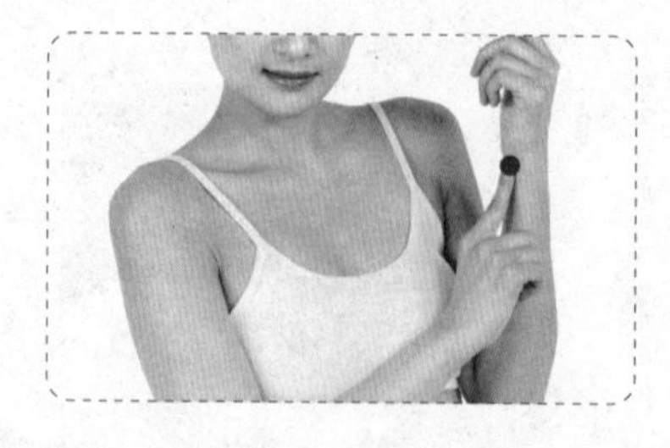

取穴方法：神门穴位于腕部，腕掌侧横纹尺侧端，尺侧腕屈肌腱的桡侧凹陷处。

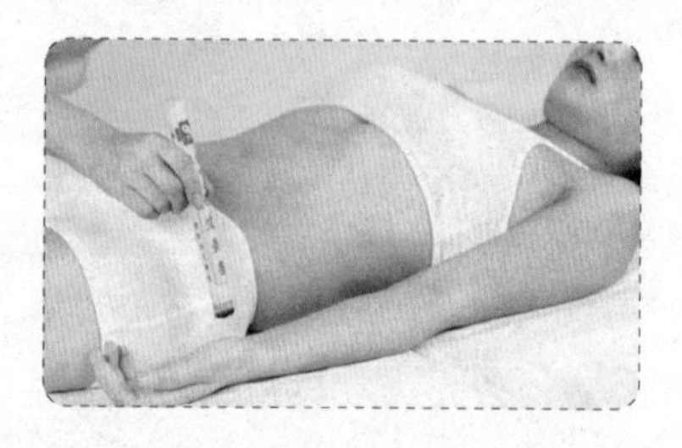

艾灸方法：用燃着的艾条以回旋灸法灸治两侧神门穴各 10 ~ 15 分钟。

◎温和灸涌泉穴

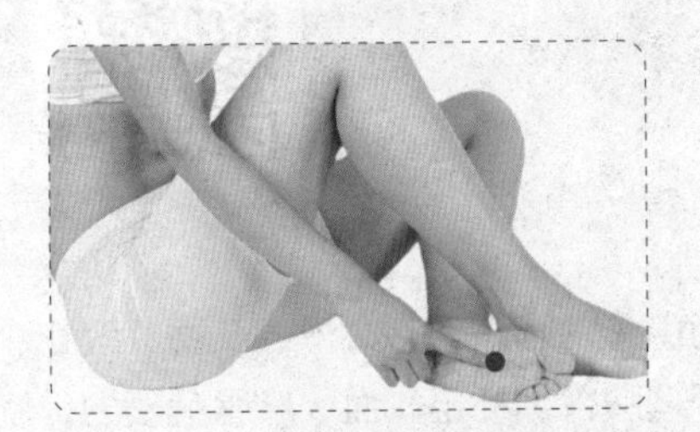

取穴方法：涌泉穴位于足底部，约足底第 2、3 跖趾缝纹头端与足跟连线的前 1/3 与后 2/3 交点。

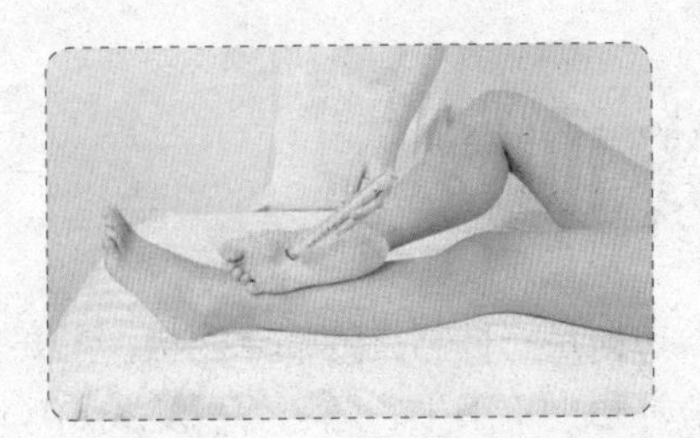

艾灸方法：用燃着的艾条以温和灸法灸治两侧涌泉穴各 10 ~ 15 分钟。

◎温和灸肝俞穴

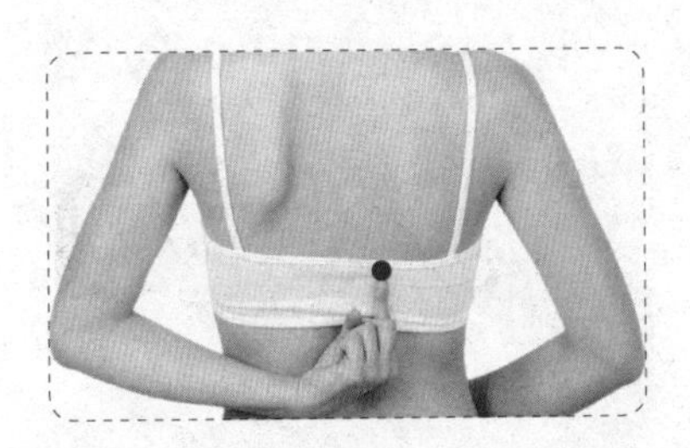

取穴方法：肝俞穴位于背部，第 9 胸椎棘突下，旁开 1.5 寸。

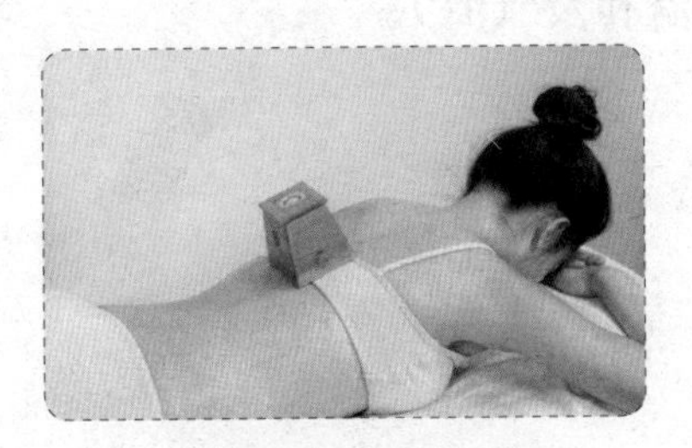

艾灸方法：将燃着的艾灸盒以温和灸法灸治两侧肝俞穴 10 ~ 15分钟。

◎温和灸脾俞穴

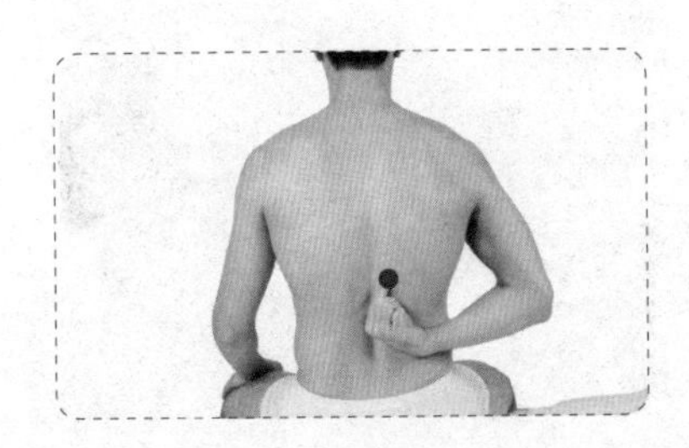

取穴方法：脾俞穴位于背部，第 11 胸椎棘突下，旁开 1.5 寸。

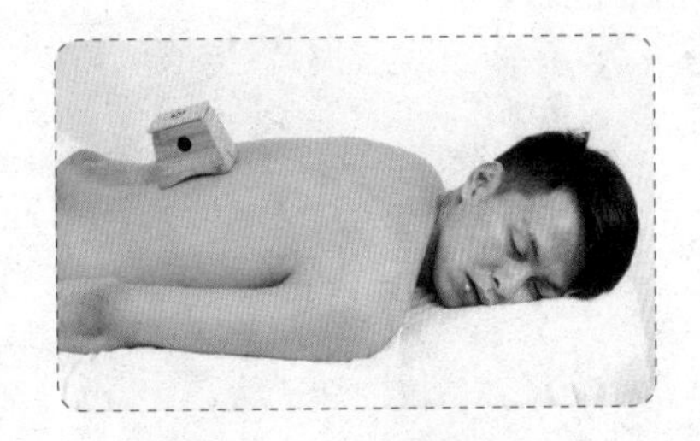

艾灸方法：将燃着的艾灸盒以温和灸法灸治两侧脾俞穴 10 ~ 15分钟。

贫血

贫血是一种常见的临床症状，主要表现为患者常感乏力、心悸、头昏、眼花、耳鸣、注意力不集中、恶心等。艾灸治疗可以调理脾胃、补足气血、增强免疫力，使贫血慢慢好转。

艾灸方法

◎温和灸气海穴

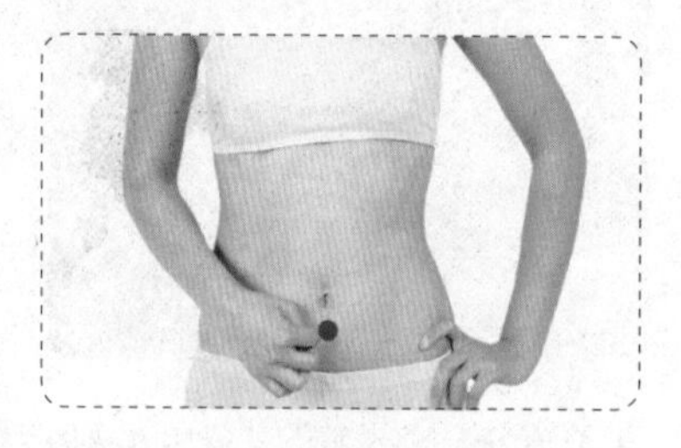

取穴方法：气海穴位于下腹部，前正中线上，脐中下 1.5 寸。

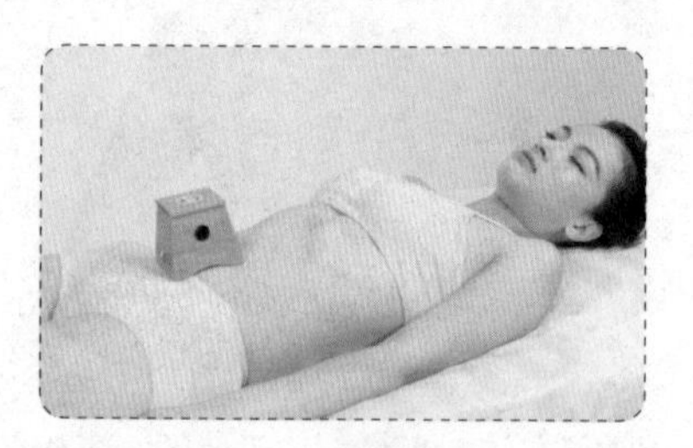

艾灸方法：找到气海穴，用燃着的艾灸盒以温和灸法灸治 10 ~ 15 分钟，以穴位上皮肤潮红为度。

◎温和灸关元穴

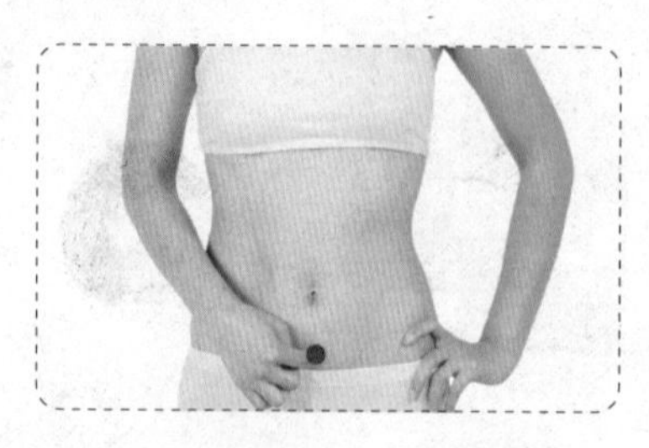

取穴方法：关元穴位于下腹部，前正中线上，脐中下 3 寸。

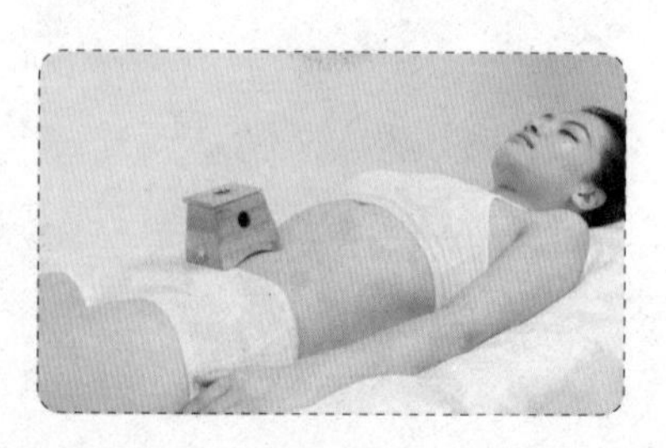

艾灸方法：找到关元穴，用燃着的艾灸盒以温和灸法灸治 10 ~ 15 分钟，以穴位上皮肤出现红晕为度。

◎悬灸血海穴

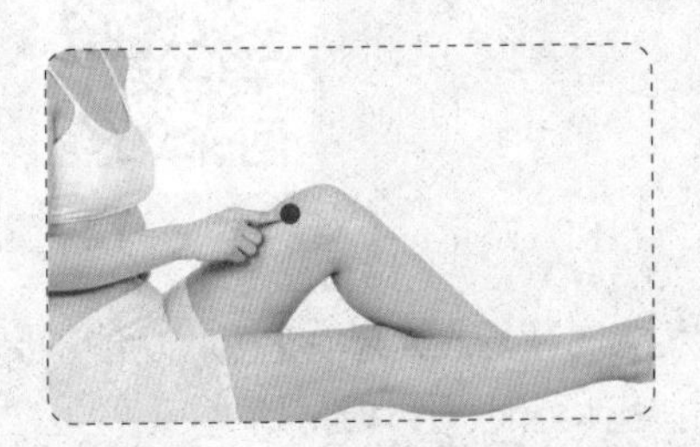

取穴方法：屈膝，血海穴位于大腿内侧，髌底内侧端上 2 寸，股四头肌内侧头的隆起处。

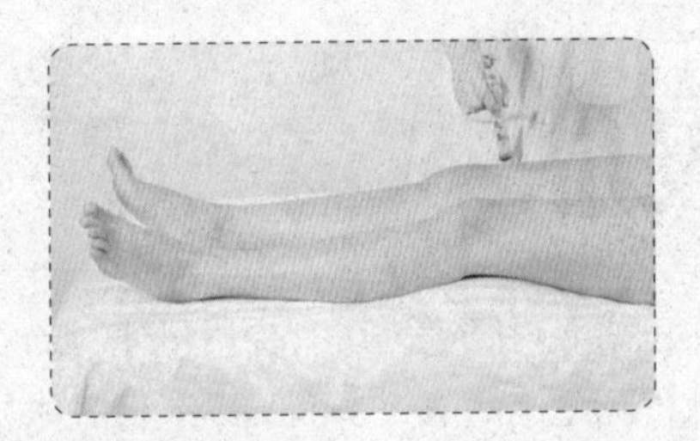

艾灸方法：用艾条以悬灸法灸治一侧血海穴 10 ~ 15 分钟。对侧以同样的方法操作。

◎悬灸足三里穴

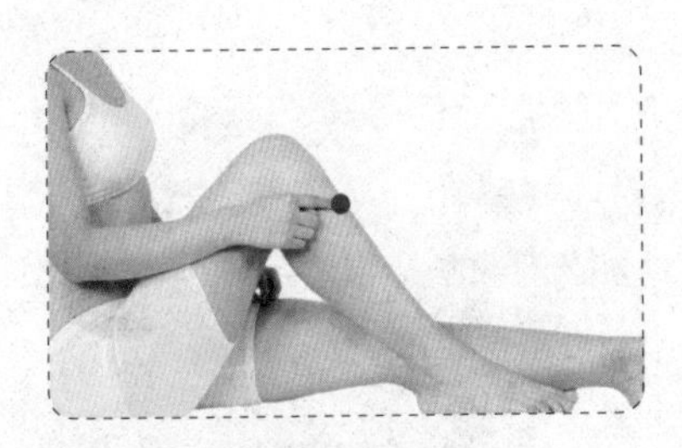

取穴方法：足三里穴位于小腿前外侧，犊鼻穴下 3 寸，距胫骨前缘一横指。

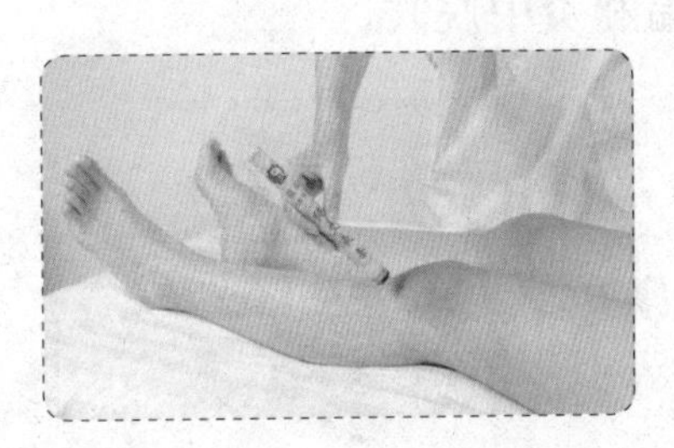

艾灸方法：用艾条以悬灸法灸治一侧足三里穴 10 ~ 15 分钟。对侧以同样的方法操作。

◎温和灸膻中穴

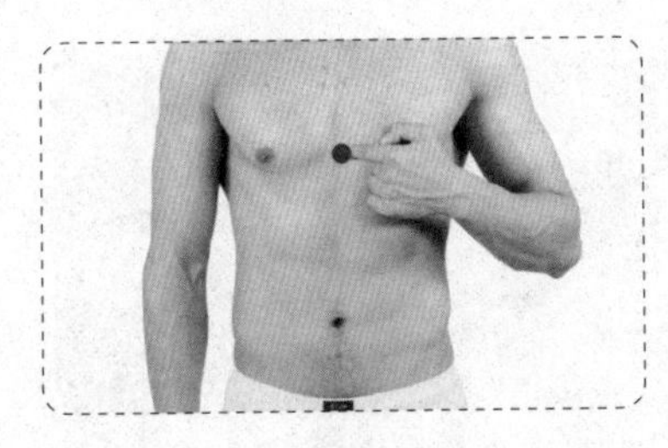

取穴方法：膻中穴位于胸部，前正中线上，平第 4 肋间，两乳头连线的中点。

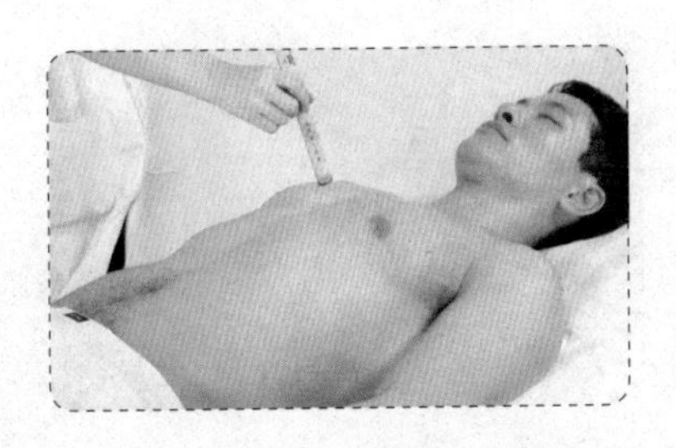

艾灸方法：用艾条以温和灸法灸治膻中穴 10 ~ 15 分钟。

腹胀

正常人胃肠道内可有少量气体，当胃内咽入空气过多，或因消化吸收功能不良，导致胃肠道内产气过多而又不能将气体从肛门排出体外时，便可造成腹胀。

艾灸方法

◎温和灸中脘穴

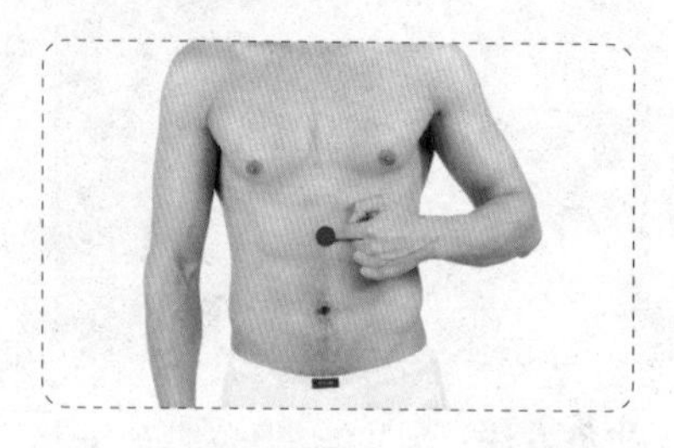

取穴方法：中脘穴位于上腹部，前正中线上，脐中上 4 寸。

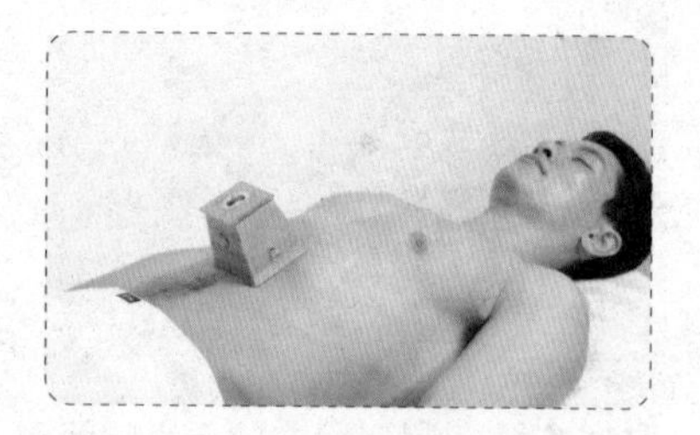

艾灸方法：将燃着的艾灸盒置于中脘穴上，以温和灸法灸治 20~30 分钟，至穴位上皮肤潮红、发热为宜。

◎温和灸足三里穴

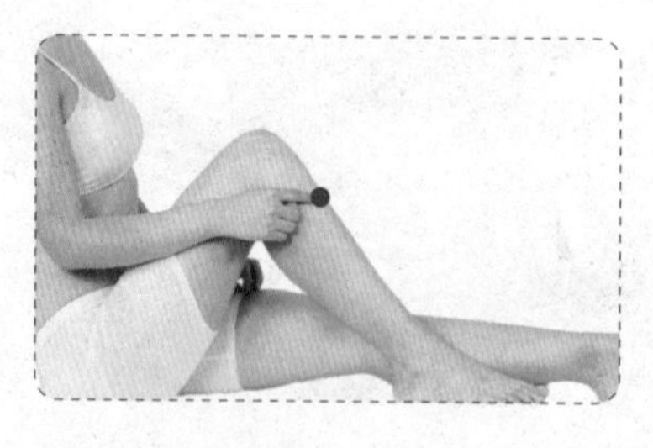

取穴方法：足三里穴位于小腿前外侧，犊鼻穴下 3 寸，距胫骨前缘一横指。

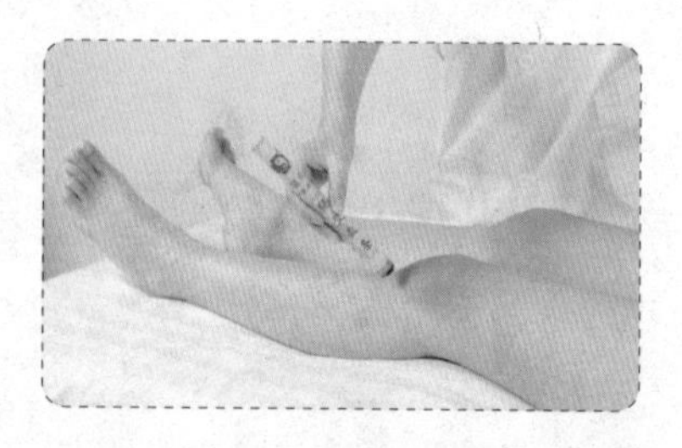

艾灸方法：用艾条以温和灸法灸治一侧足三里穴 10 ~ 15 分钟。对侧以同样的方法操作。

◎温和灸脾俞穴

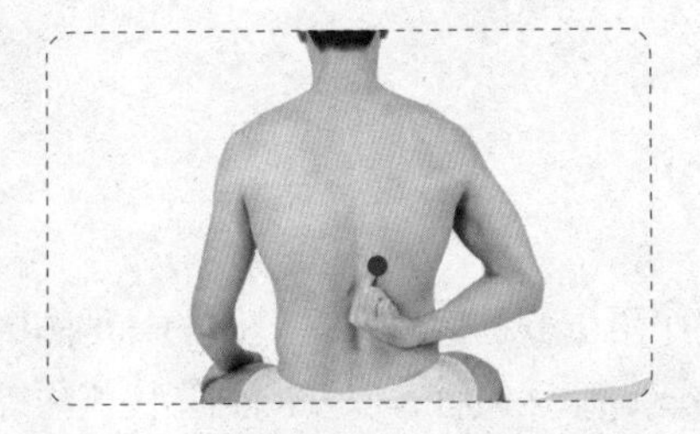

取穴方法： 脾俞穴位于背部，第11胸椎棘突下，旁开1.5寸。

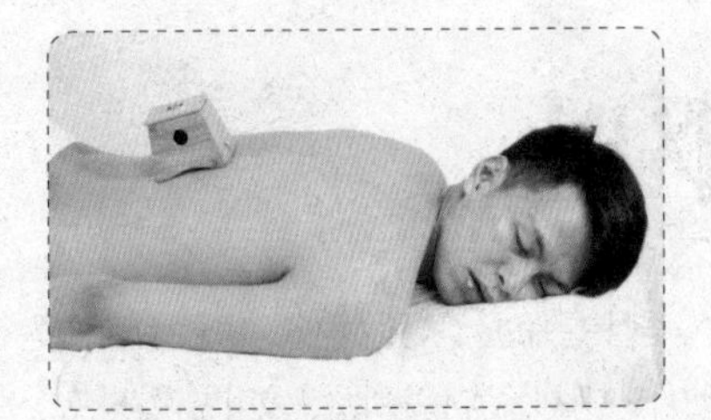

艾灸方法： 将燃着的艾灸盒置于两侧脾俞穴上，以温和灸法灸治10分钟，以感觉局部皮肤温热、舒适为度。

◎温和灸胃俞穴

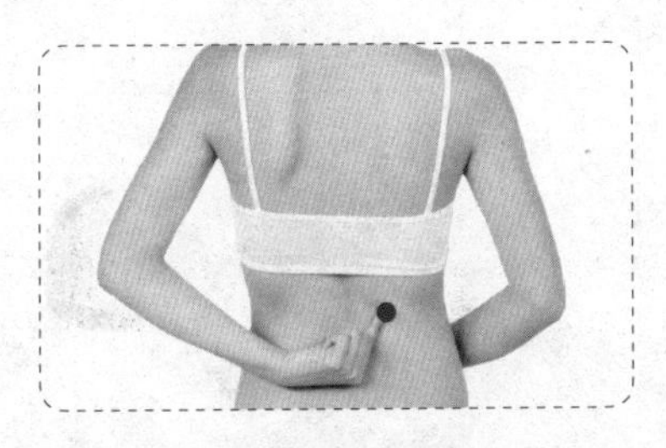

取穴方法： 胃俞穴位于背部，第12胸椎棘突下，旁开1.5寸。

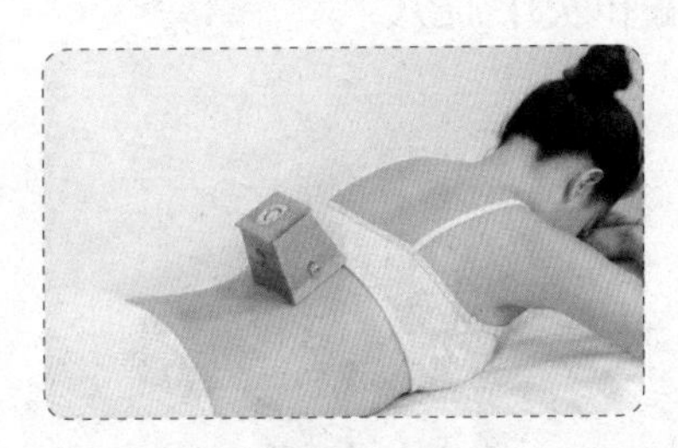

艾灸方法： 将燃着的艾灸盒置于一侧胃俞穴上，以温和灸法灸治10分钟。对侧以同样的方法操作。

◎温和灸神阙穴

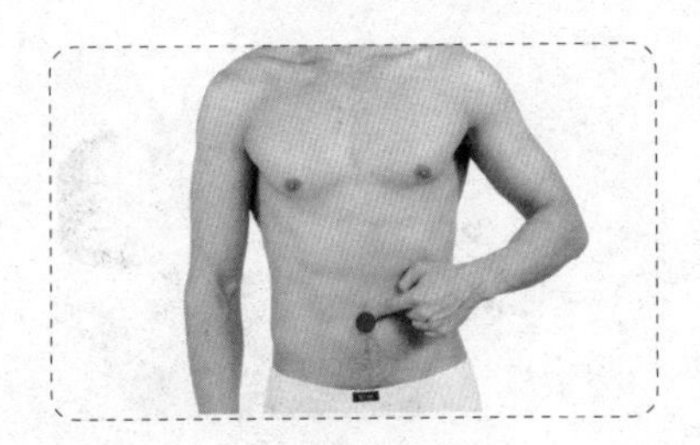

取穴方法： 神阙穴位于腹中部，脐中央，即肚脐。

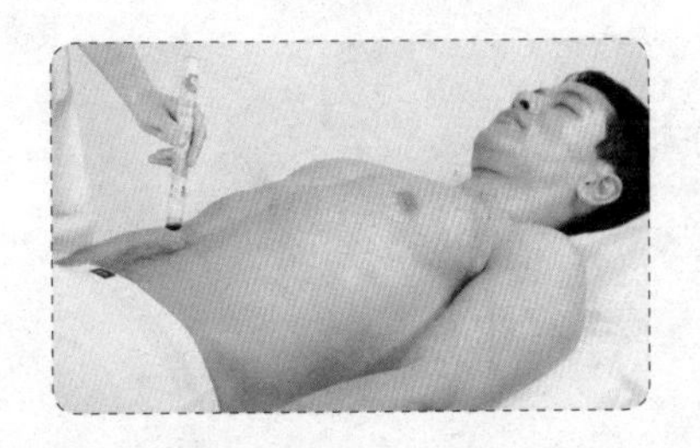

艾灸方法： 用艾条以温和灸法灸治神阙穴10分钟，以局部皮肤潮红、发热为度。

呕吐

呕吐是临床常见病症，既可单独为患，亦可见于多种疾病，是机体的一种防御反射动作。呕吐常有诱因，如饮食不节、情志不遂、寒暖失宜，以及闻到不良气味等，皆可诱发呕吐，或是使呕吐加重。

艾灸方法

◎温和灸中脘穴

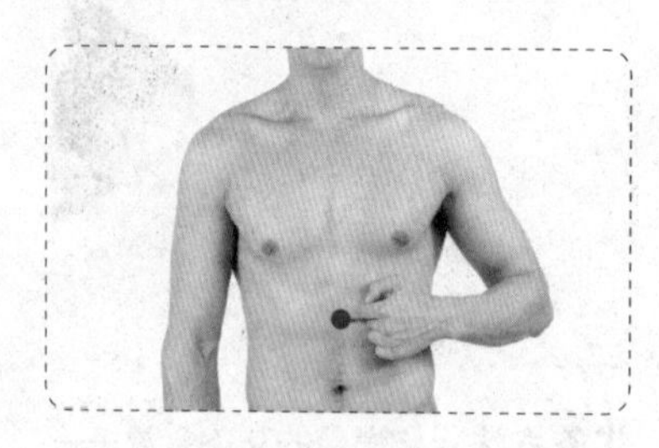

取穴方法：中脘穴位于上腹部，前正中线上，脐中上 4 寸。

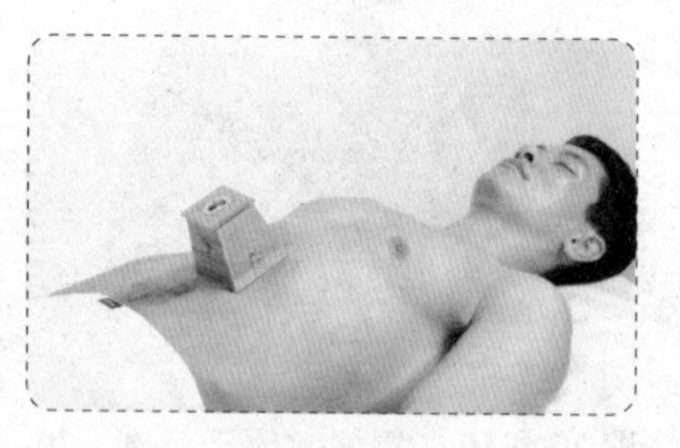

艾灸方法：将燃着的艾灸盒置于中脘穴上，以温和灸法灸治 5 分钟，至穴位上皮肤潮红、发热为宜。

◎温和灸神阙穴

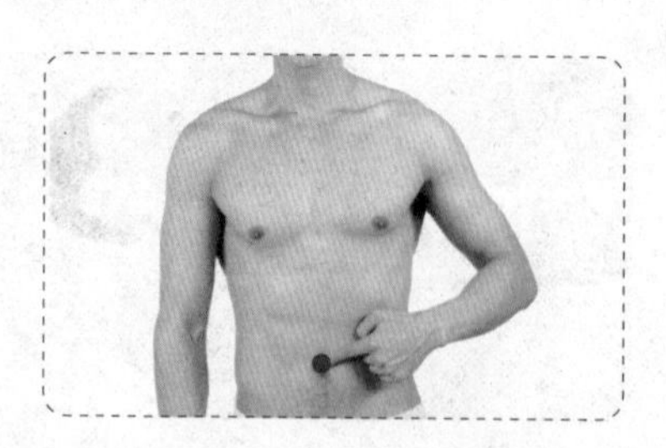

取穴方法：神阙穴位于腹中部，脐中央，即肚脐。

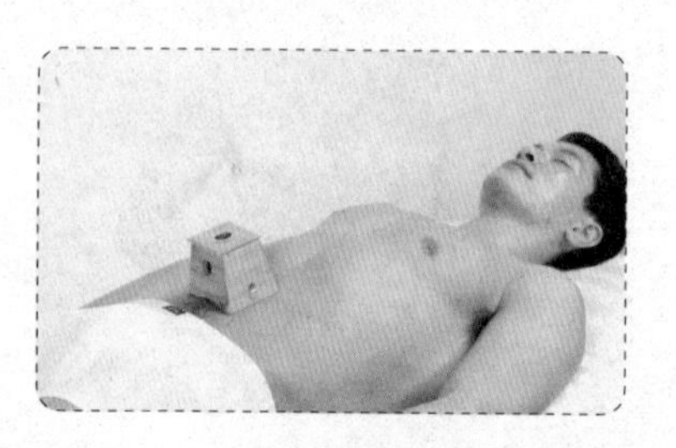

艾灸方法：将燃着的艾灸盒置于神阙穴上，以温和灸法灸治 10 分钟，至穴位上皮肤潮红、发热为宜。

◎温和灸内关穴

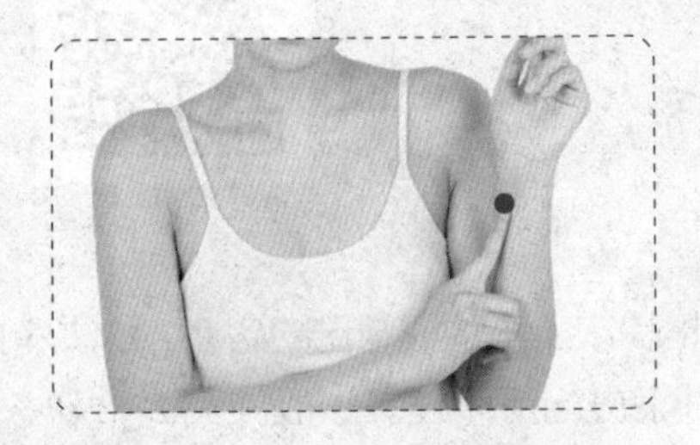

取穴方法：内关穴位于前臂掌侧，曲泽穴与大陵穴的连线上，腕横纹上2寸，掌长肌腱与桡侧腕屈肌腱之间。

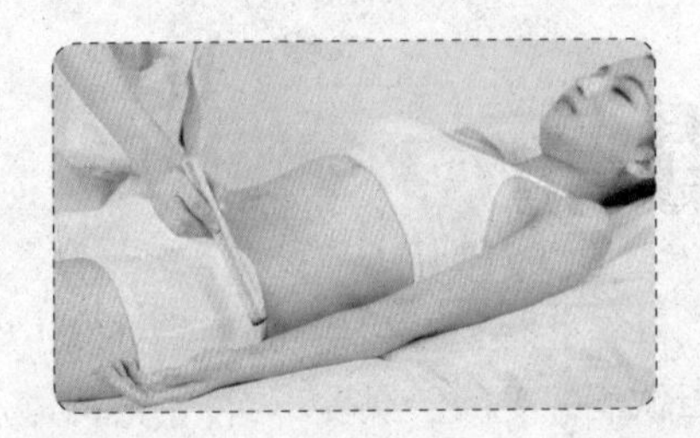

艾灸方法：用艾条以温和灸法灸治两侧内关穴各10～15分钟，至穴位上皮肤潮红、发热为宜。

◎温和灸足三里穴

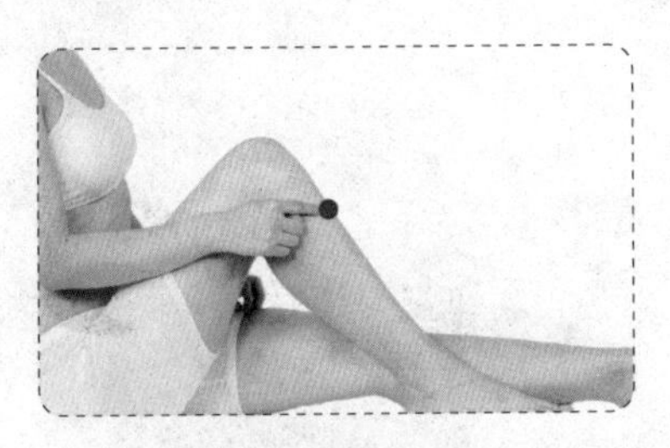

取穴方法：足三里穴位于小腿前外侧，犊鼻穴下3寸，距胫骨前缘一横指。

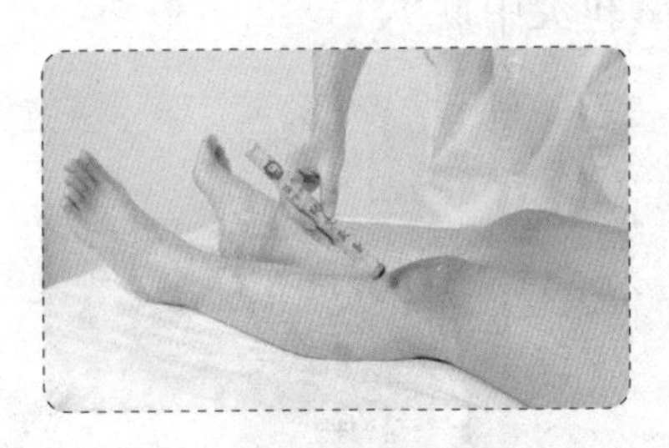

艾灸方法：用艾条以温和灸法灸治一侧足三里穴10～15分钟。对侧以同样的方法操作。

◎温和灸梁丘穴

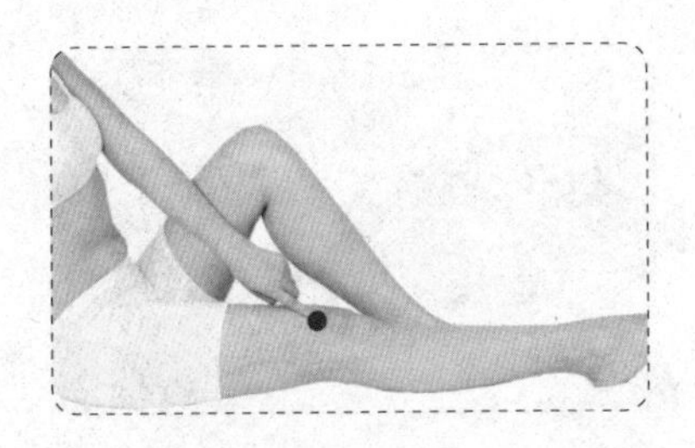

取穴方法：梁丘穴位于大腿前面，髂前上棘与髌底外侧端的连线上，髌底上2寸。

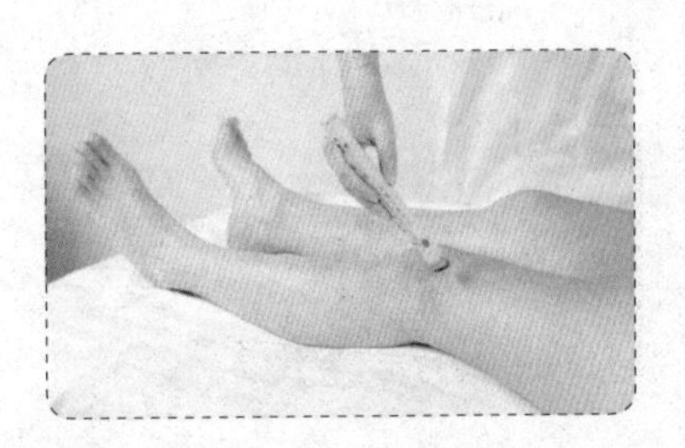

艾灸方法：用艾条以温和灸法灸治一侧梁丘穴10～15分钟。对侧以同样的方法操作。

胃痛

胃痛是指上腹胃脘部近心窝处发生疼痛，是临床上一种很常见的病症，暴饮暴食、大量饮酒、受凉、饮食不当、情志不畅和脾胃素虚均可引发。一般施灸 2~3 次疼痛感就会逐渐消失。

艾灸方法

◎温和灸中脘穴

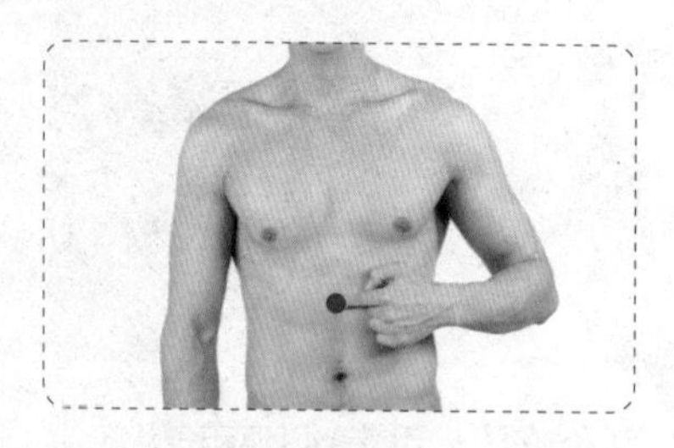

取穴方法：中脘穴位于上腹部，前正中线上，脐中上 4 寸。

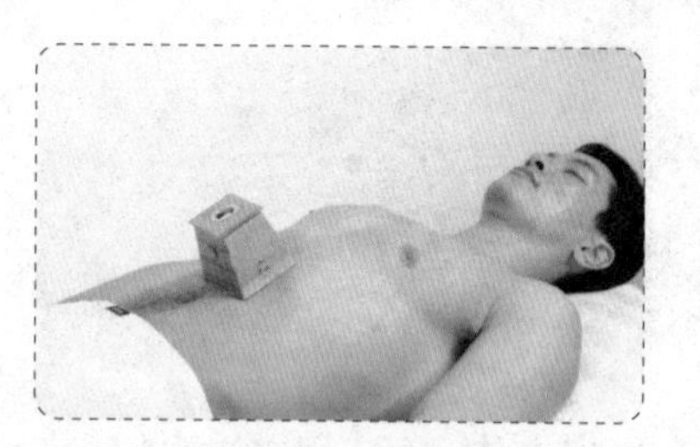

艾灸方法：将燃着的艾灸盒以温和灸法灸治中脘穴 10 ~ 15 分钟。

◎温和灸足三里穴

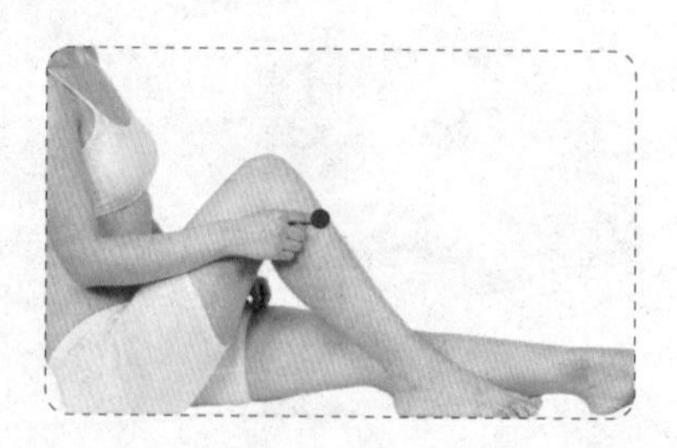

取穴方法：足三里穴位于小腿前外侧，犊鼻穴下 3 寸，距胫骨前缘一横指。

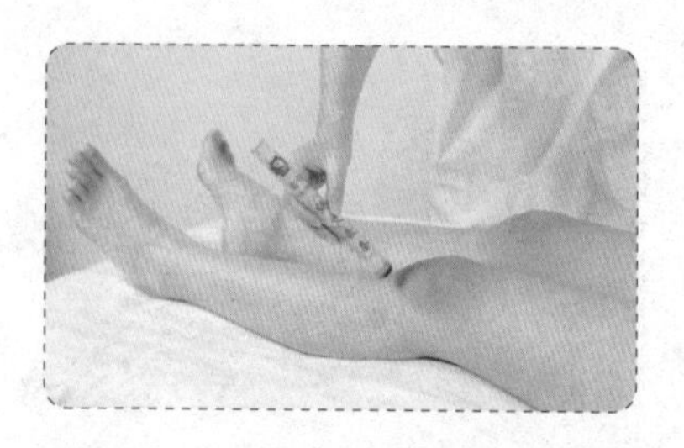

艾灸方法：用燃着的艾条以温和灸法灸治两侧足三里穴各 10 ~ 15 分钟。

◎温和灸内关穴

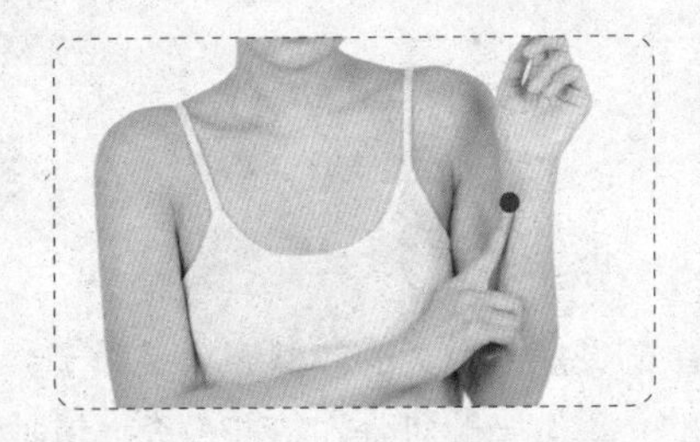

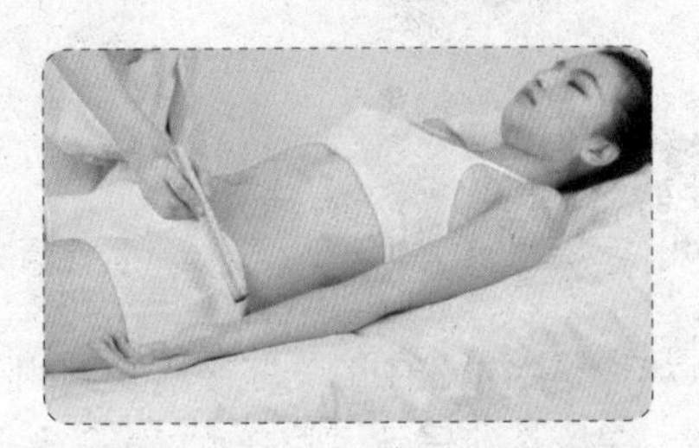

取穴方法：内关穴位于前臂掌侧，曲泽穴与大陵穴的连线上，腕横纹上2寸，掌长肌腱与桡侧腕屈肌腱之间。

艾灸方法：点燃艾条，用艾条以温和灸法灸治两侧内关穴各10～15分钟。

◎温和灸胃俞穴

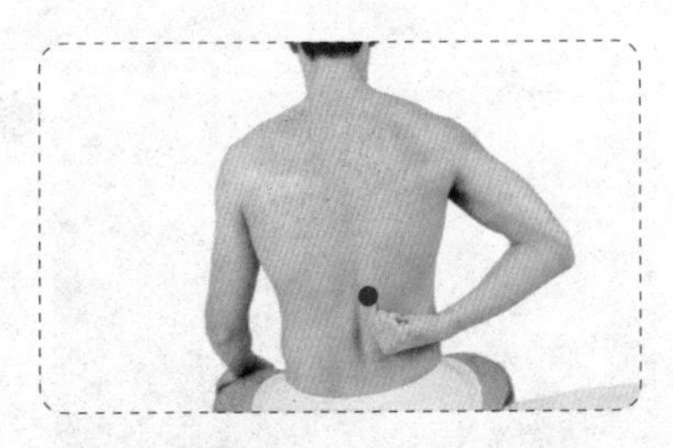

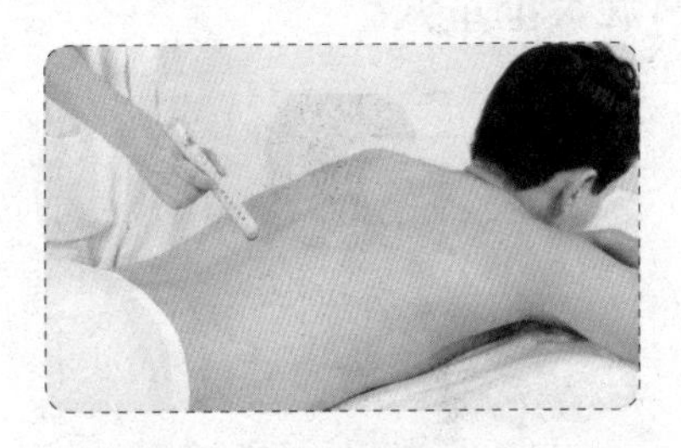

取穴方法：胃俞穴位于背部，第12胸椎棘突下，旁开1.5寸。

艾灸方法：用燃着的艾条以温和灸法灸治两侧胃俞穴各10～15分钟。

◎温和灸外关穴

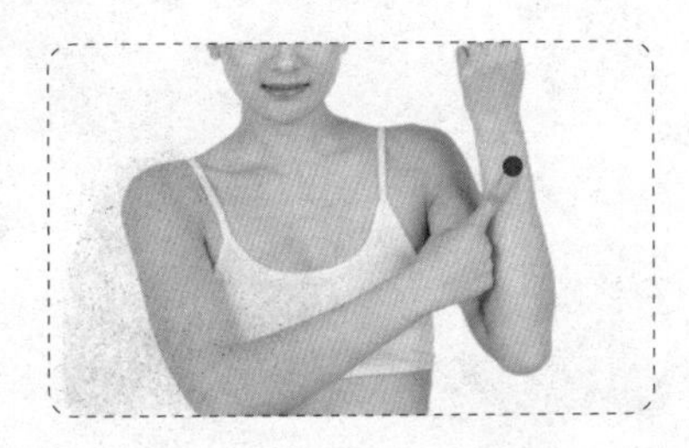

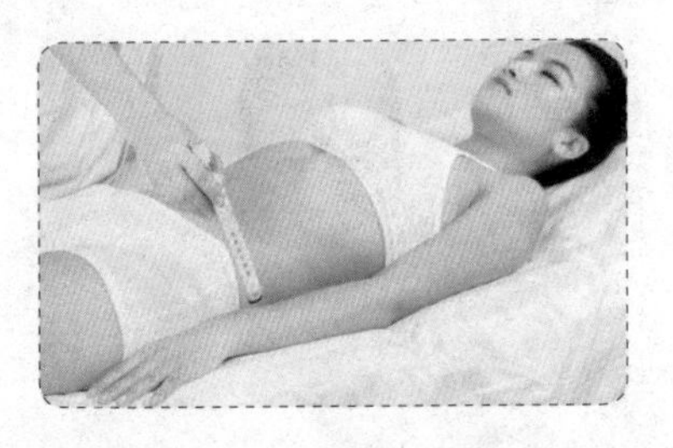

取穴方法：外关穴位于前臂背侧，腕背横纹上2寸，尺骨与桡骨之间。

艾灸方法：用燃着的艾条以温和灸法灸治两侧外关穴各10～15分钟。

鼻炎

鼻炎是因鼻腔中的一些区域受到刺激而产生的炎症。鼻炎的典型症状是鼻塞、流鼻涕，是因炎症导致鼻腔产生过多的黏液引起的。鼻炎一般可分为急性鼻炎、过敏性鼻炎等，多为呼吸道感染的并发症，以鼻塞、流涕、打喷嚏为主要症状。

艾灸方法

◎回旋灸上星穴

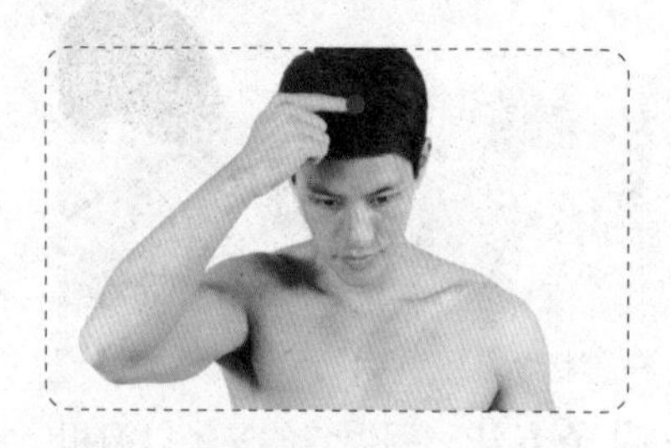

取穴方法：上星穴位于头部，前发际正中直上 1 寸。

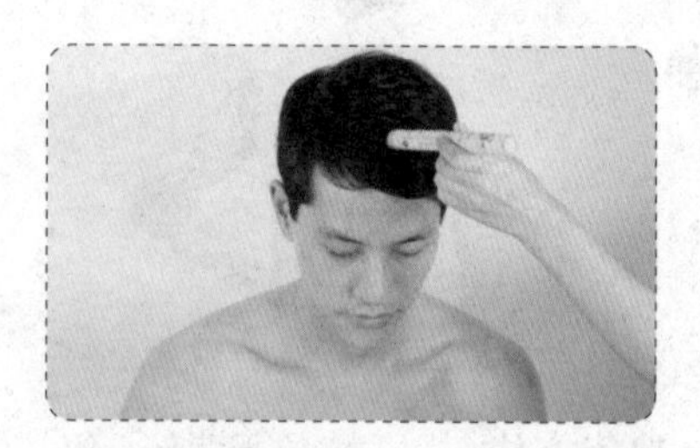

艾灸方法：用艾条以回旋灸法灸治上星穴 10 ～ 15 分钟，至穴位上皮肤有灼热感为宜。

◎温和灸印堂穴

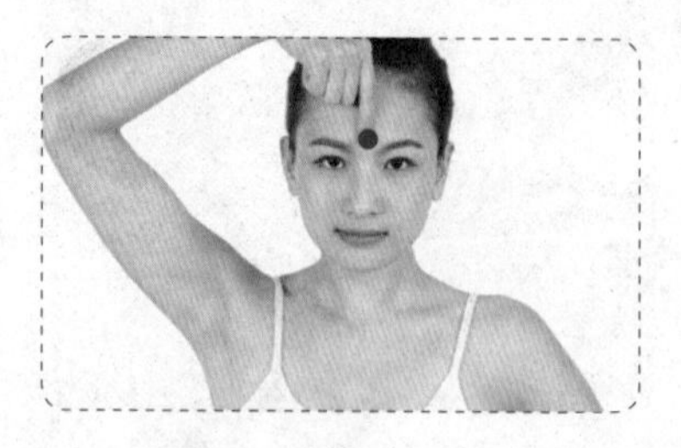

取穴方法：印堂穴位于面部，目内眦角稍上方凹陷处。

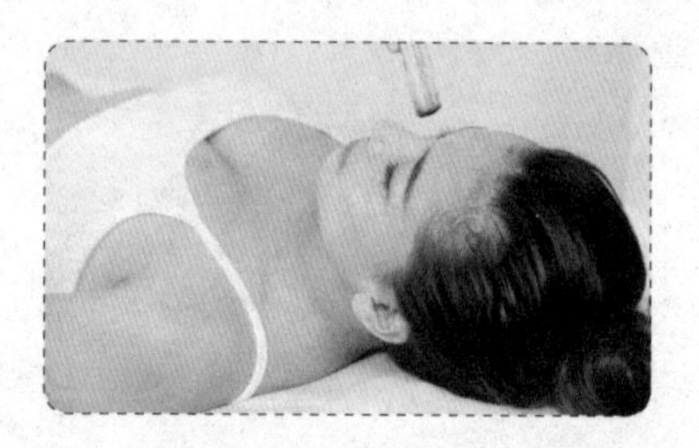

艾灸方法：用艾条以温和灸法灸治印堂穴 10 分钟，至穴位上皮肤产生红晕为度。

◎回旋灸风府穴

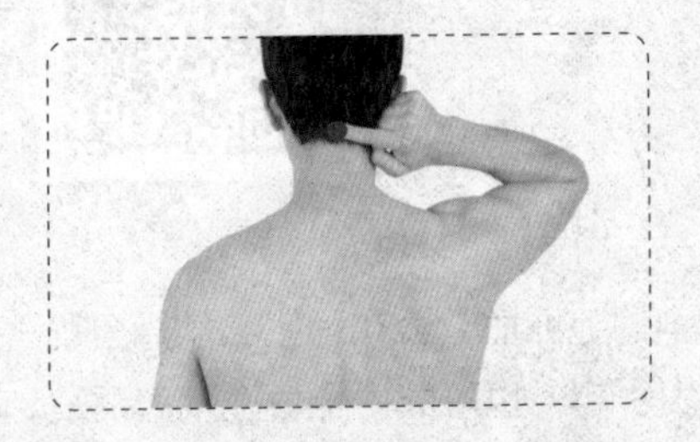

取穴方法：风府穴位于项部，后发际正中直上1寸，枕外隆凸直下，两侧斜方肌之间的凹陷处。

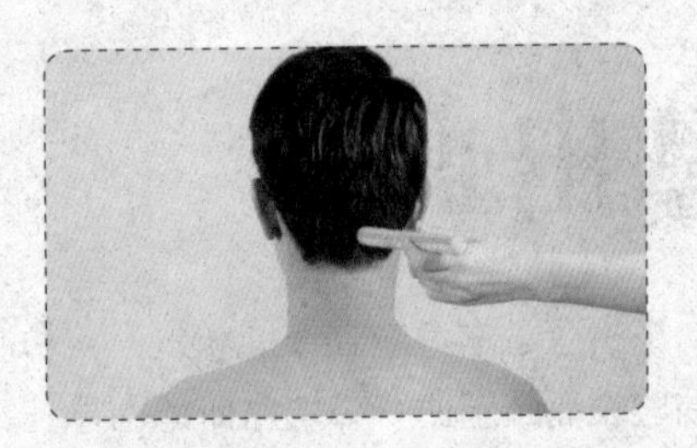

艾灸方法：用艾条以回旋灸法灸治风府穴10～15分钟，至穴位上皮肤潮红、发热为宜。

◎回旋灸手三里穴

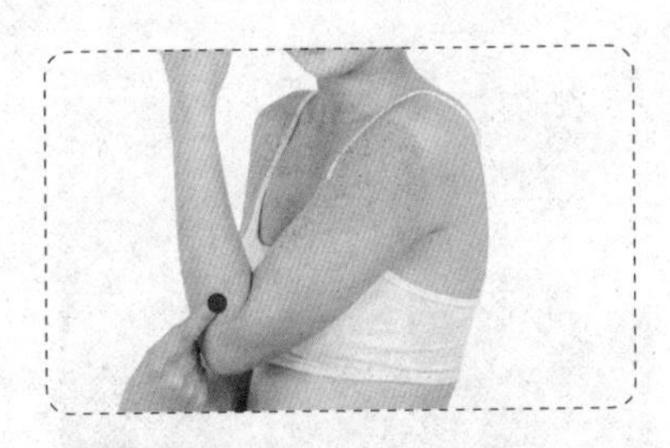

取穴方法：手三里穴位于前臂背面桡侧，阳溪穴与曲池穴连线上，肘横纹下2寸。

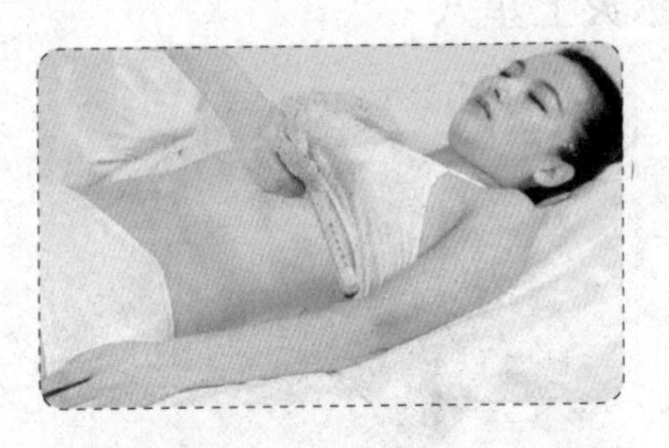

艾灸方法：用艾条以回旋灸法灸治一侧手三里穴10～15分钟，至穴位上皮肤潮红、发热为宜。对侧以同样的方法操作。

◎温和灸合谷穴

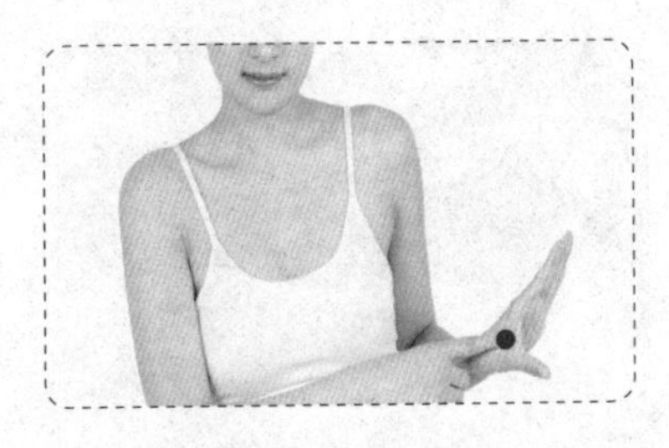

取穴方法：合谷穴位于手背，第1、第2掌骨间，第2掌骨桡侧的中点处。

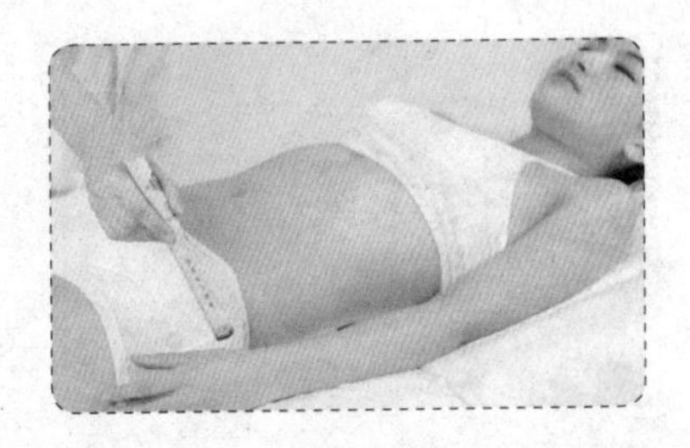

艾灸方法：用艾条以温和灸法灸治一侧合谷穴10～15分钟。对侧以同样的方法操作。

鼻出血

鼻出血是常见的临床症状之一，鼻腔黏膜中的毛细血管分布很密，敏感且脆弱，容易破裂而致出血。鼻出血可能由鼻腔本身疾病引起，也可能由全身性疾病诱发。

艾灸方法

◎悬灸上星穴

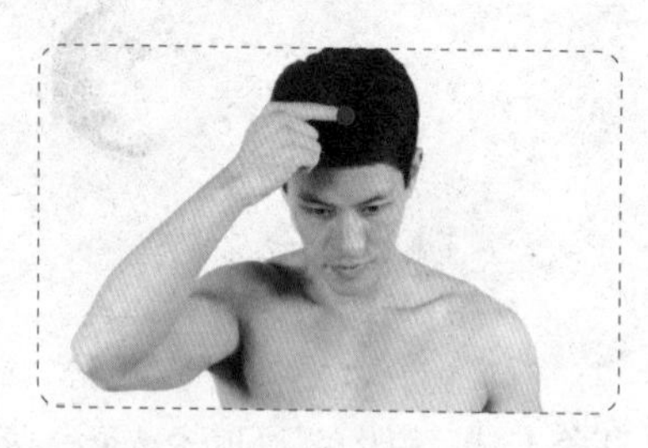

取穴方法：上星穴位于头部，前发际正中直上1寸。

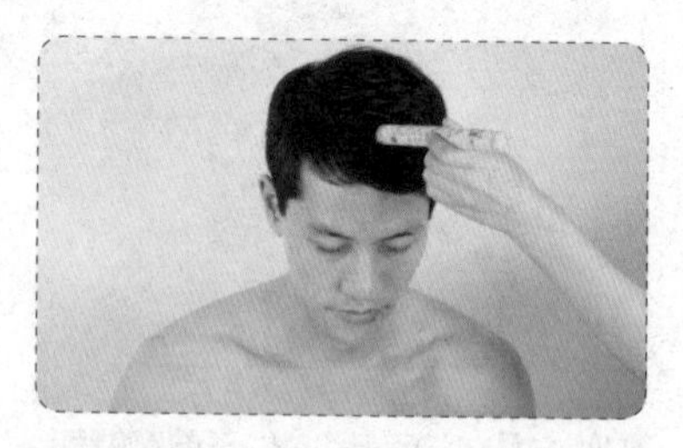

艾灸方法：用艾条以悬灸法灸治上星穴10～15分钟，以局部感觉温热、舒适为度。

◎悬灸太溪穴

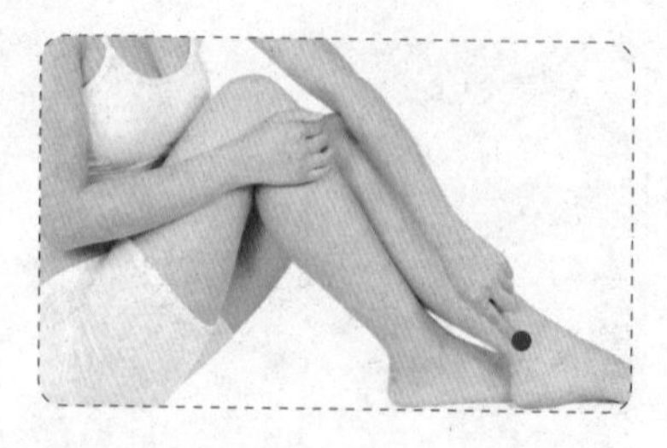

取穴方法：太溪穴位于足内侧，内踝后方，内踝尖与跟腱之间的凹陷处。

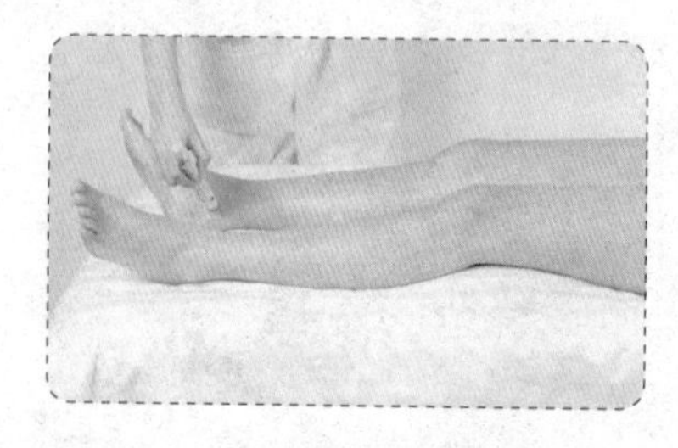

艾灸方法：用艾条以悬灸法灸治一侧太溪穴5分钟。对侧以同样的方法操作。

◎温和灸合谷穴

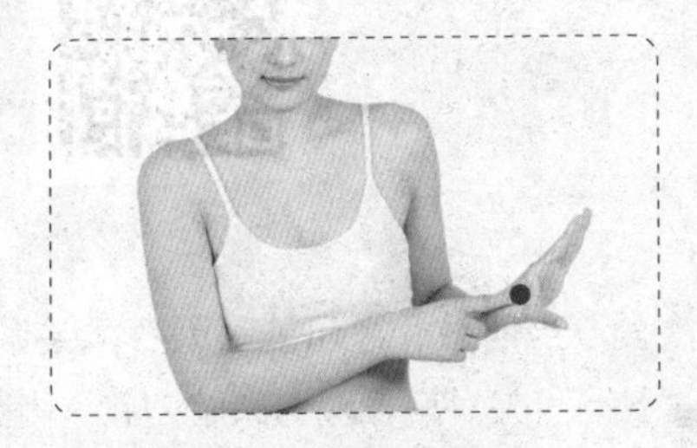

取穴方法：合谷穴位于手背，第1、第2掌骨间，第2掌骨桡侧的中点处。

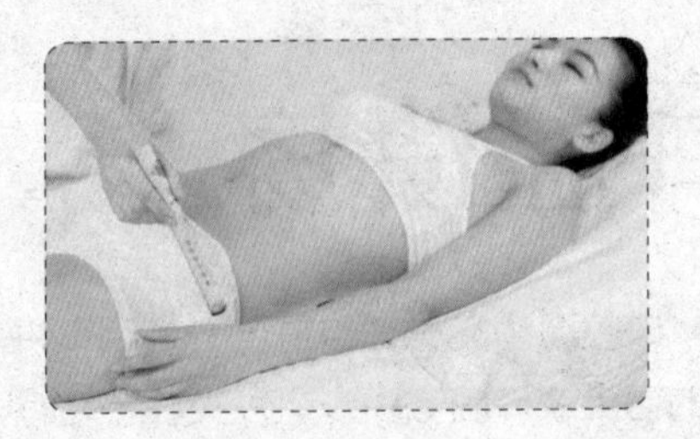

艾灸方法：找到一侧合谷穴，用艾条以温和灸法灸治10～15分钟。对侧以同样的方法操作。

◎温和灸三阴交穴

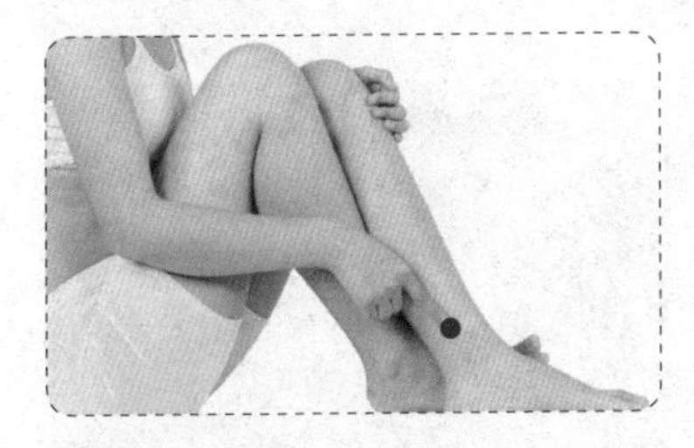

取穴方法：三阴交穴位于小腿内侧，足内踝尖上3寸，胫骨内侧缘后方。

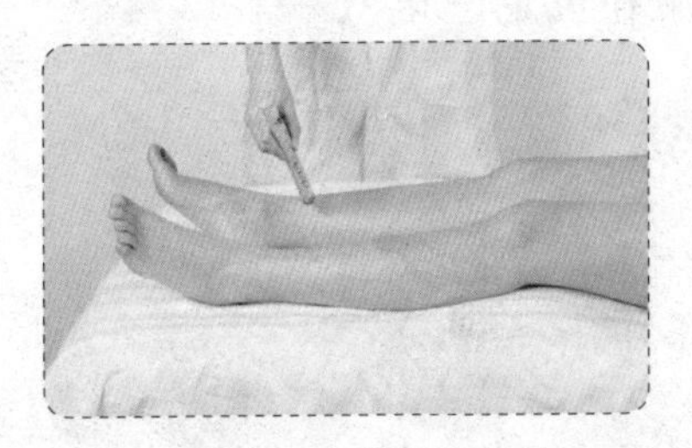

艾灸方法：找到一侧三阴交穴，用艾条以温和灸法灸治10～15分钟。对侧以同样的方法操作。

◎回旋灸百会穴

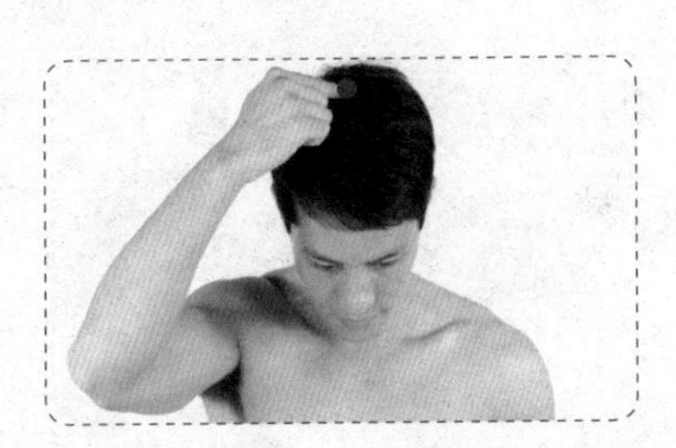

取穴方法：百会穴位于头部，前发际正中直上5寸，或两耳尖连线的中点处。

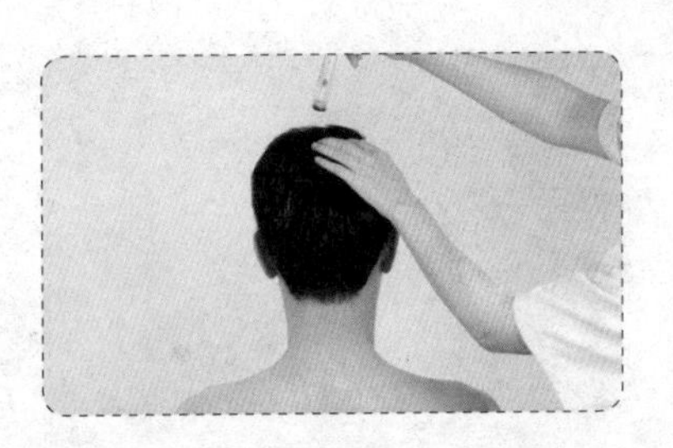

艾灸方法：用艾条以回旋灸法灸治百会穴10分钟，以局部感觉温热、舒适为宜。

口腔溃疡

口腔溃疡又称“口疮”，是因不讲卫生或饮食不当所致，还可能跟因身体关系造成的舌尖或口腔黏膜产生发炎、溃烂而导致进食不畅有关。常表现为口腔内唇、齿龈、软腭、硬腭等处有溃疡。

艾灸方法

◎温和灸足三里穴

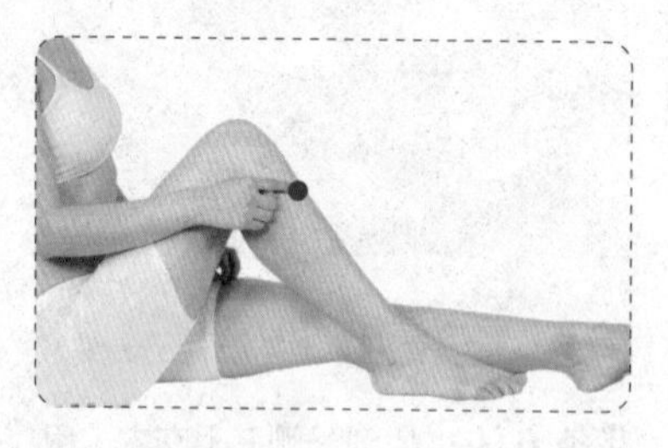

取穴方法：足三里穴位于小腿前外侧，犊鼻穴下3寸，距胫骨前缘一横指。

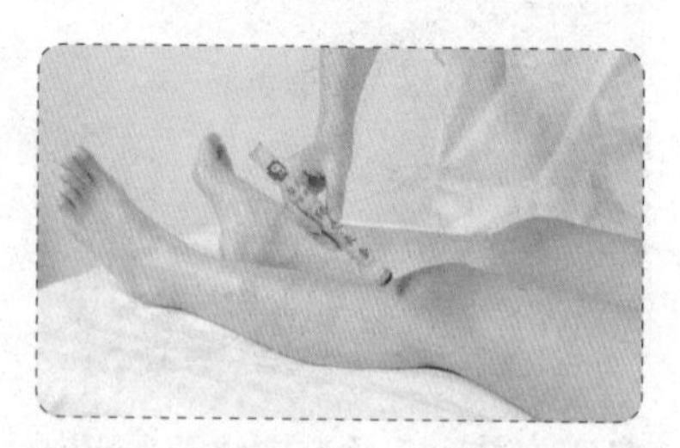

艾灸方法：用艾条以温和灸法灸治两侧足三里穴各10 ~ 15分钟。

◎温和灸太溪穴

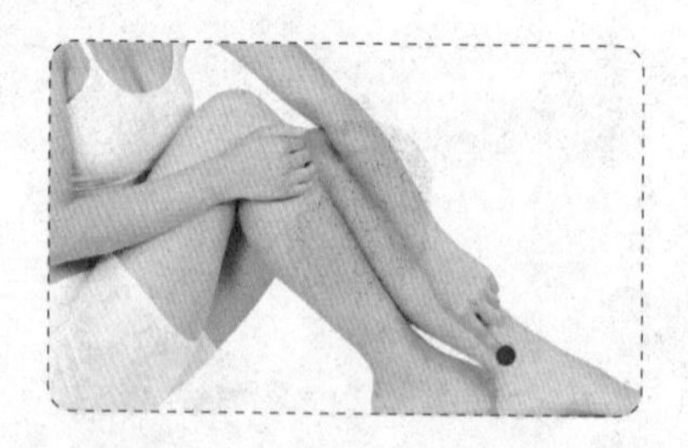

取穴方法：太溪穴位于足内侧，内踝后方，内踝尖与跟腱之间的凹陷处。

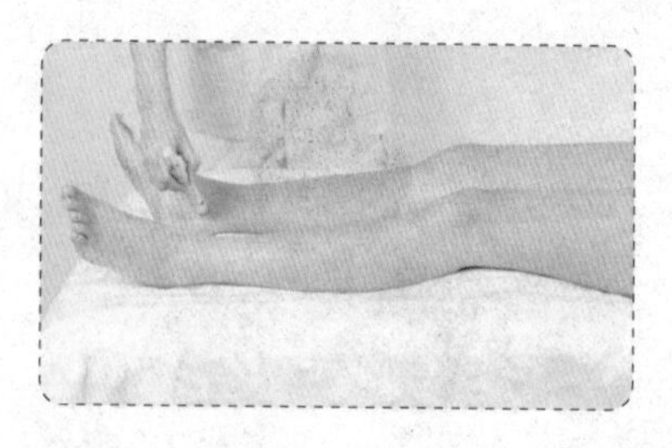

艾灸方法：用艾条以温和灸法灸治两侧太溪穴各10 ~ 15分钟。

◎温和灸太冲穴

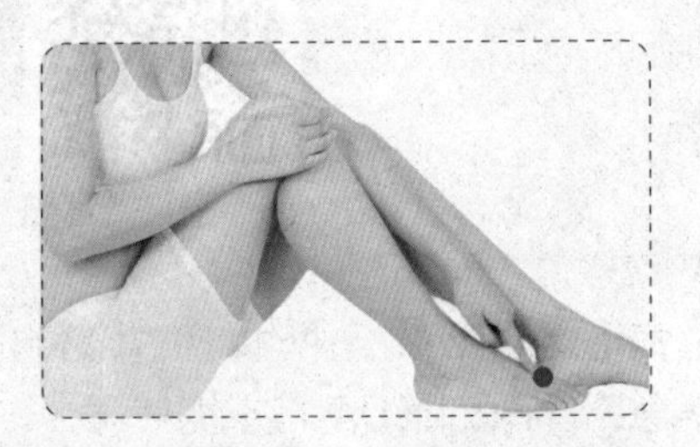

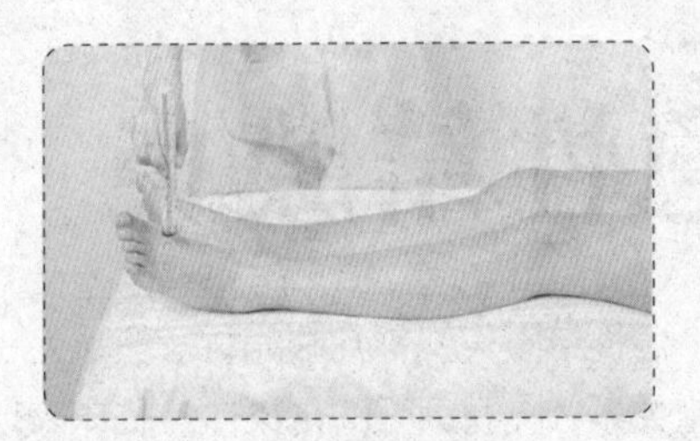

取穴方法：太冲穴位于足背部，第1跖骨间隙的后方凹陷处。

艾灸方法：用艾条以温和灸法灸治两侧太冲穴各10～15分钟。

◎温和灸颊车穴

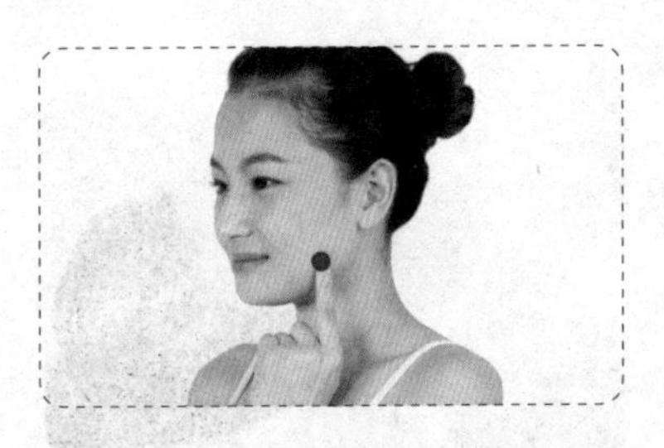

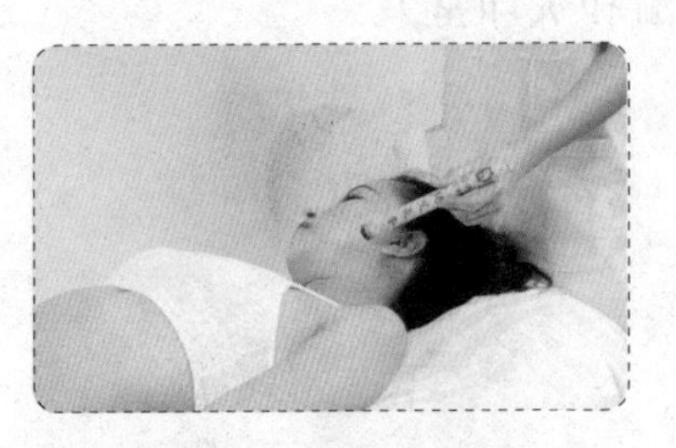

取穴方法：颊车穴位于面部咀嚼肌肉隆起处，即耳垂正下方，下颌角前方。

艾灸方法：用艾条以温和灸法灸治两侧颊车穴各10～15分钟。

◎隔姜灸合谷穴

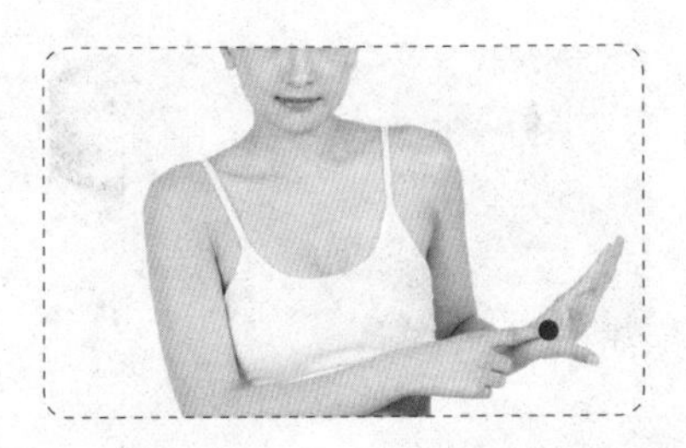

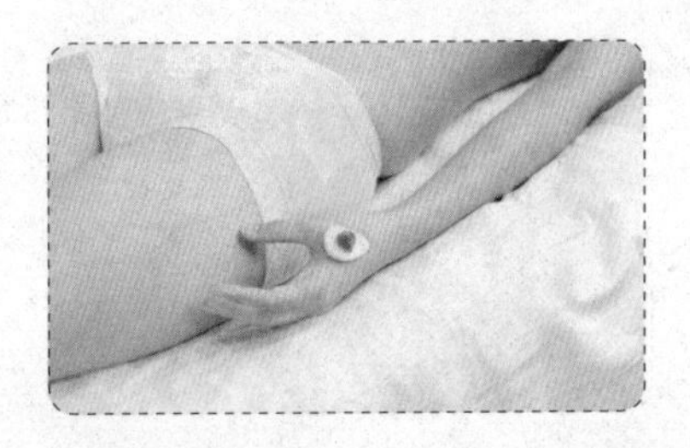

取穴方法：合谷穴位于手背，第1、第2掌骨间，第2掌骨桡侧的中点处。

艾灸方法：将切好的姜片放在两侧合谷穴上，点燃艾炷，将燃着的艾炷悬在其上，以隔姜灸法灸治10～15分钟。

急性结膜炎

急性结膜炎又称红眼病，一般认为由细菌、病毒感染所致，与机体抵抗力下降也有一定关系，具有很强的传染性。临床表现为起病急剧，有眼睛红肿、烧灼、异物感、流泪等明显的刺激症状，有水性或者黏液性分泌物，结膜充血、水肿，可伴有结膜下出血。

艾灸方法

◎温和灸印堂穴

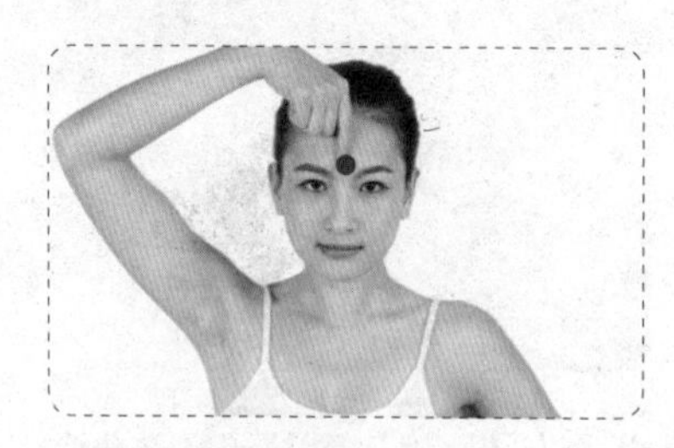

取穴方法：印堂穴位于面部，目内眦稍上方凹陷处。

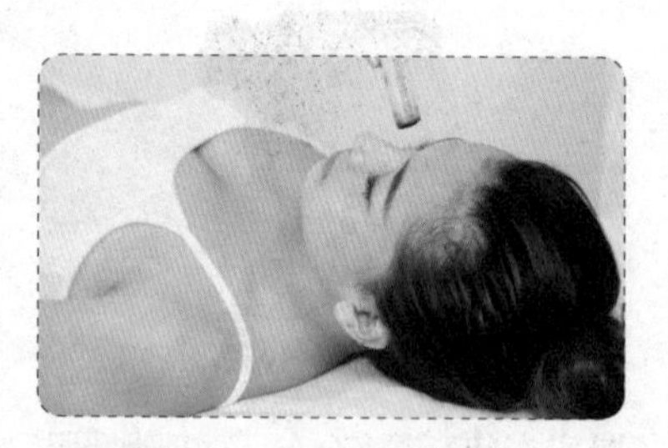

艾灸方法：用艾条以温和灸法灸治印堂穴 10 分钟，至穴位上皮肤产生红晕为度。

◎温和灸少泽穴

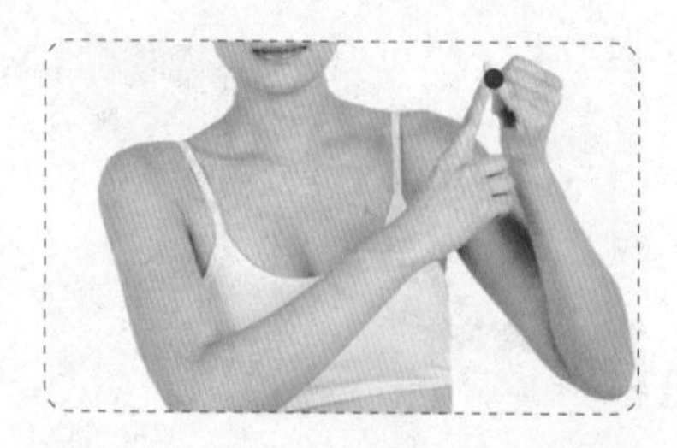

取穴方法：少泽穴位于小指末节尺侧，距指甲角 0.1 寸。

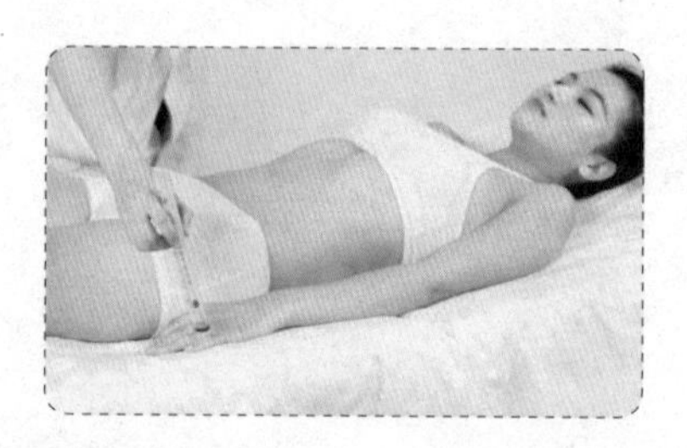

艾灸方法：用艾条以温和灸法灸治一侧少泽穴 10 分钟。对侧以同样的方法操作。

◎温和灸合谷穴

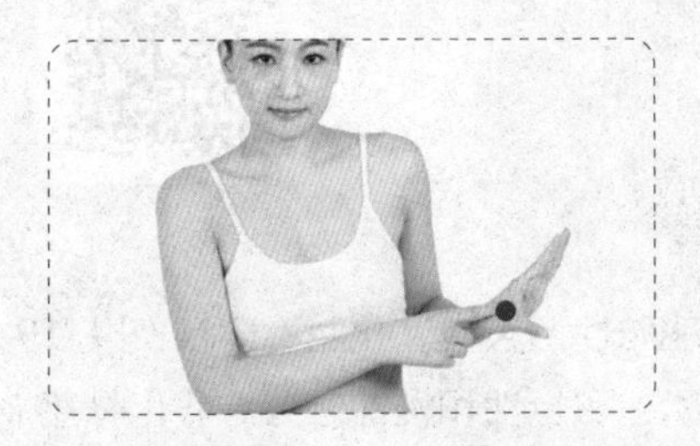

取穴方法：合谷穴位于手背，第1、第2掌骨间，第2掌骨桡侧的中点处。

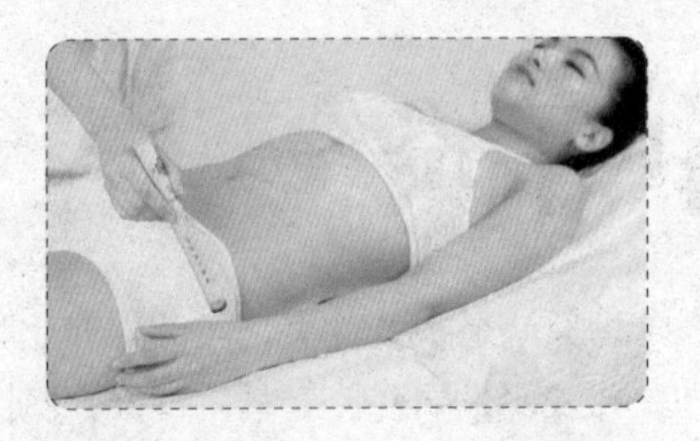

艾灸方法：用艾条以温和灸法灸治一侧合谷穴10～15分钟。对侧以同样的方法操作。

◎温和灸太冲穴

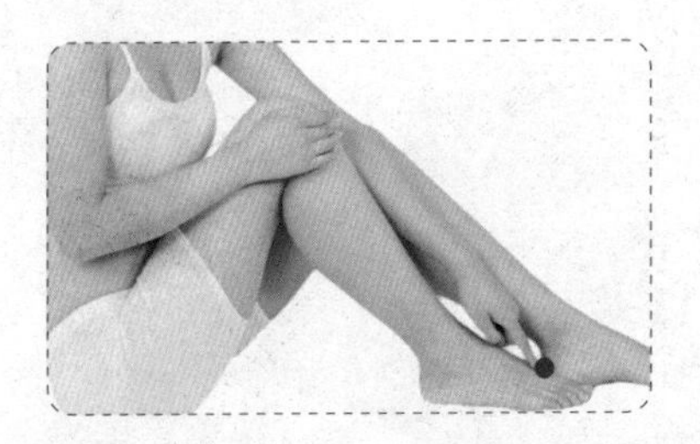

取穴方法：太冲穴位于足背侧，第1跖骨间隙的后方凹陷处。

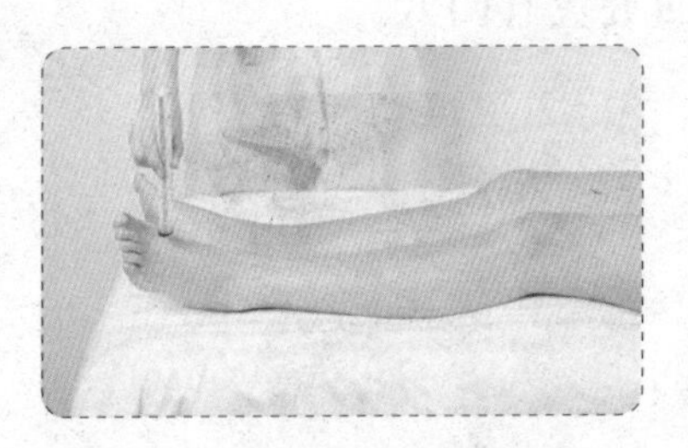

艾灸方法：用艾条以温和灸法灸治一侧太冲穴10～15分钟。对侧以同样的方法操作。

◎回旋灸太阳穴

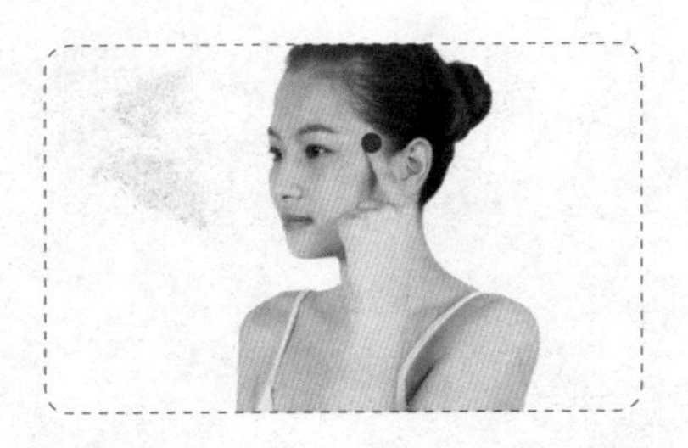

取穴方法：太阳穴位于颞部，眉梢与目外眦之间，向后约一横指的凹陷处。

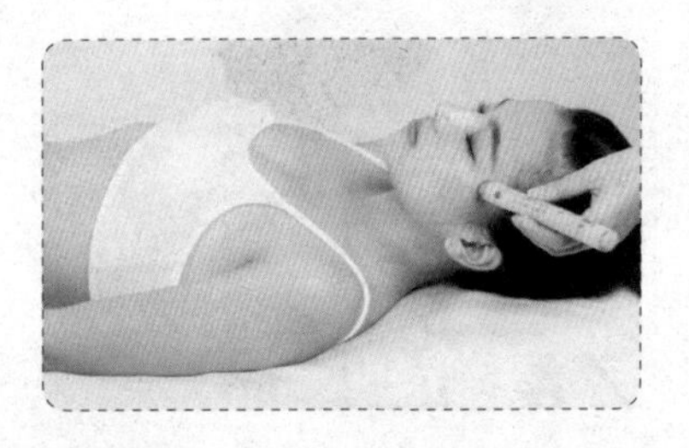

艾灸方法：将艾条一端点燃，找到一侧太阳穴，用艾条以回旋灸法灸治10～15分钟。对侧以同样的方法操作。

中耳炎

中耳炎就是中耳发炎，可分为非化脓性和化脓性两大类。化脓性中耳炎以耳内流脓为主要表现，同时伴有耳内疼痛、胸闷等症状，有急性和慢性之分。非化脓性中耳炎包括分泌性中耳炎、气压损伤性中耳炎等。

艾灸方法

◎回旋灸耳门穴

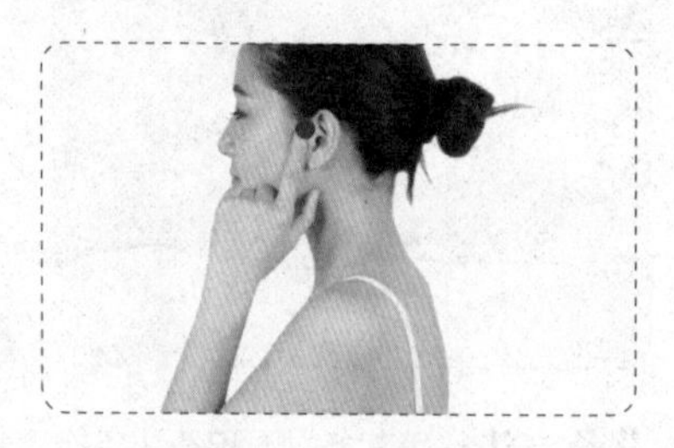

取穴方法：耳门穴位于面部，耳屏上切迹的前方，下颌骨髁状突后缘，张口有凹陷处。

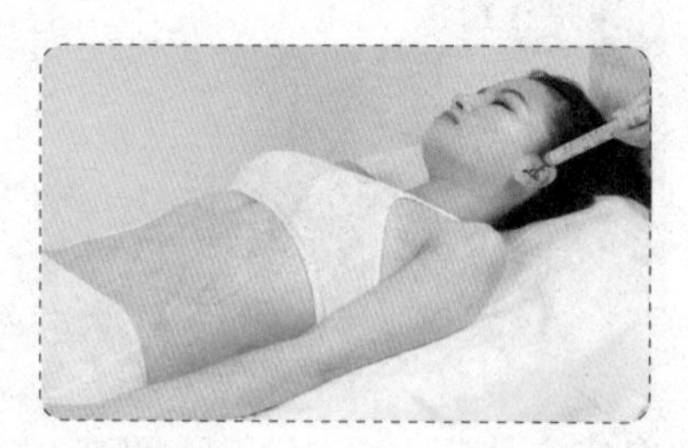

艾灸方法：用艾条以回旋灸法灸治一侧耳门穴 10 ~ 15 分钟。对侧以同样的方法操作。

◎回旋灸翳风穴

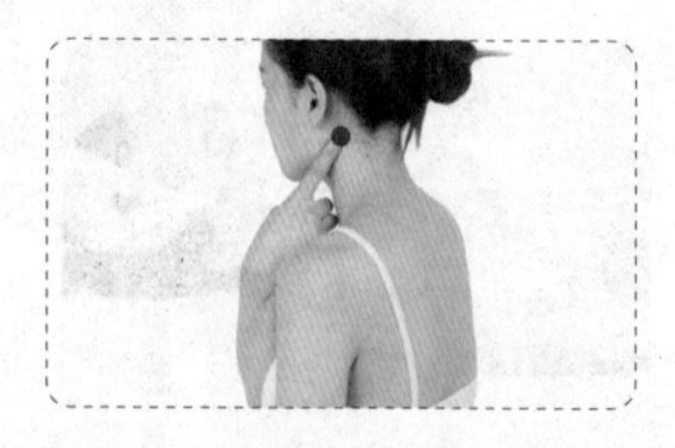

取穴方法：翳风穴位于耳垂后方，乳突与下颌角之间的凹陷处。

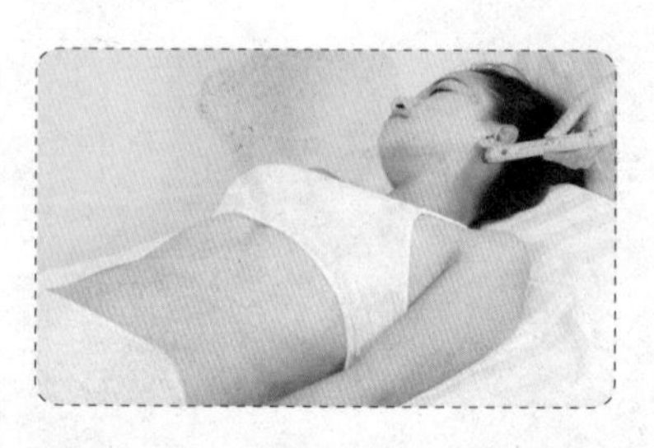

艾灸方法：用艾条以回旋灸法灸治一侧翳风穴 10 ~ 15 分钟。对侧以同样的方法操作。

◎回旋灸听宫穴

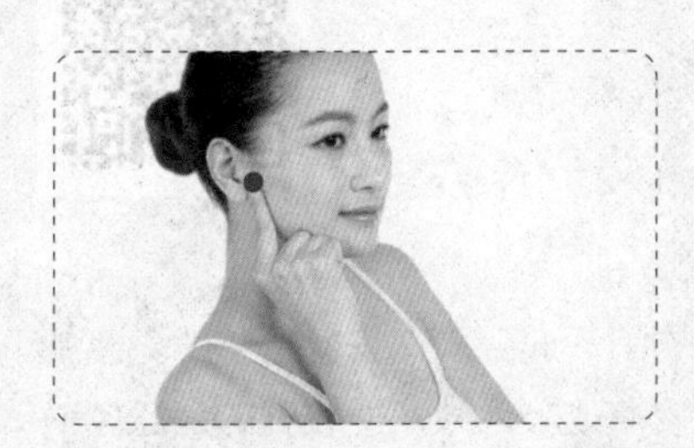

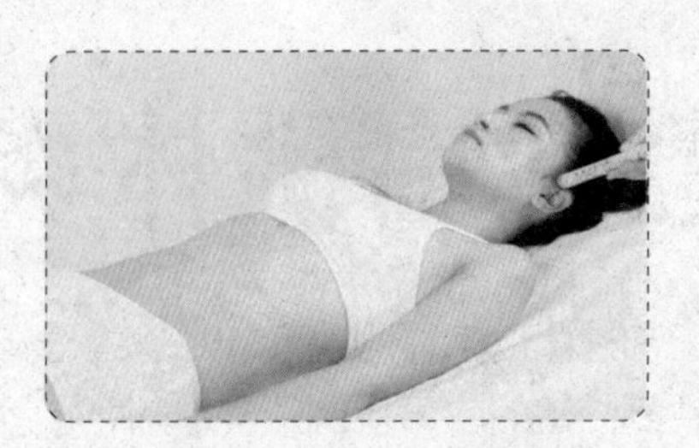

取穴方法：听宫穴位于面部，耳屏前，下颌骨髁状突的后方，张口时的凹陷处。

艾灸方法：用艾条以回旋灸法灸治一侧听宫穴 10 ~ 15 分钟。对侧以同样的方法操作。

◎温和灸外关穴

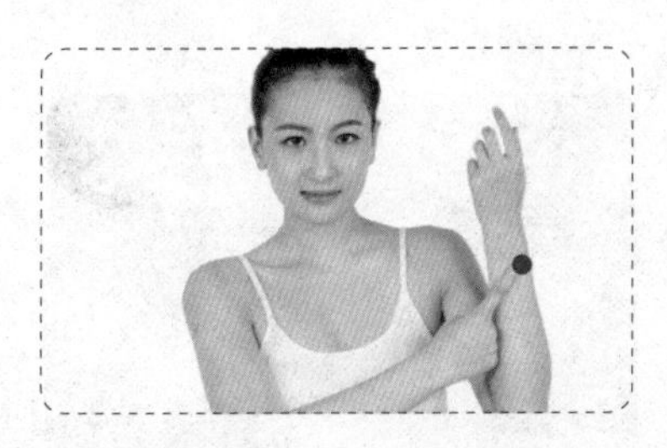

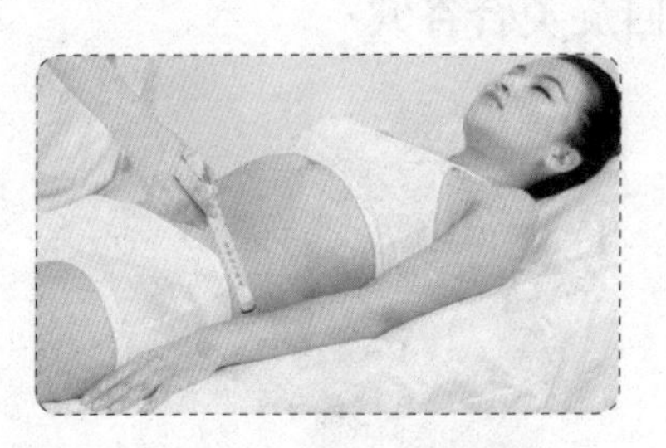

取穴方法：外关穴位于前臂背侧，腕背侧横纹上 2 寸，尺骨与桡骨之间。

艾灸方法：点燃艾条，以温和灸法灸治一侧外关穴 10 ~ 15 分钟。对侧以同样的方法操作。

◎悬灸合谷穴

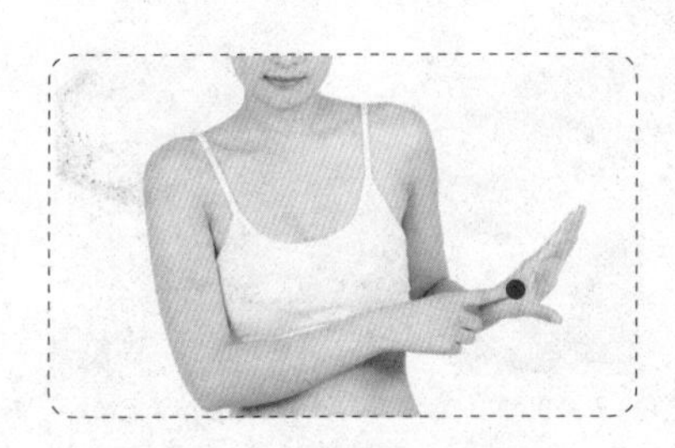

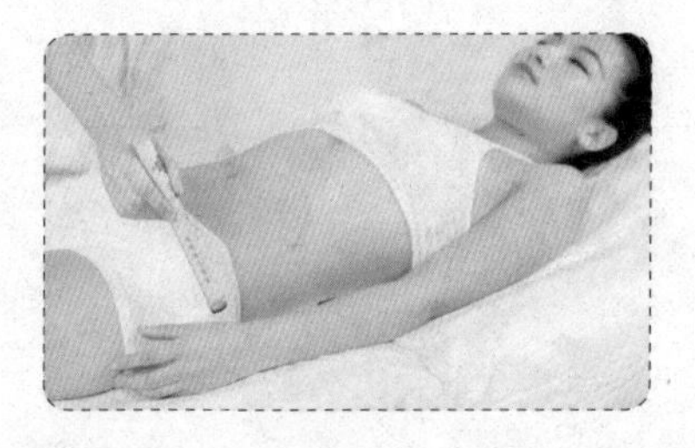

取穴方法：合谷穴位于手背，第 1、第 2 掌骨间，第 2 掌骨桡侧的中点处。

艾灸方法：用艾条以悬灸法灸治一侧合谷穴 10 ~ 15 分钟。对侧以同样的方法操作。

急性扁桃体炎

扁桃体位于扁桃体隐窝内，是人体呼吸道的第一道免疫器官。但它的免疫能力只能达到一定的效果，当吸入的病原微生物数量较多或吸入致病性较强的病原菌时，就会引起相应的症状。

艾灸方法

◎回旋灸合谷穴

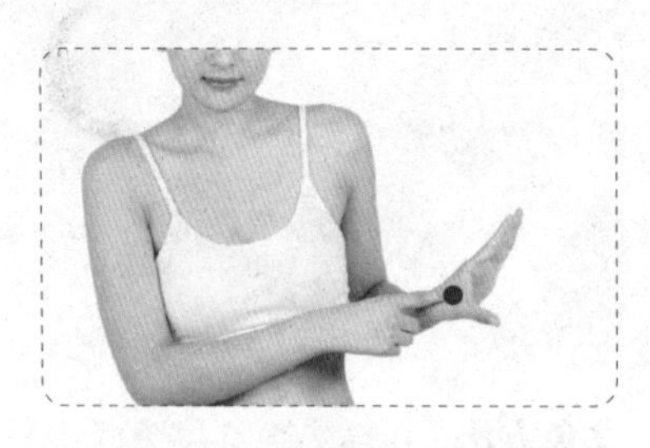

取穴方法： 合谷穴位于手背，第1、第2掌骨间，第2掌骨桡侧的中点处。

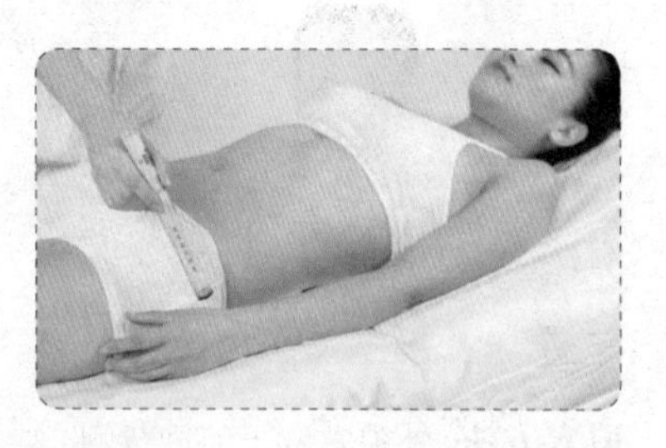

艾灸方法： 用艾条以回旋灸法灸治一侧合谷穴 10 ～ 15 分钟。对侧以同样的方法操作。

◎回旋灸列缺穴

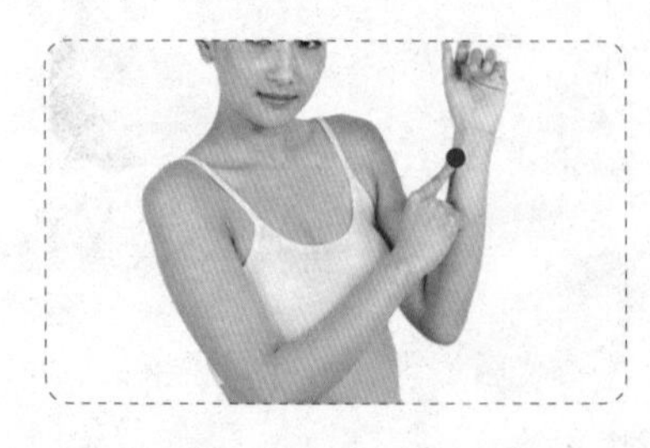

取穴方法： 列缺穴位于前臂桡侧缘，桡骨茎突上方，腕横纹上 1.5 寸。

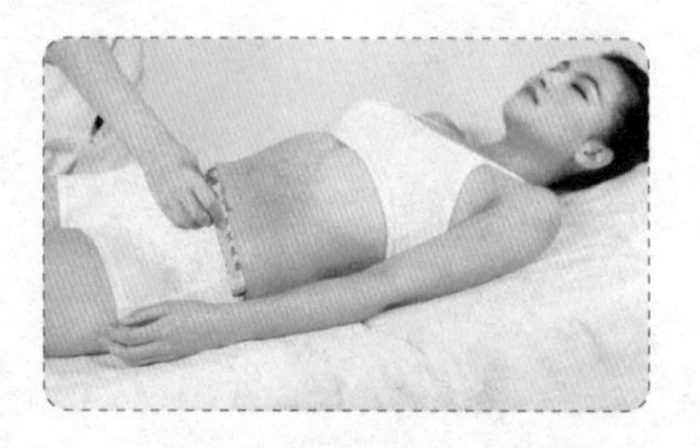

艾灸方法： 用艾条以回旋灸法灸治一侧列缺穴 10 ～ 15 分钟。对侧以同样的方法操作。

◎悬灸内庭穴

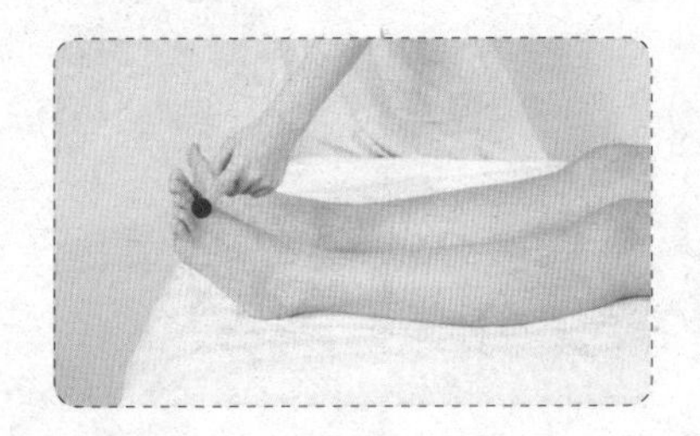

取穴方法：内庭穴位于足背，第 2、第 3 跖骨结合部前方凹陷处。

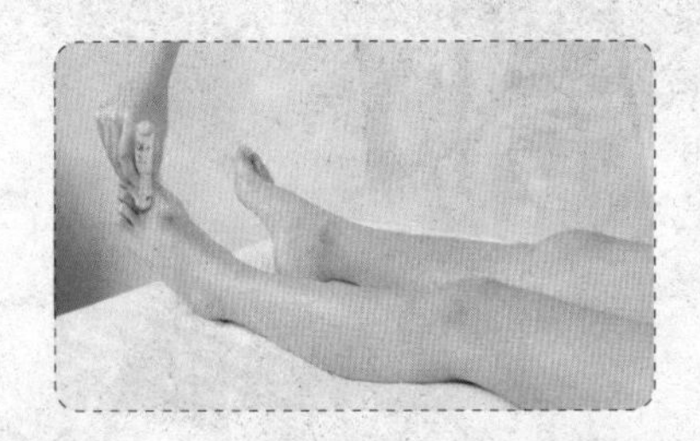

艾灸方法：用艾条以悬灸法灸治一侧内庭穴 10 ～ 15 分钟。对侧以同样的方法操作。

◎悬灸大椎穴

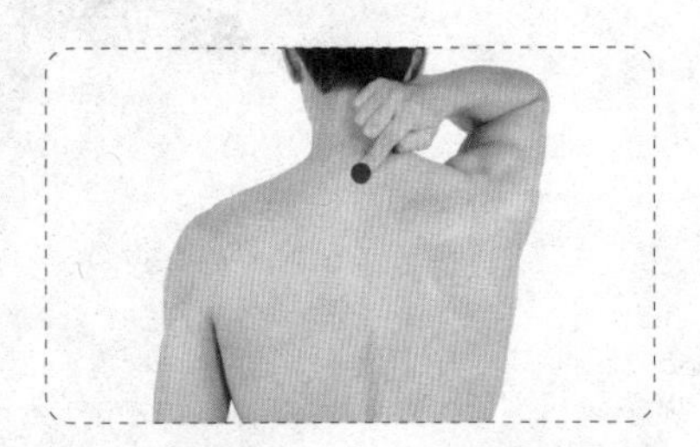

取穴方法：大椎穴位于颈部下端，后正中线上，第 7 颈椎棘突下凹陷处。

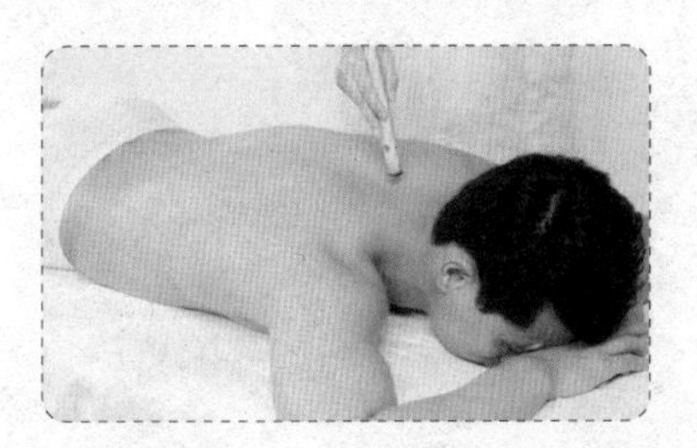

艾灸方法：用艾条以悬灸法灸治大椎穴 10 ～ 15 分钟，以患者感觉温热、舒适为度。

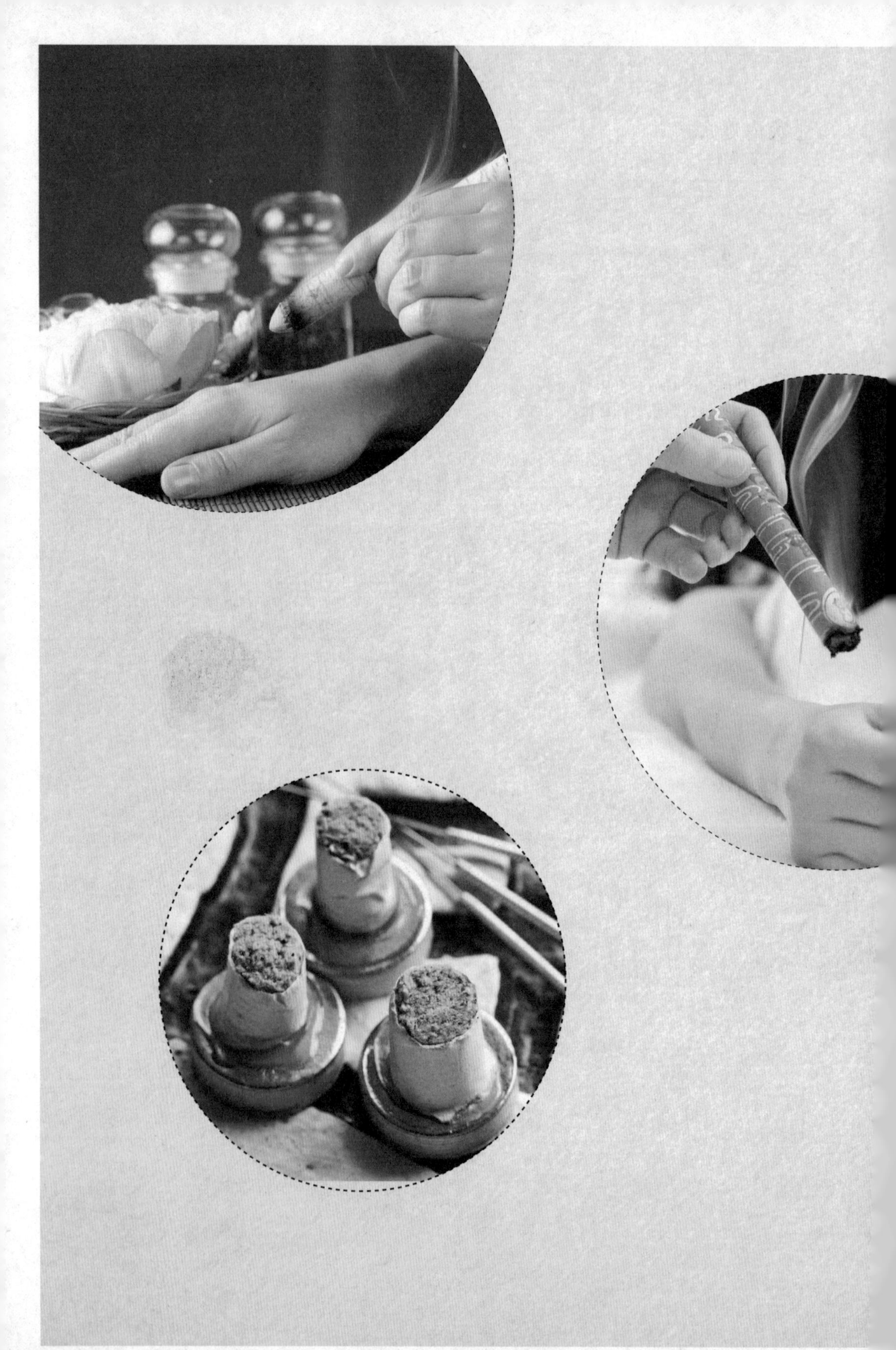

Part 3

外科常见病

肩周炎

肩周炎全称为肩关节周围组织炎，是肩部关节囊和关节周围软组织的一种退行性、炎症性慢性疾病。中医认为，肩周炎多由气血不足，风、寒、湿邪侵袭肩部经络，致使筋脉收引，气血运行不畅而引起的。用艾灸能灸治此症，一般施灸 3 次可缓解疼痛。

艾灸方法

◎隔姜灸天宗穴

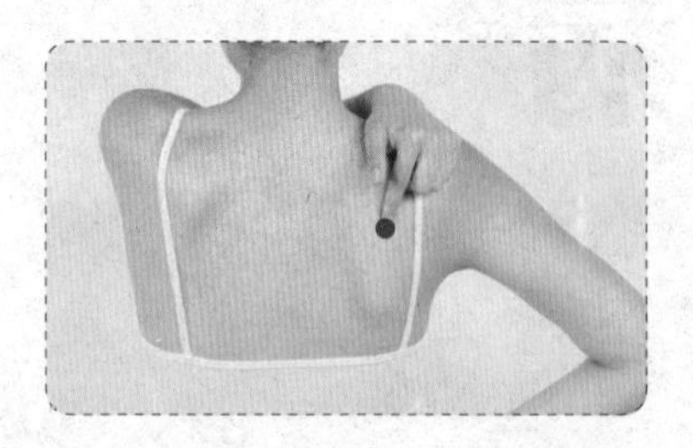

取穴方法： 天宗穴位于肩胛部，冈下窝中央凹陷处，与第 4 胸椎相平。

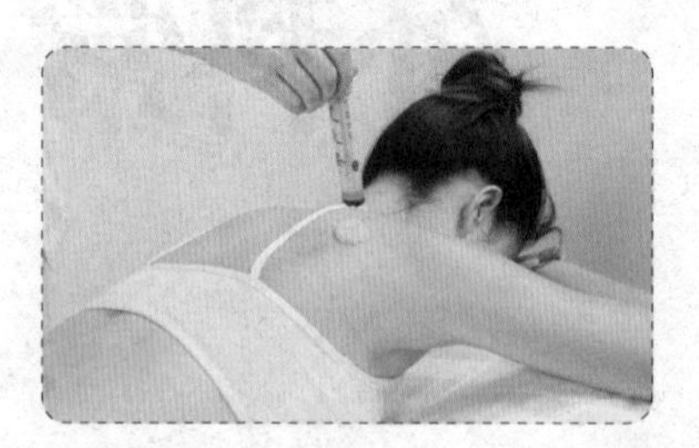

艾灸方法： 找到一侧天宗穴，将切好的姜片放于天宗穴上，用艾条以隔姜灸法灸治 10 ~ 15 分钟。对侧以同样的方法操作。

◎回旋灸肩贞穴

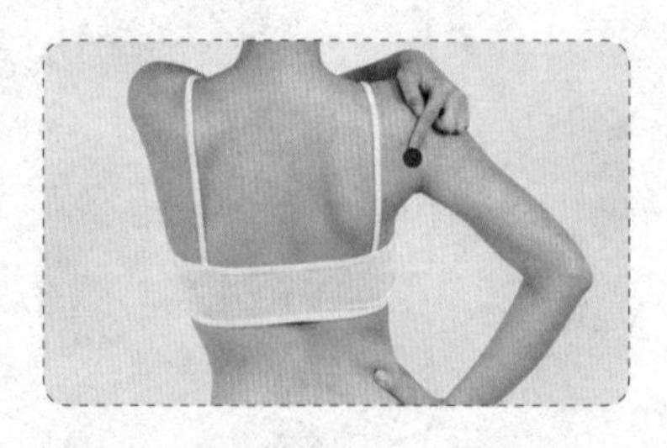

取穴方法： 肩贞穴位于肩关节后下方，臂内收时，腋后纹头上 1 寸。

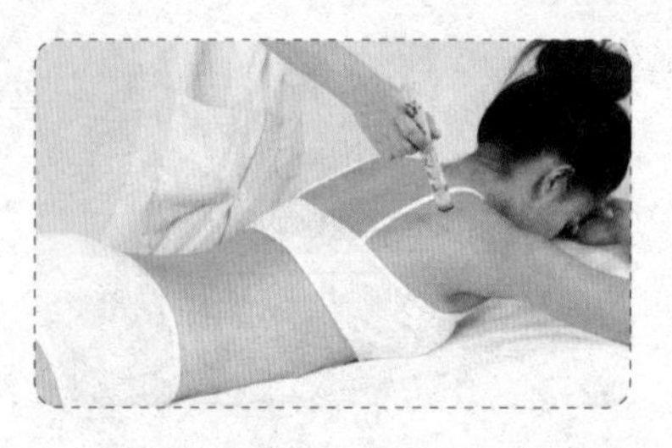

艾灸方法： 找到一侧肩贞穴，用艾条以回旋灸法灸治 10 ~ 15 分钟，以有温热感为度。对侧以同样的方法操作。

◎回旋灸肩井穴

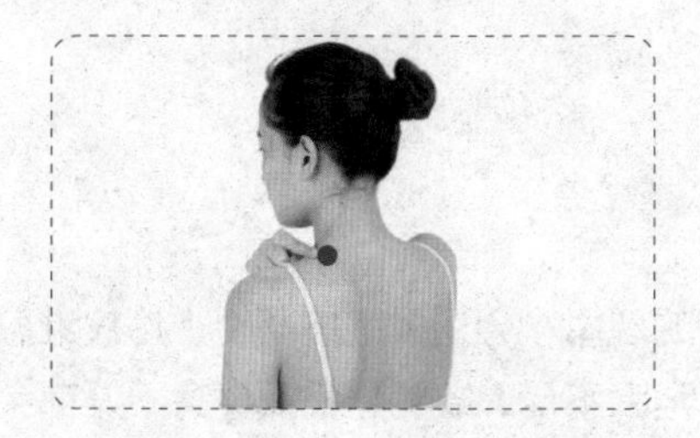

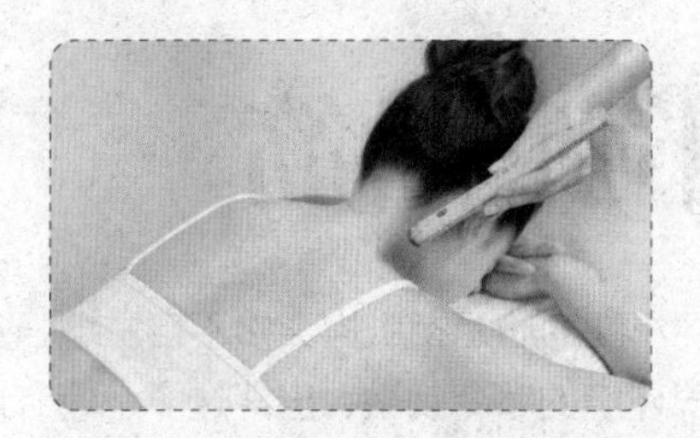

取穴方法：肩井穴位于肩上，前直对乳中，大椎穴与肩峰端连线的中点上。

艾灸方法：用艾条以回旋灸法灸治一侧肩井穴 10 ~ 15 分钟。对侧以同样的方法操作。

◎隔姜灸曲池穴

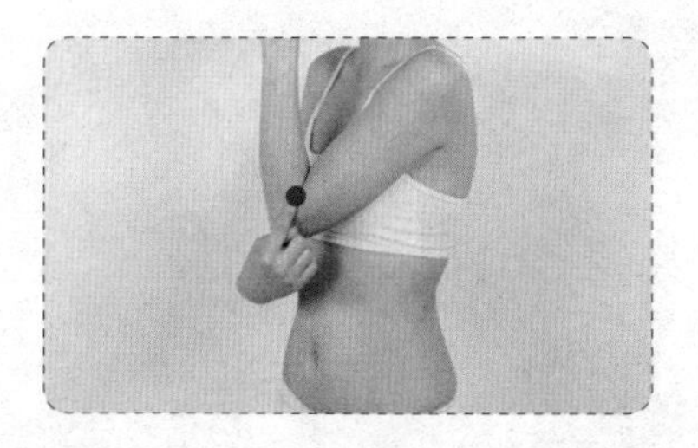

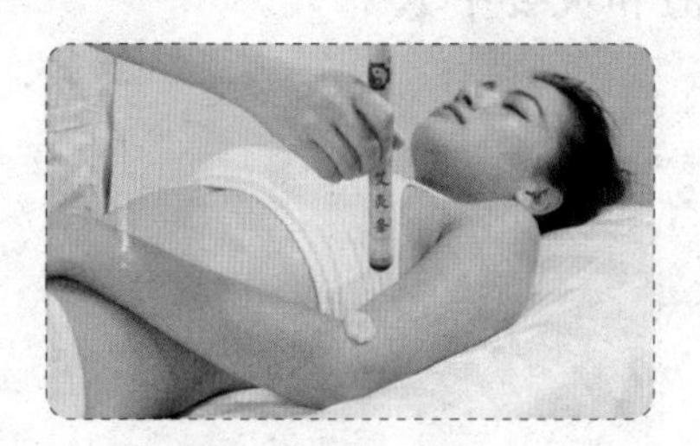

取穴方法：曲池穴位于肘横纹外侧端，屈肘，尺泽穴与肱骨外上髁连线的中点。

艾灸方法：找到一侧曲池穴，将切好的姜片放于曲池穴上，用艾条以隔姜灸法灸治 10 ~ 15 分钟。对侧以同样的方法操作。

◎温和灸后溪穴

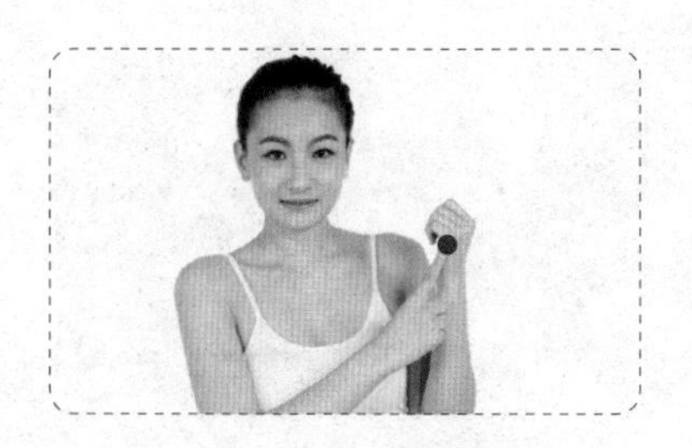

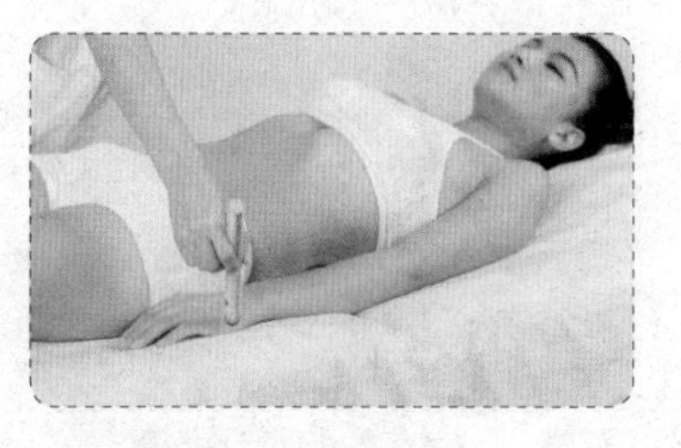

取穴方法：后溪穴位于手掌尺侧，微握拳小指本节后远侧掌横纹头赤白肉际处。

艾灸方法：用艾条以温和灸法灸治一侧后溪穴 10 ~ 15 分钟。对侧以同样的方法操作。

小腿抽筋

小腿抽筋是指肌肉突然不自主地强直收缩的现象，会造成肌肉僵硬、疼痛难忍。外界环境的寒冷刺激、出汗过多、疲劳过度、睡眠不足、缺钙、睡眠姿势不好都会引起小腿肌肉抽筋。预防腿脚抽筋要注意保暖，调整好睡眠姿势，经常锻炼，适当补钙。

艾灸方法

◎温和灸委中穴

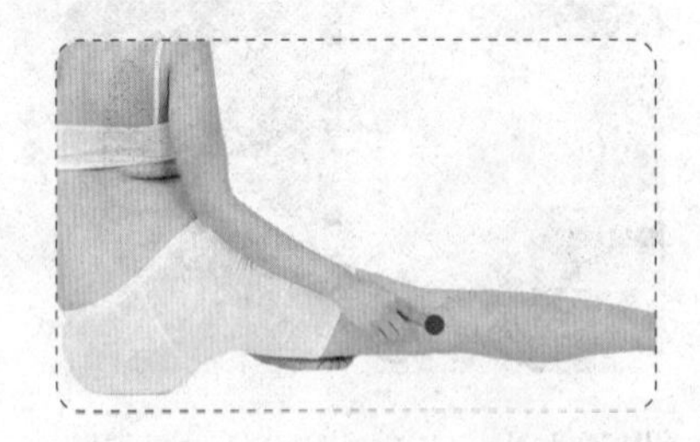

取穴方法：委中穴位于腘横纹的中点，股二头肌腱与半腱肌肌腱的中间。

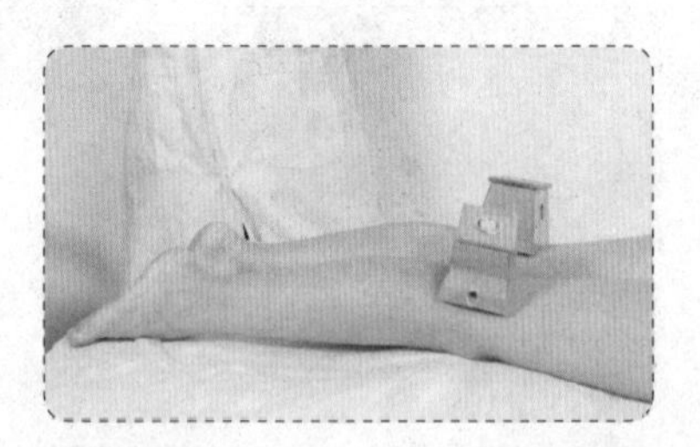

艾灸方法：点燃艾灸盒以温和灸法灸治两侧委中穴 10 ~ 15 分钟，以出现循经感传、气至病所为佳。

◎温和灸承山穴

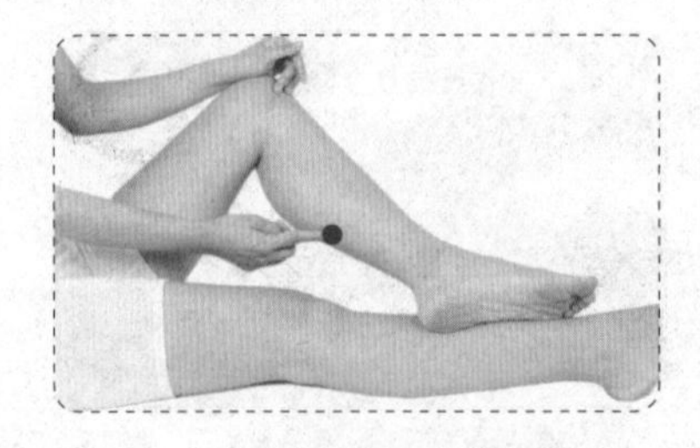

取穴方法：承山穴位于小腿后面正中，委中穴与昆仑穴之间，伸直小腿时腓肠肌肌腹下出现的尖角凹陷处。

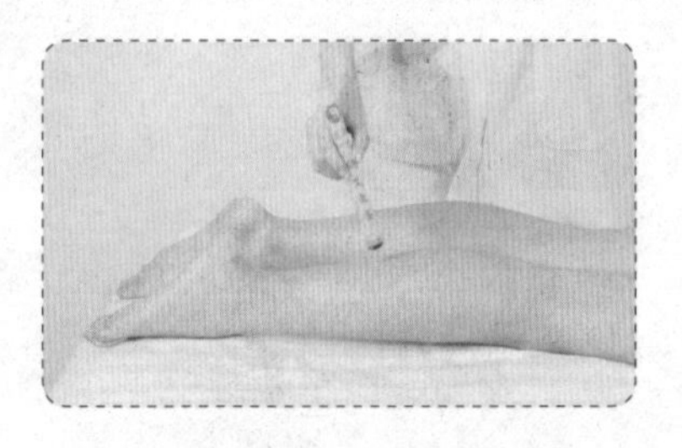

艾灸方法：点燃艾条，以温和灸法灸治一侧承山穴 10 ~ 15 分钟。对侧以同样的方法操作。

◎温和灸阳陵泉穴

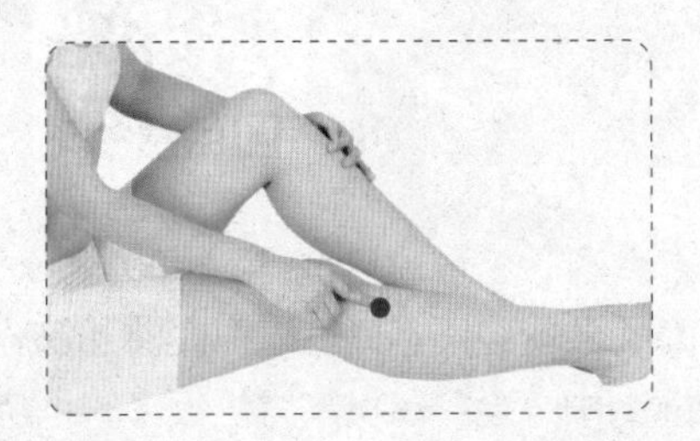

取穴方法：阳陵泉穴位于小腿外侧，腓骨头前下方凹陷处。

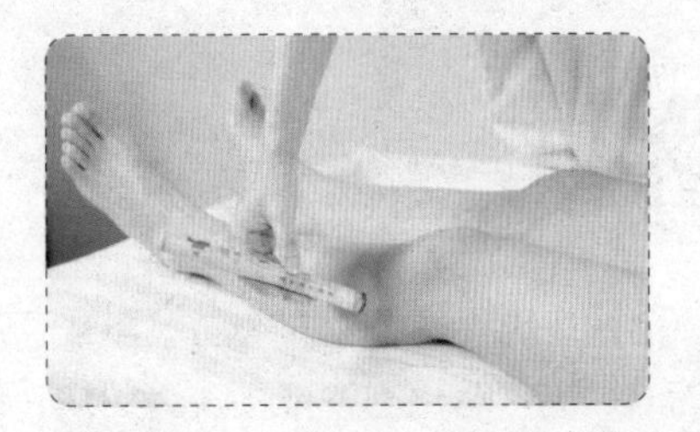

艾灸方法：用艾条以温和灸法灸治一侧阳陵泉穴 10 ~ 15 分钟。对侧以同样的方法操作。

◎温和灸足三里穴

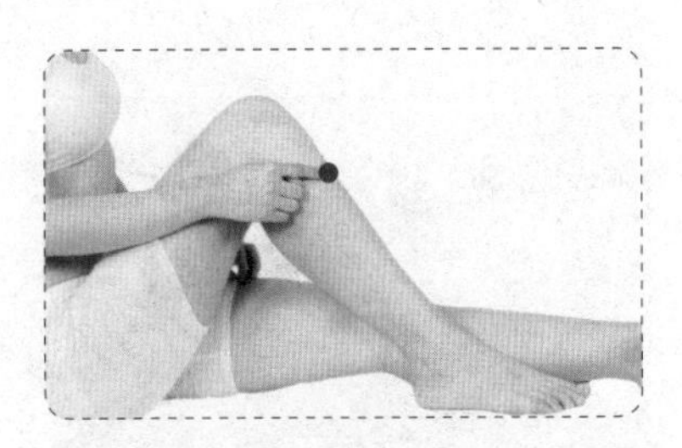

取穴方法：足三里穴位于小腿前外侧，犊鼻穴下 3 寸，距胫骨前缘一横指。

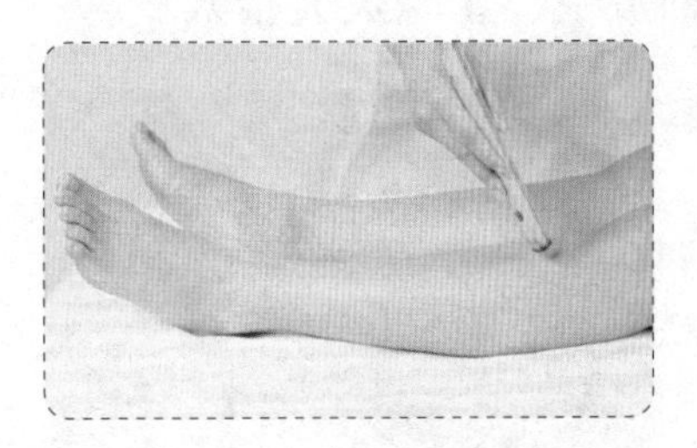

艾灸方法：找到一侧足三里穴，用艾条以温和灸法灸治 10 ~ 15 分钟。对侧以同样的方法操作。

◎温和灸殷门穴

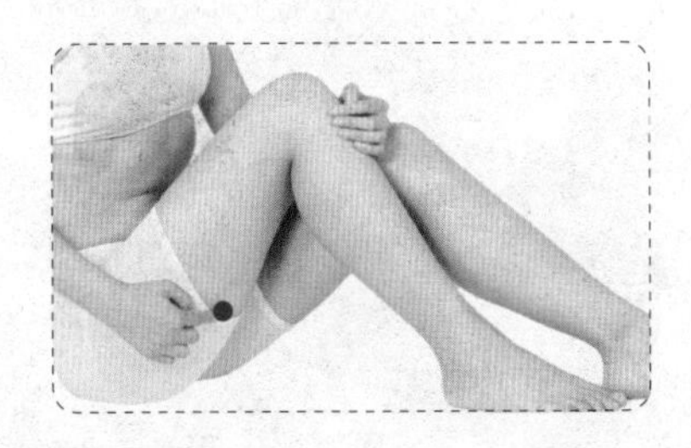

取穴方法：殷门穴位于大腿后面，承扶穴与委中穴的连线上，承扶穴下 6 寸。

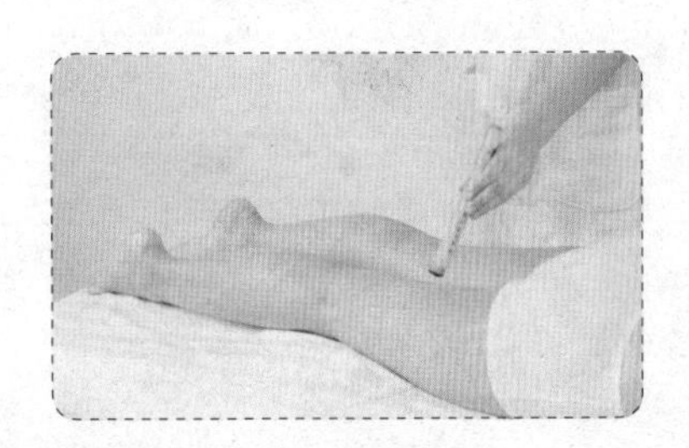

艾灸方法：用艾条以温和灸法灸治一侧殷门穴 10 ~ 15 分钟。对侧以同样的方法操作。

落枕

落枕多因夜间睡觉时姿势不当或颈部受风寒，致使经络不通、气血凝滞、筋脉拘急而成。治愈落枕的关键是疏风活络、通经止痛。中医治疗落枕的方法很多，推拿、艾灸、热敷等均有良好的效果。

艾灸方法

◎回旋灸、雀啄灸大椎穴

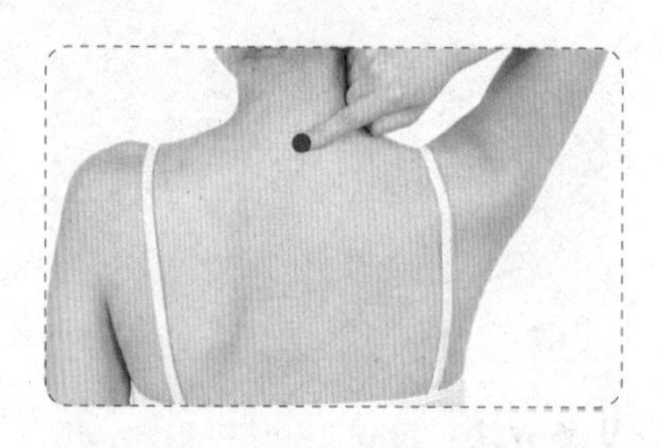

取穴方法：大椎穴位于颈部下端，后正中线上，第7颈椎棘突下凹陷处。

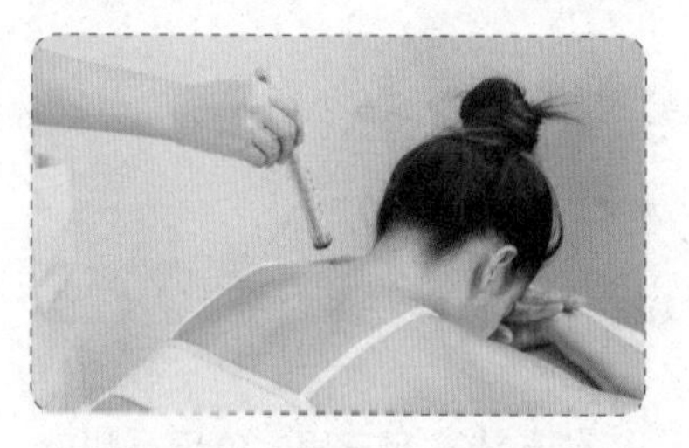

艾灸方法：将艾条一端点燃，找到大椎穴，先以回旋灸法灸治10分钟，再以雀啄灸法灸治5分钟，以局部有温热感为度。

◎回旋灸肩中俞穴

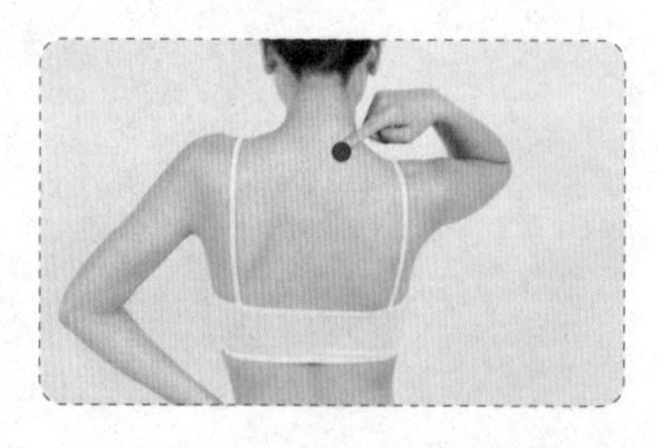

取穴方法：肩中俞穴位于背部脊柱区，第7颈椎棘突下，旁开2寸。

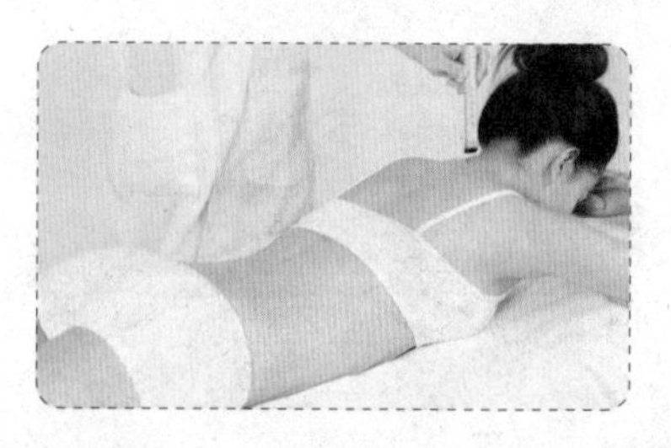

艾灸方法：找到一侧肩中俞穴，用艾条以回旋灸法灸治10 ~ 15分钟，以穴位上皮肤潮红为度。对侧以同样的方法操作。

◎回旋灸、雀啄灸天柱穴

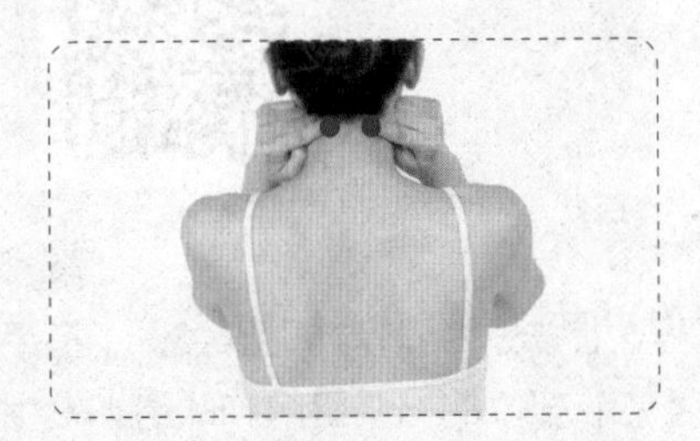

取穴方法：天柱穴位于项部，斜方肌外缘之后发际凹陷处，约后发际正中旁开 1.3 寸。

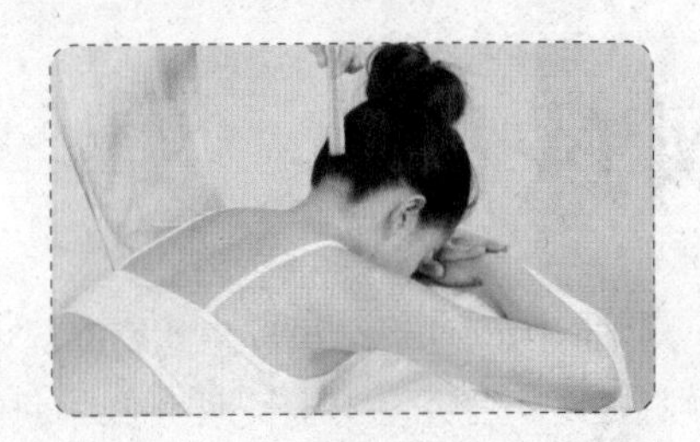

艾灸方法：找到一侧天柱穴，用艾条先以回旋灸法灸治 5 分钟，再用雀啄灸法灸治 10 分钟。对侧以同样的方法操作。

◎回旋灸悬钟穴

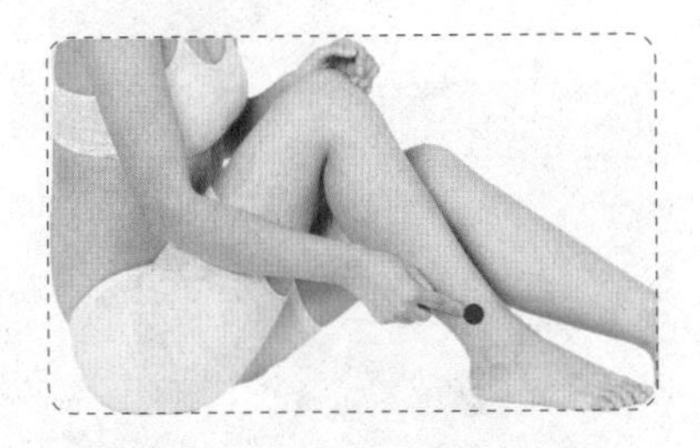

取穴方法：悬钟穴位于外踝尖上 3 寸，腓骨前缘。

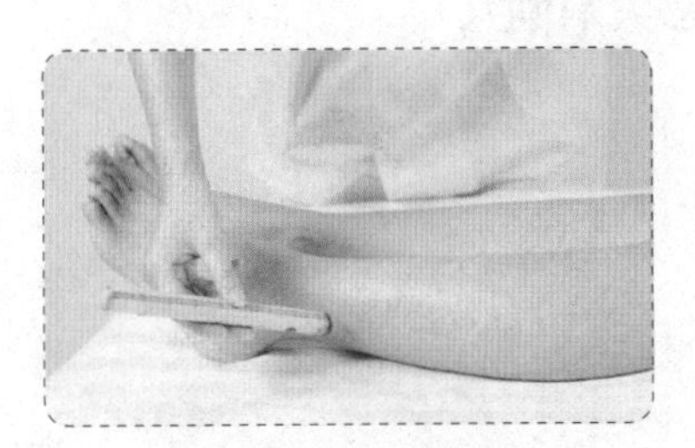

艾灸方法：找到一侧悬钟穴，用艾条以回旋灸法灸治 10 ~ 15 分钟。对侧以同样的方法操作。

◎温和灸合谷穴

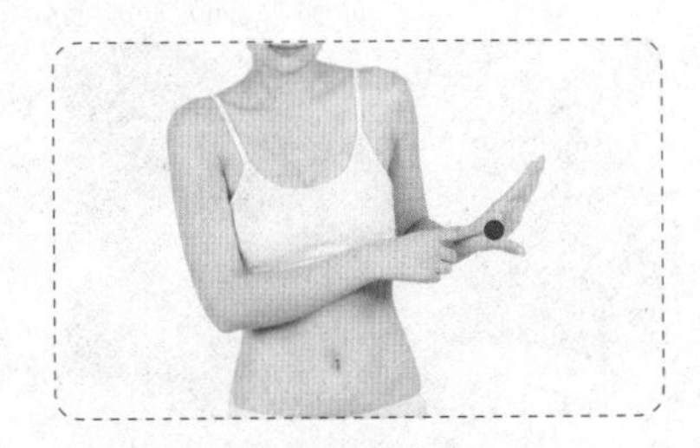

取穴方法：合谷穴位于手背，第 1、第 2 掌骨间，第 2 掌骨桡侧的中点处。

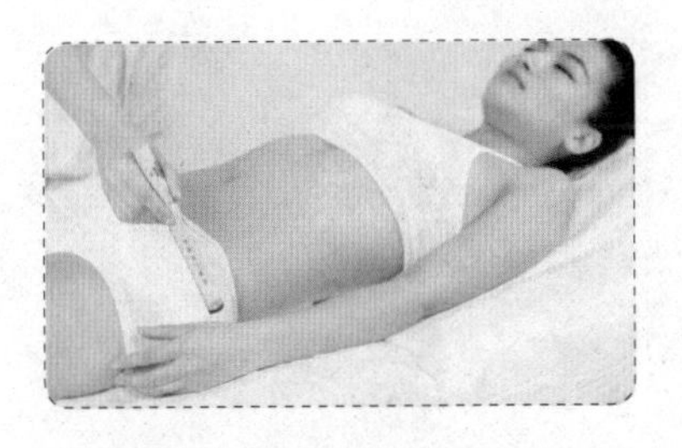

艾灸方法：找到一侧合谷穴，用艾条以温和灸法灸治 10 ~ 15 分钟，以穴位上皮肤潮红为度。对侧以同样的方法操作。

网球肘

网球肘因网球运动员易患此病而得名，在医学上被称为肱骨外上髁炎，是指手肘外侧肌腱疼痛发炎。由于长期劳损，使附着在肘关节部位的一些肌腱和软组织发生部分性纤维撕裂或损伤，或因摩擦造成骨膜创伤，引起骨膜炎症。

艾灸方法

◎悬灸肩髃穴

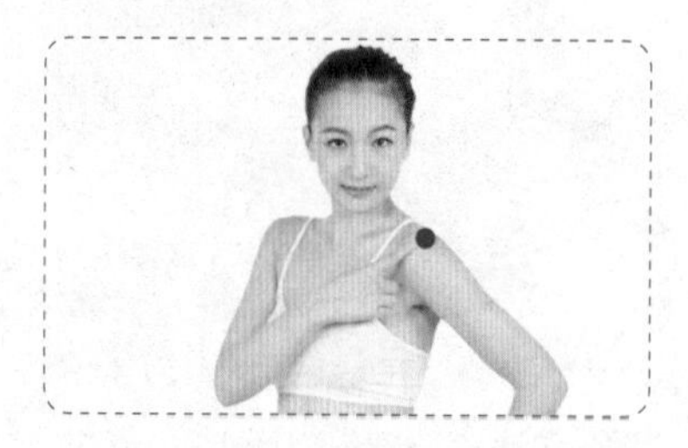

取穴方法：肩髃穴位于肩部，三角肌上，臂外展或向前平伸时，肩峰前下方凹陷处。

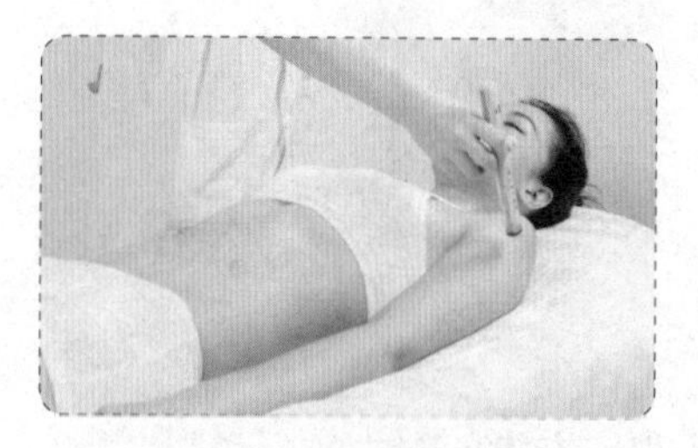

艾灸方法：用艾条以悬灸法灸治一侧肩髃穴 10 ~ 15 分钟。对侧以同样的方法操作。

◎悬灸曲池穴

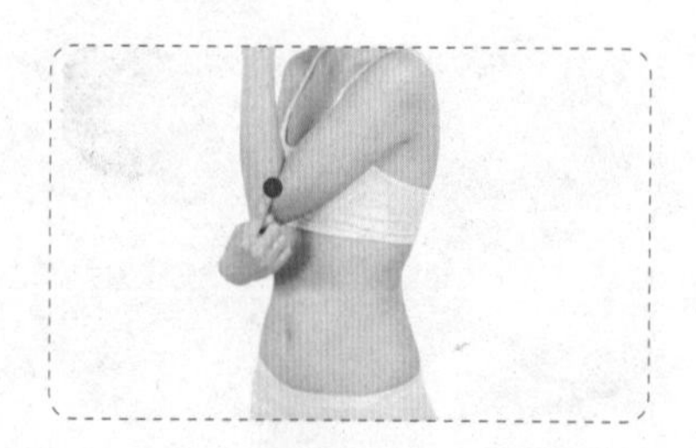

取穴方法：曲池穴位于肘横纹外侧端，屈肘，尺泽穴与肱骨外上髁连线的中点。

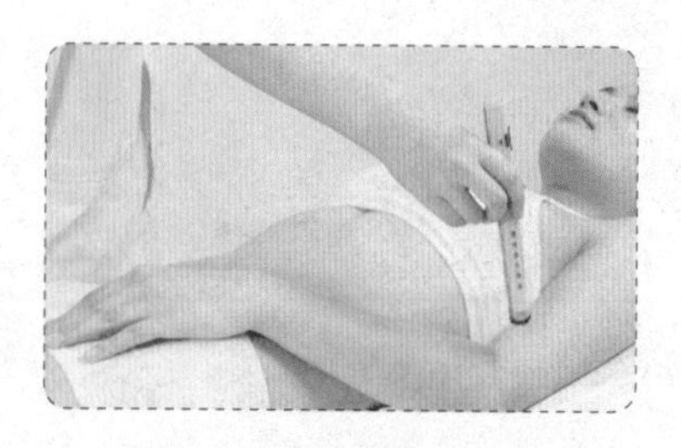

艾灸方法：用艾条以悬灸法灸治一侧曲池穴 10 ~ 15 分钟。对侧以同样的方法操作。

◎悬灸手三里穴

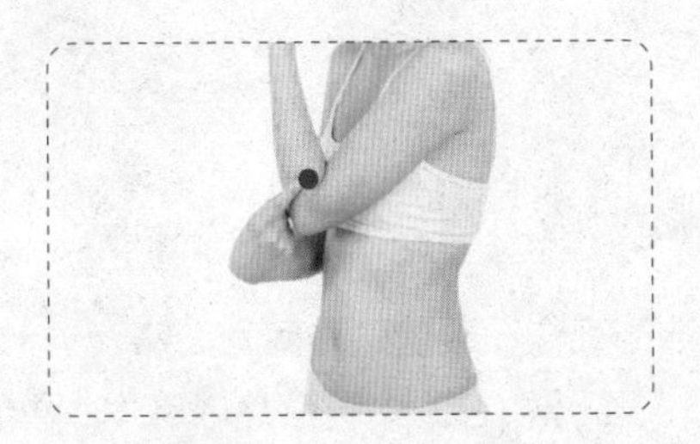

取穴方法：手三里穴位于前臂背面桡侧，阳溪穴与曲池穴连线上，肘横纹下 2 寸。

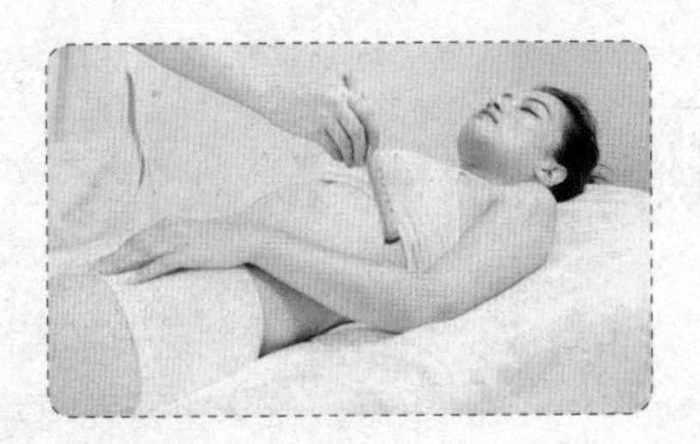

艾灸方法：用艾条以悬灸法灸治一侧手三里穴 10 ~ 15 分钟。对侧以同样的方法操作。

◎悬灸肘髎穴

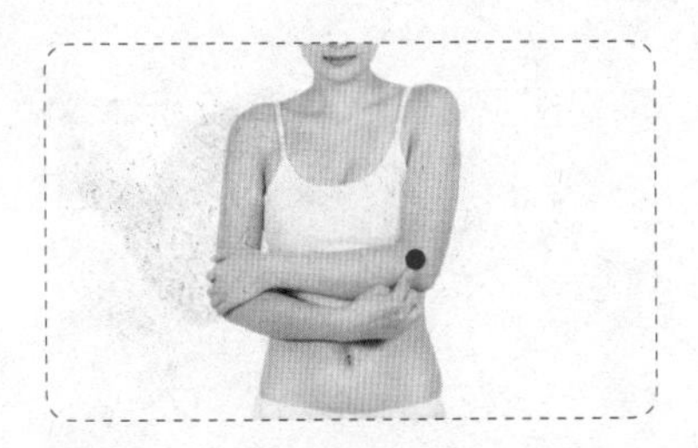

取穴方法：肘髎穴位于臂外侧，屈肘，曲池上方 1 寸，肱骨边缘处。

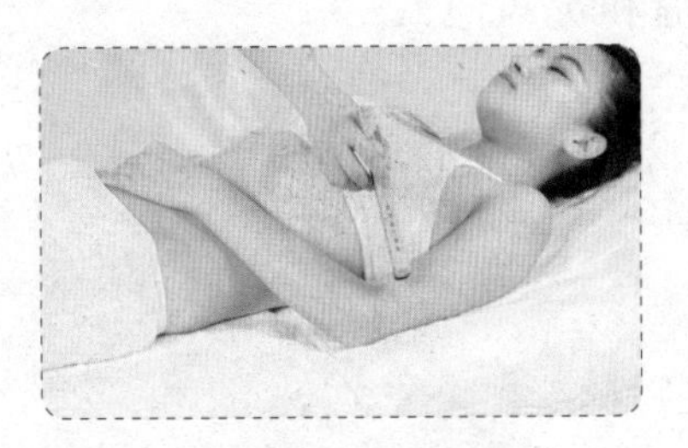

艾灸方法：用艾条以悬灸法灸治一侧肘髎穴 10 ~ 15 分钟。对侧以同样的方法操作。

◎回旋灸合谷穴

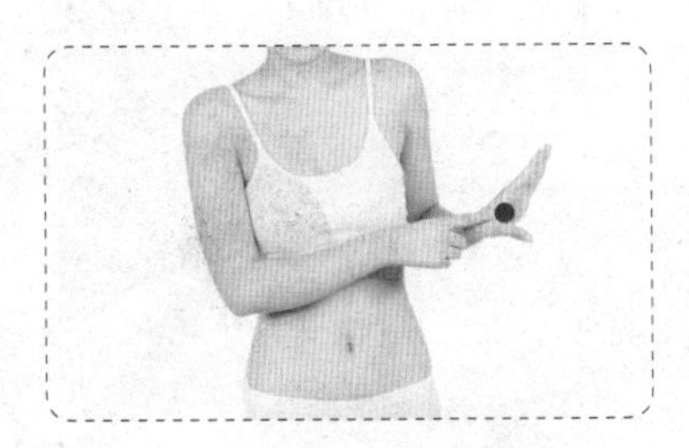

取穴方法：合谷穴位于手背，第 1、2 掌骨间，第 2 掌骨桡侧的中点处。

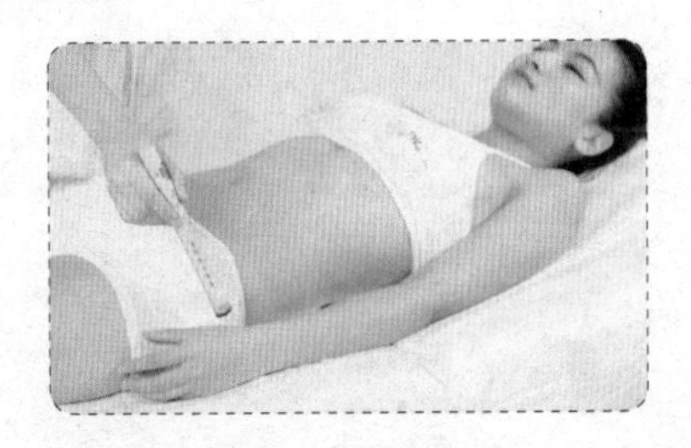

艾灸方法：用艾条以回旋灸法灸治一侧合谷穴 10 ~ 15 分钟。对侧以同样的方法操作。

颈椎病

颈椎病多因颈椎骨、椎间盘及其周围纤维结构损伤，致使颈椎间隙变窄、关节囊松弛、内平衡失调所致。临床主要表现为头、颈、肩、臂、上胸、背疼痛或麻木、酸沉、放射性痛、头晕、乏力、上肢及手的感觉明显减退，部分患者有明显的肌肉萎缩症状。

艾灸方法

◎温和灸风池穴

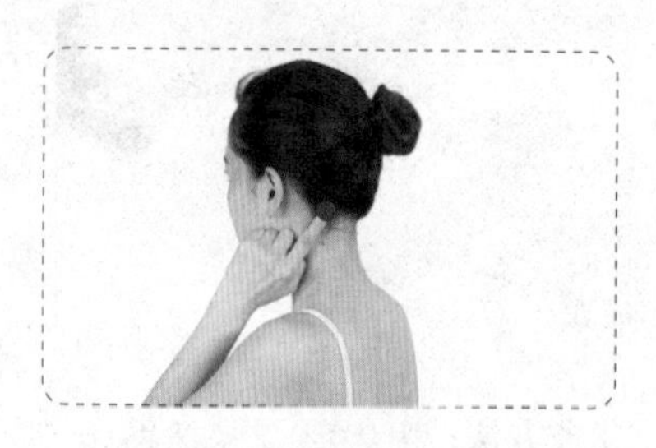

取穴方法：风池穴位于项部，枕骨之下，与风府穴相平，胸锁乳突肌与斜方肌上端之间的凹陷处。

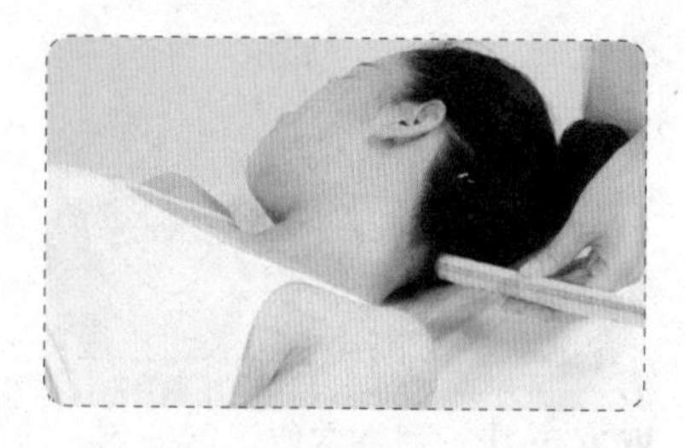

艾灸方法：将艾条一端点燃，找到一侧风池穴，用艾条以温和灸法灸治 10 ~ 15 分钟，以感觉舒适为宜。对侧以同样的方法操作。

◎温和灸大椎穴

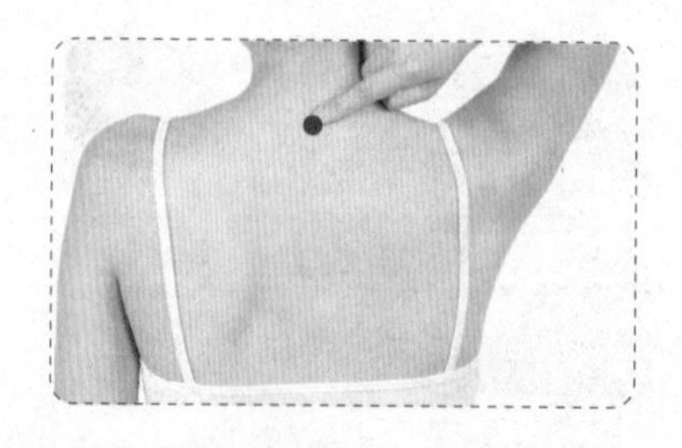

取穴方法: 大椎穴位于颈部下端，后正中线上，第 7 颈椎棘突下凹陷处。

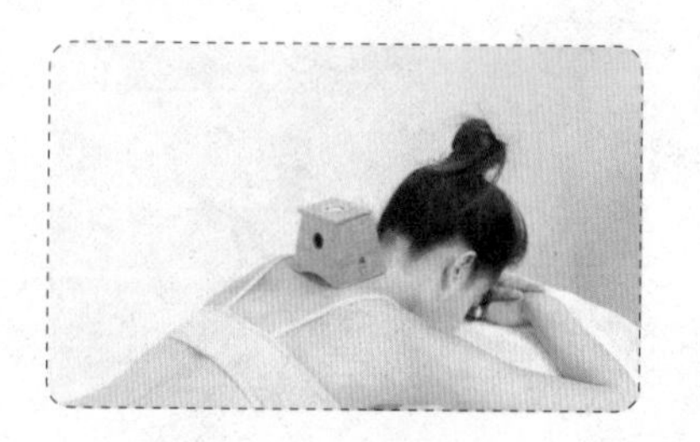

艾灸方法：点燃艾条一端，放于艾灸盒内，找到大椎穴，将艾灸盒放于大椎穴上以温和灸法灸治 10 ~ 15 分钟。

◎隔姜灸天宗穴

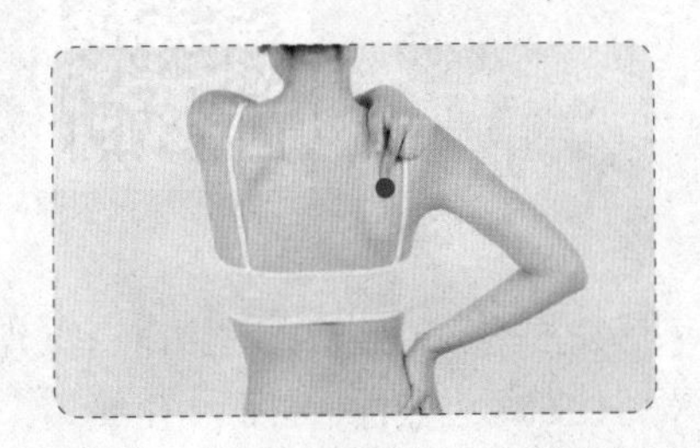

取穴方法： 天宗穴位于肩胛部，冈下窝中央凹陷处，与第 4 胸椎相平。

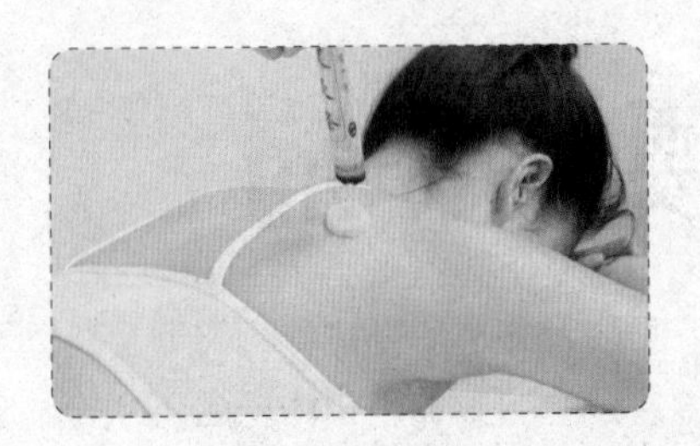

艾灸方法： 点燃艾条一端，找到一侧天宗穴，以隔姜灸法灸治 10 ~ 15 分钟。对侧以同样的方法操作。

◎温和灸肩井穴

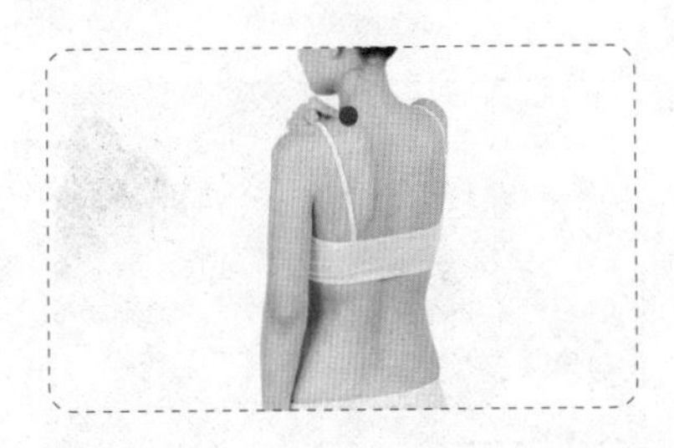

取穴方法： 肩井穴位于肩上，前直对乳中，大椎穴与肩峰端连线的中点上。

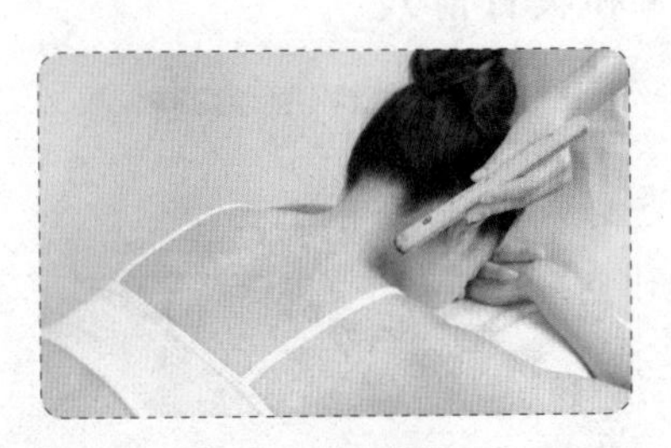

艾灸方法： 取一侧肩井穴，用艾条以温和灸法灸治 10 ~ 15 分钟。对侧以同样的方法操作。

◎温和灸曲池穴

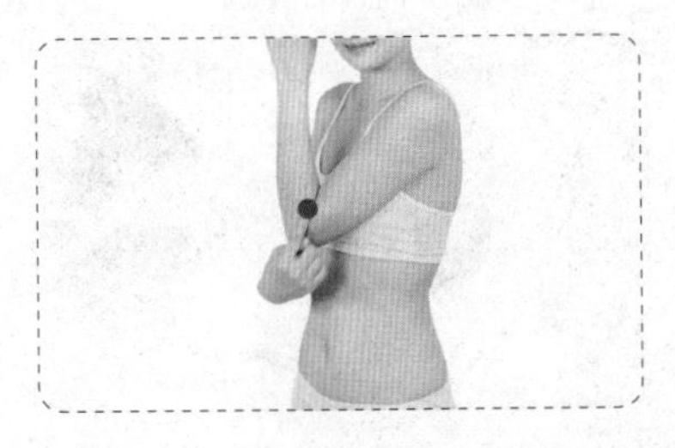

取穴方法： 曲池穴位于肘横纹外侧端，屈肘，尺泽穴与肱骨外上髁连线的中点。

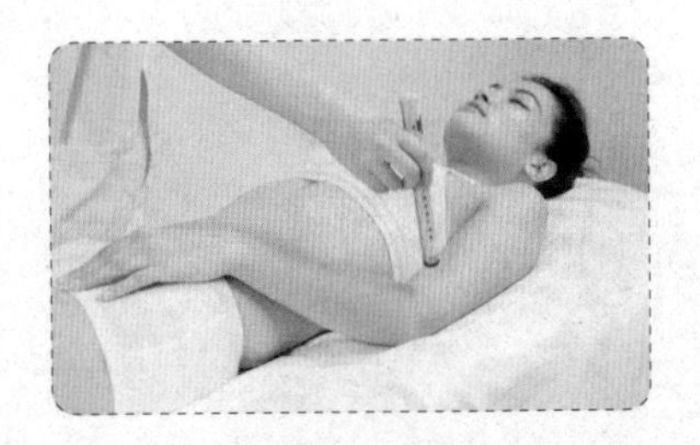

艾灸方法： 取一侧曲池穴，用艾条以温和灸法灸治 10 ~ 15 分钟。对侧以同样的方法操作。

腰酸背痛

腰酸背痛是指脊柱骨和关节及其周围软组织等病损的一种症状，常用以形容劳累过度。日间劳累加重，休息后可减轻，日积月累可使肌纤维变性，甚而少量撕裂，形成瘢痕或纤维索条或粘连，遗留长期慢性腰背痛。

艾灸方法

◎温和灸肾俞穴

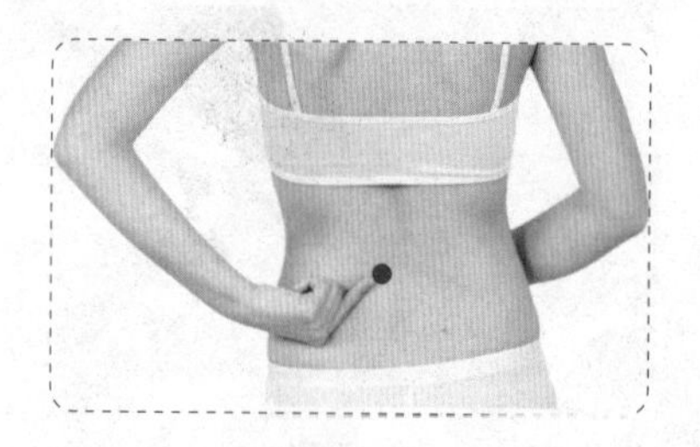

取穴方法：肾俞穴位于腰部，第2腰椎棘突下，旁开1.5寸。

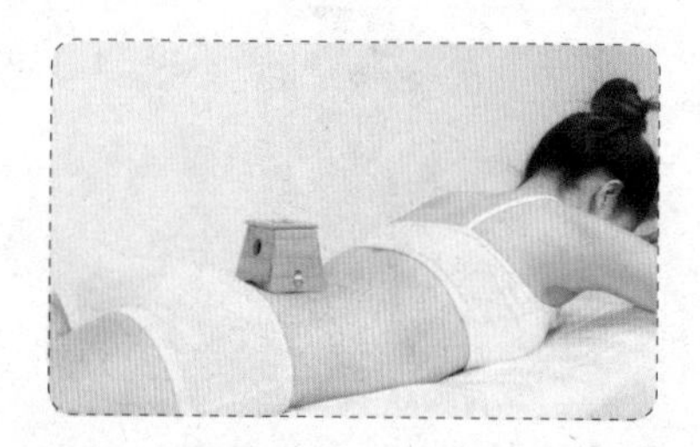

艾灸方法：将燃着的艾灸盒放于两侧肾俞穴上，以温和灸法灸治10 ~ 15分钟。

◎温和灸志室穴

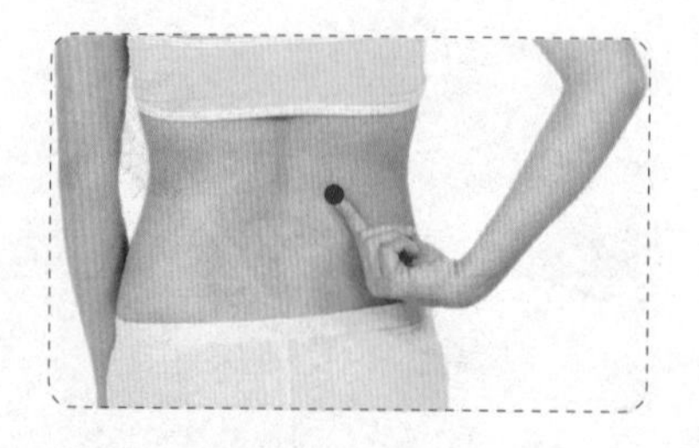

取穴方法：志室穴位于腰部，第2腰椎棘突下，旁开3寸。

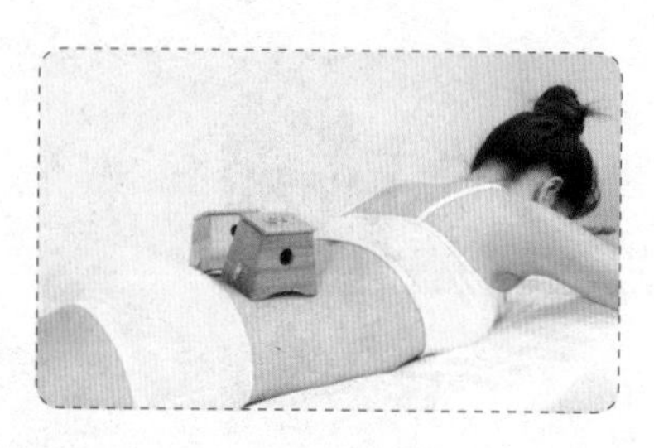

艾灸方法：将燃着的艾灸盒放于一侧志室穴上，以温和灸法灸治10 ~ 15分钟。对侧以同样的方法操作。

◎温和灸大肠俞穴

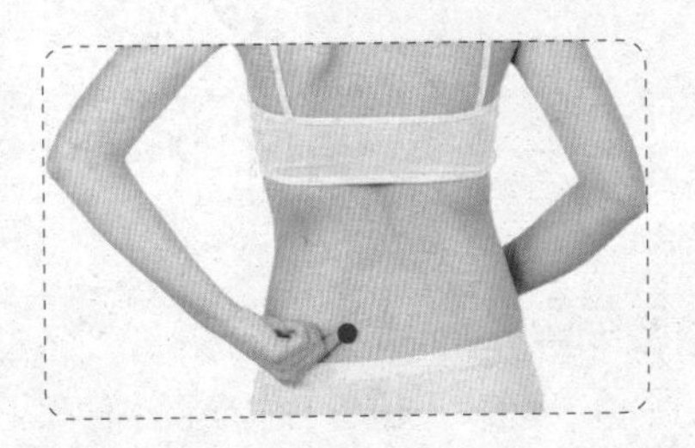

取穴方法：大肠俞穴位于腰部，第 4 腰椎棘突下，旁开 1.5 寸。

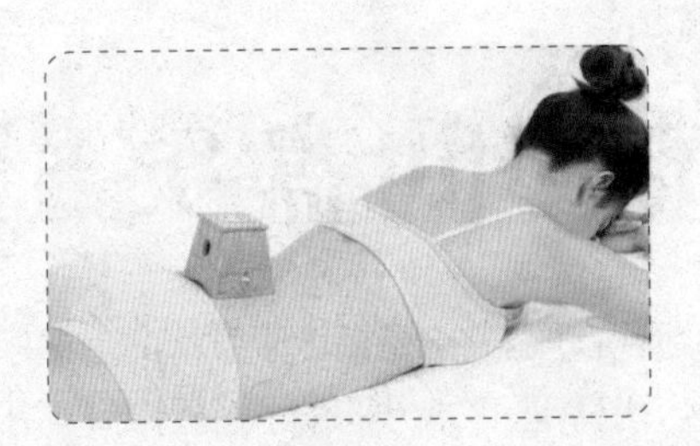

艾灸方法：将燃着的艾灸盒放于两侧大肠俞穴上，以温和灸法灸治 10 ~ 15 分钟。

◎温和灸委中穴

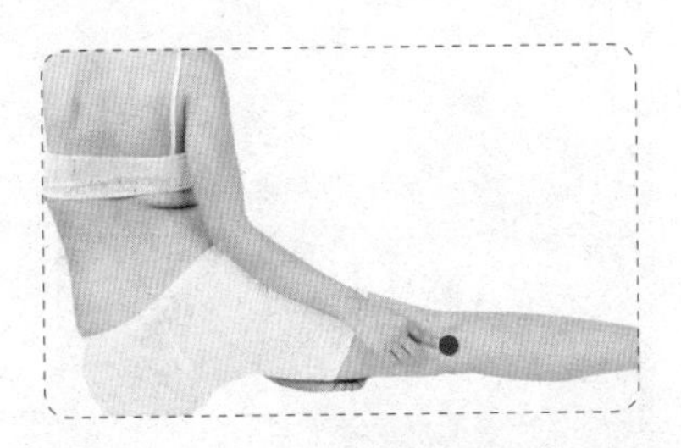

取穴方法：委中穴位于腘横纹的中点，股二头肌腱与半腱肌肌腱的中间。

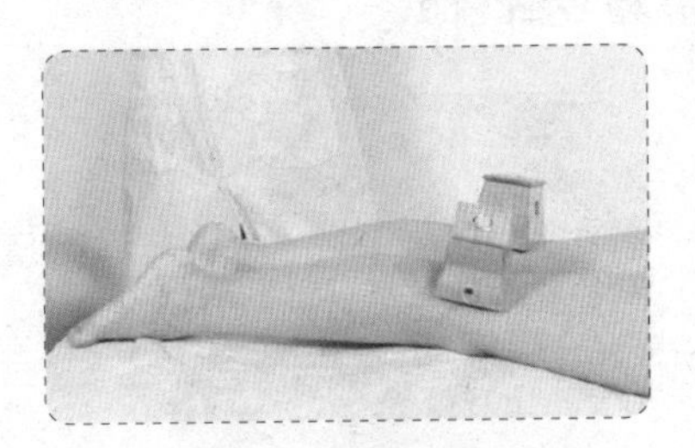

艾灸方法：将燃着的艾灸盒放于两腿的委中穴上，以温和灸法灸治 10 分钟，以局部皮肤潮红、发热为度。

◎温和灸命门穴

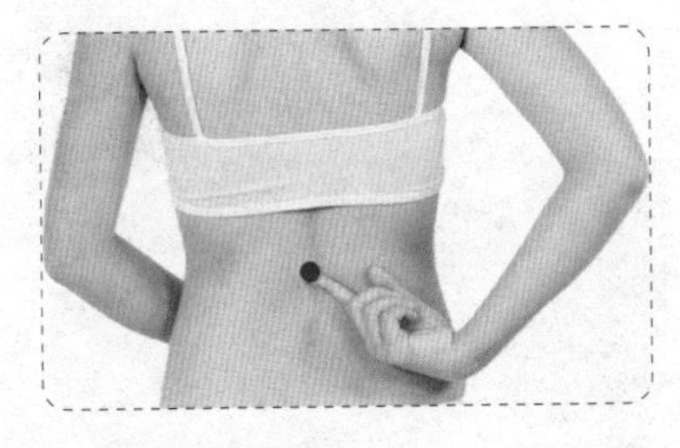

取穴方法：命门穴位于腰部，后正中线上，第 2 腰椎棘突下凹陷处。

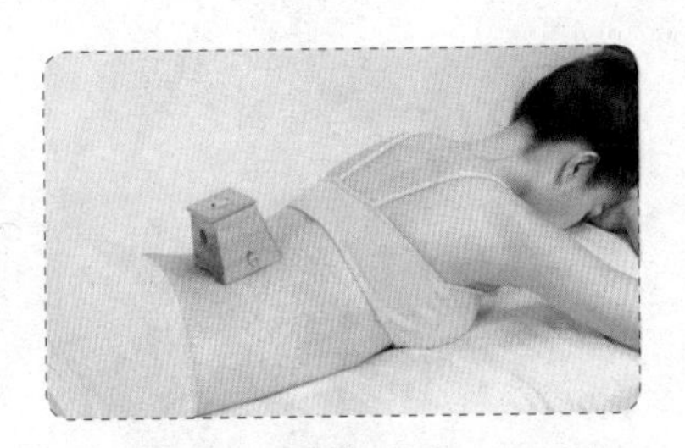

艾灸方法：将燃着的艾灸盒放于命门穴上，以温和灸法灸治 10 ~ 15 分钟，以局部皮肤潮红、发热为度。

腰椎间盘突出

腰椎间盘突出是指由于腰椎间盘退行性病变后弹性下降而膨出椎间盘，纤维环破裂髓核突出，压迫神经根、脊髓而引起的以腰腿痛为主的病症。严重者会出现大小便障碍、会阴和肛周异常等症状。中医认为，腰椎间盘突出主要因肝肾亏损、外感风寒湿邪所致。

艾灸方法

◎温和灸肾俞穴

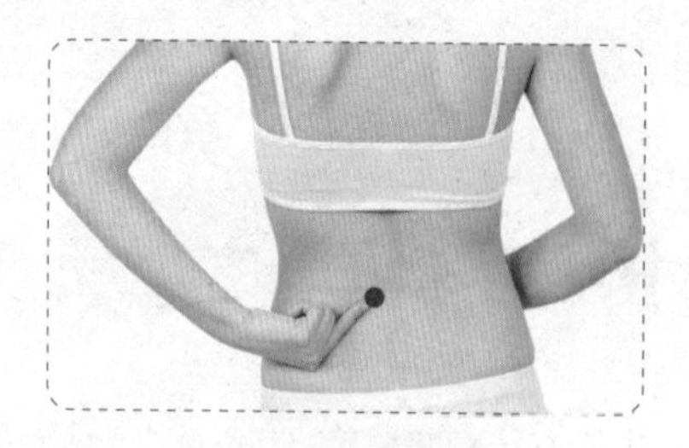

取穴方法：肾俞穴位于腰部，第 2 腰椎棘突下，旁开 1.5 寸。

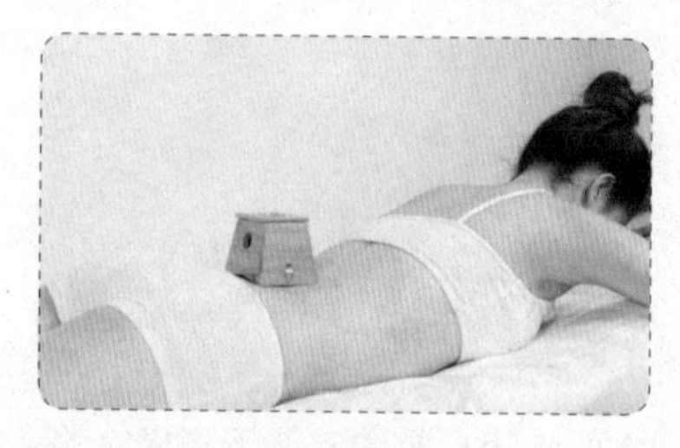

艾灸方法：将艾灸盒放于两侧肾俞穴上，以温和灸法灸治 10 ~ 15 分钟，以局部皮肤潮红、发热为度。

◎温和灸大肠俞穴

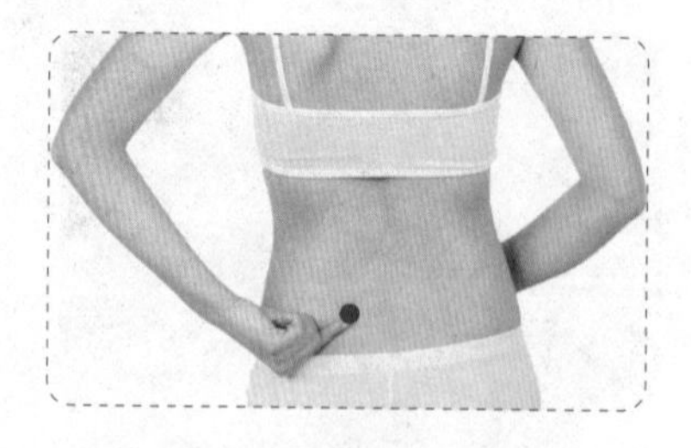

取穴方法：大肠俞穴位于腰部，第 4 腰椎棘突下，旁开 1.5 寸。

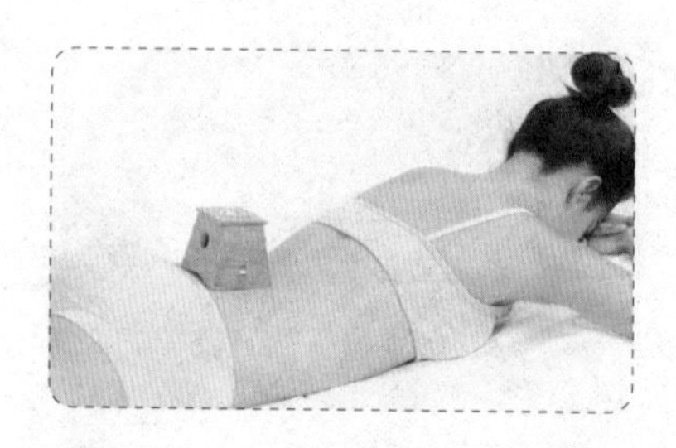

艾灸方法：将艾灸盒放于两侧大肠俞穴上，以温和灸法灸治 10 ~ 15 分钟。

◎温和灸委中穴

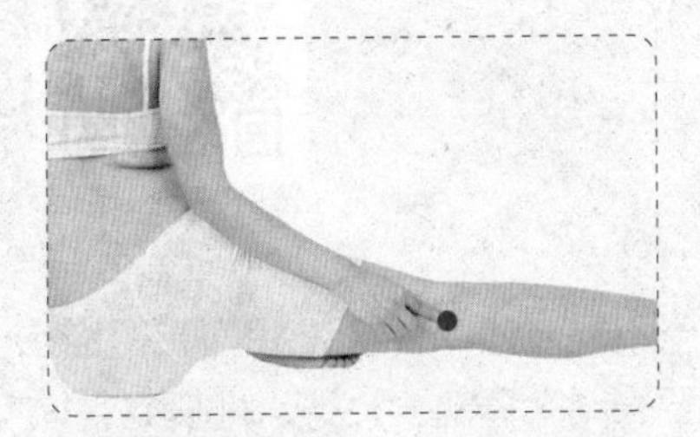

取穴方法：委中穴位于腘横纹的中点，股二头肌腱与半腱肌肌腱的中间。

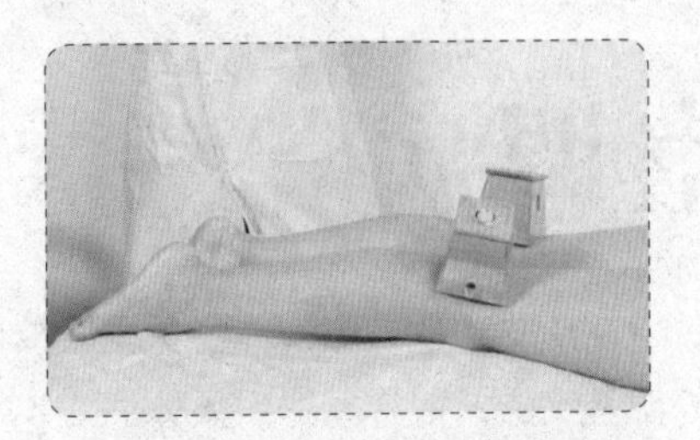

艾灸方法：将艾灸盒放于双腿的委中穴上，以温和灸法灸治 20 ~ 30 分钟，以局部皮肤潮红、发热为度。

◎悬灸阳陵泉穴

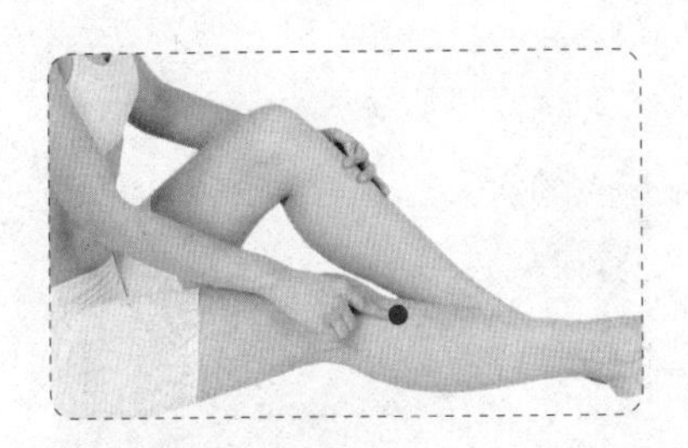

取穴方法：阳陵泉穴位于小腿外侧，腓骨头前下方凹陷处。

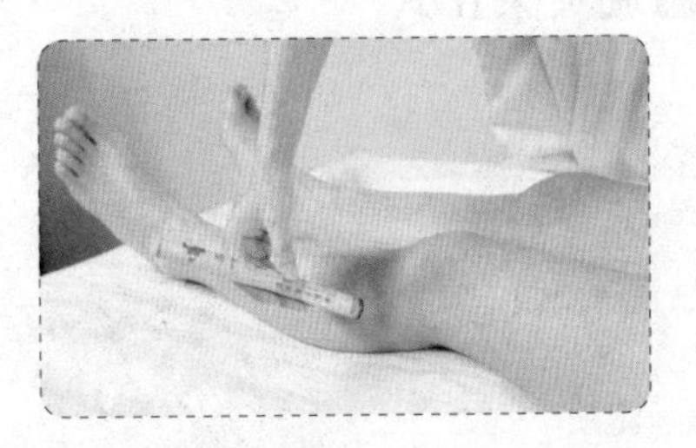

艾灸方法：用艾条以悬灸法灸治一侧阳陵泉穴 10 ~ 15 分钟，以局部皮肤潮红、发热为度。对侧以同样的方法操作。

◎温和灸足三里穴

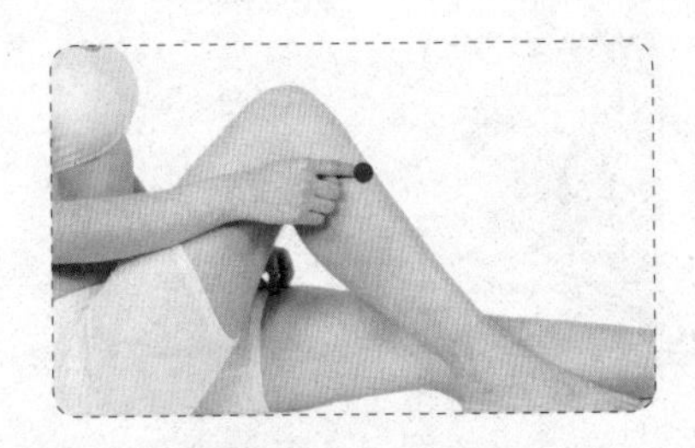

取穴方法：足三里穴位于小腿前外侧，犊鼻穴下 3 寸，距胫骨外侧约一横指处。

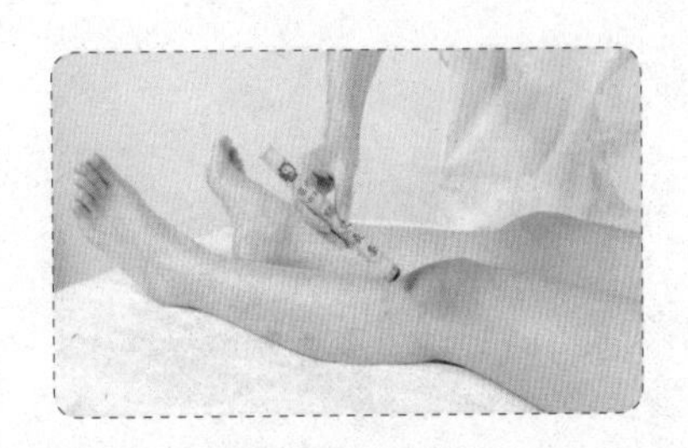

艾灸方法：用艾条以温和灸法灸治一侧足三里穴 10 ~ 15 分钟。对侧以同样的方法操作。

空调病

空调病又称空调综合征，在空调房里，空气不易流通，容易滋生病原微生物，室内外温差又大，很容易导致人体适应不良。主要表现为鼻塞、头昏、打喷嚏、耳鸣、乏力、记忆力减退、四肢肌肉关节酸痛、腰酸等症状，严重者可引起口眼㖞斜。

艾灸方法

◎回旋灸梁丘穴

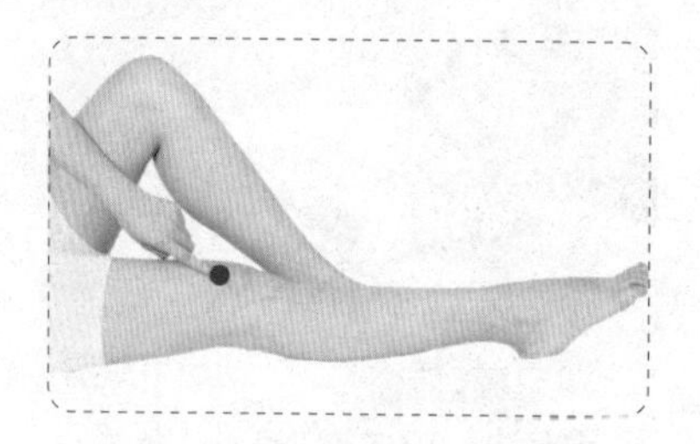

取穴方法：梁丘穴位于大腿前面，髂前上棘与髌底外侧端的连线上，髌底上 2 寸。

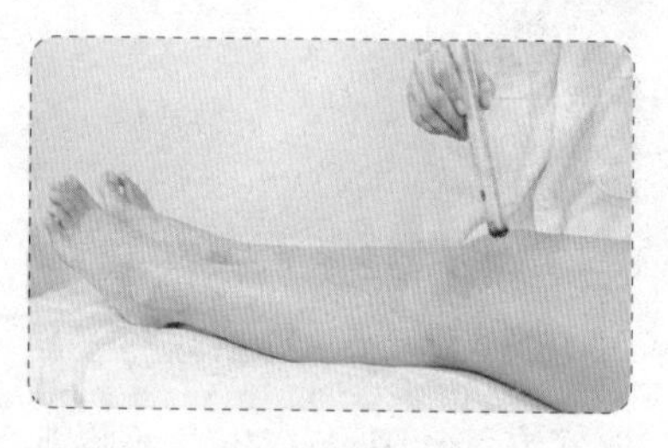

艾灸方法：点燃艾条，以回旋灸法灸治一侧梁丘穴 10 ~ 15 分钟，以局部皮肤有灼热感为度。对侧以同样的方法操作。

◎回旋灸膝阳关穴

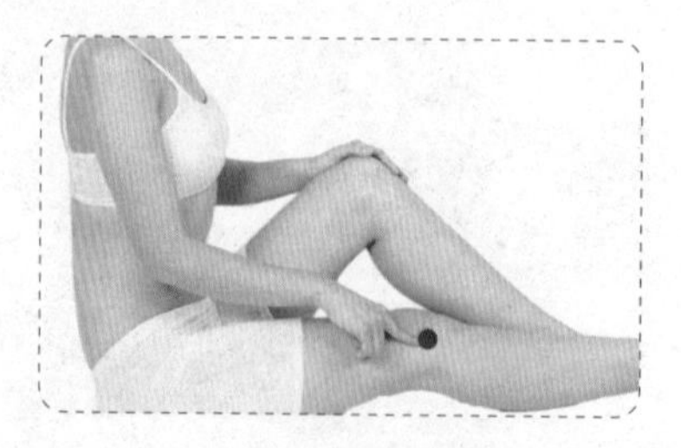

取穴方法：膝阳关穴位于股骨内外上髁上方凹陷中，阳陵泉穴上 3 寸。

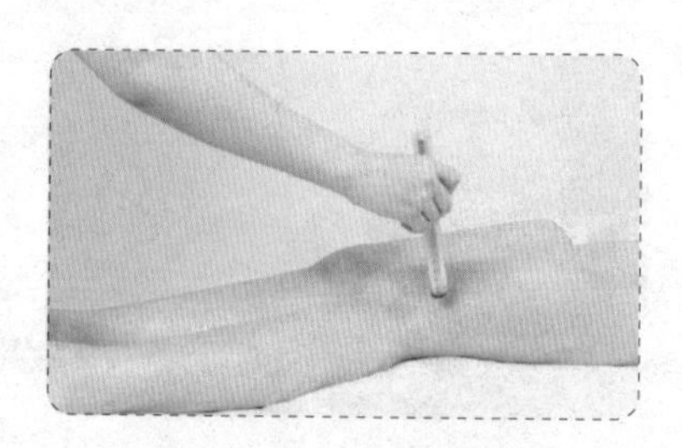

艾灸方法：用艾条以回旋灸法灸治一侧膝阳关穴 10 ~ 15 分钟。对侧以同样的方法操作。

◎回旋灸阳陵泉穴

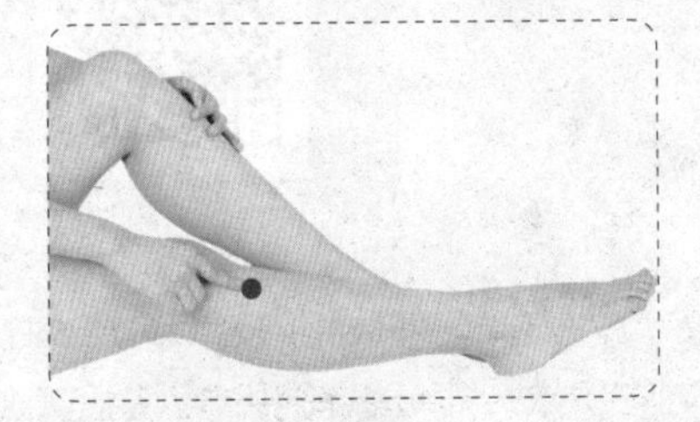

取穴方法：阳陵泉穴位于小腿外侧，腓骨头前下方凹陷处。

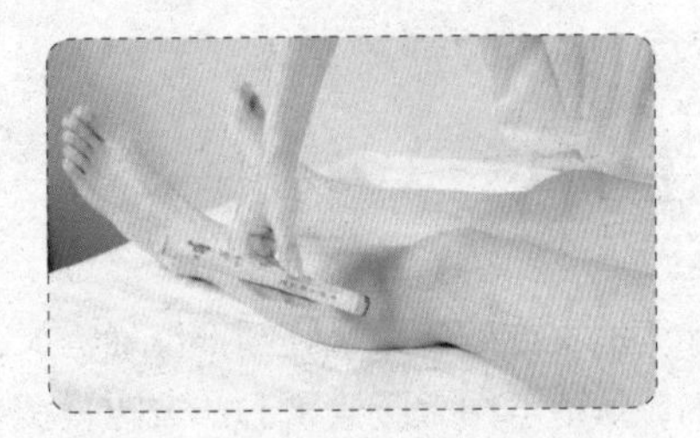

艾灸方法：点燃艾条，以回旋灸法灸治一侧阳陵泉穴 10 ~ 15 分钟。对侧以同样的方法操作。

◎温和灸关元穴

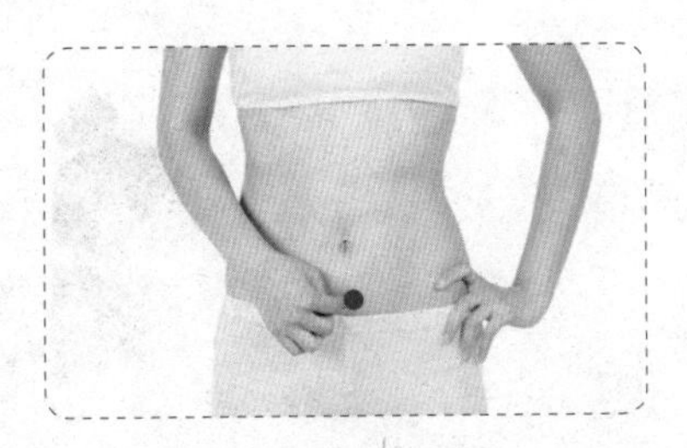

取穴方法：关元穴位于下腹部，前正中线上，脐中下 3 寸。

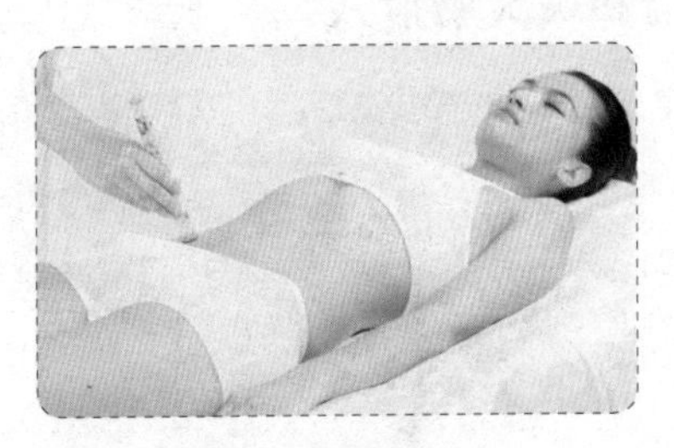

艾灸方法：用艾条以温和灸法灸治关元穴 10 ~ 15 分钟，以施灸部位出现红晕为度。

◎回旋灸风池穴

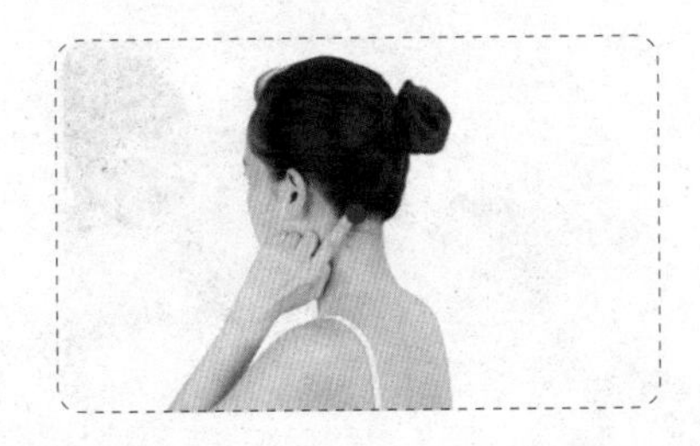

取穴方法：风池穴位于项部，枕骨之下，与风府穴相平，胸锁乳突肌与斜方肌上端之间的凹陷处。

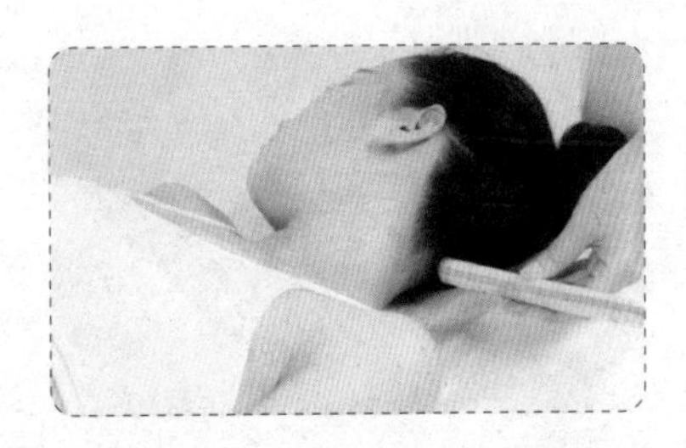

艾灸方法：点燃艾条，以回旋灸法灸治两侧风池穴 10 ~ 15 分钟，以施灸部位出现红晕为度。

痔疮

痔疮又称痔核，是肛门部位最常见的疾病，分为内痔、外痔和内外混合痔。中医认为，痔疮多由大肠素积湿热或过食炙烤辛辣之物所致。痔疮患者平时应注意饮食、起居规律。

艾灸方法

◎温和灸大肠俞穴

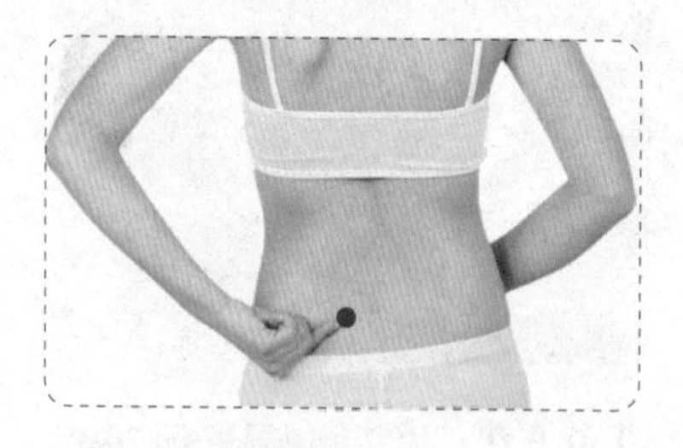

取穴方法：大肠俞穴位于腰部，第4腰椎棘突下，旁开1.5寸。

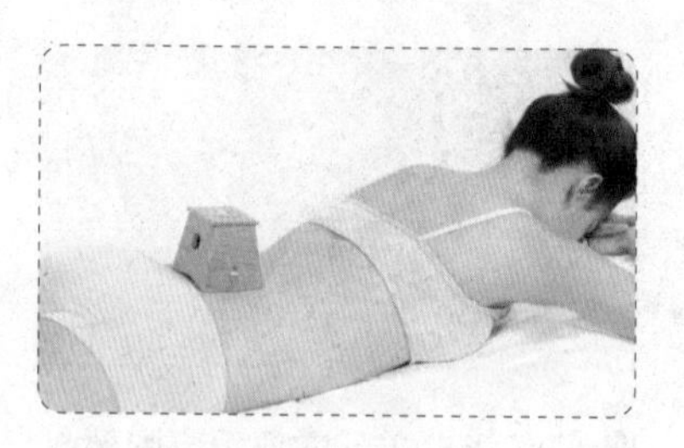

艾灸方法：将艾灸盒放于两侧大肠俞穴上，以温和灸法灸治10 ~ 15分钟。

◎温和灸命门穴

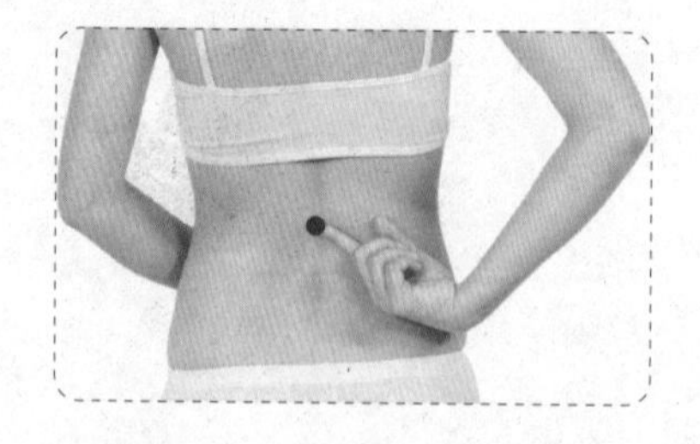

取穴方法：命门穴位于腰部，后正中线上，第2腰椎棘突下凹陷处。

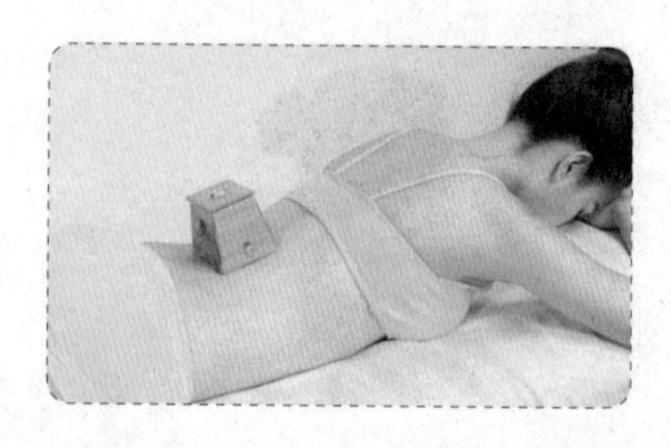

艾灸方法：点燃艾条一端，找到命门穴，将艾灸盒放于命门穴上，以温和灸法灸治10 ~ 15分钟。

◎回旋灸长强穴

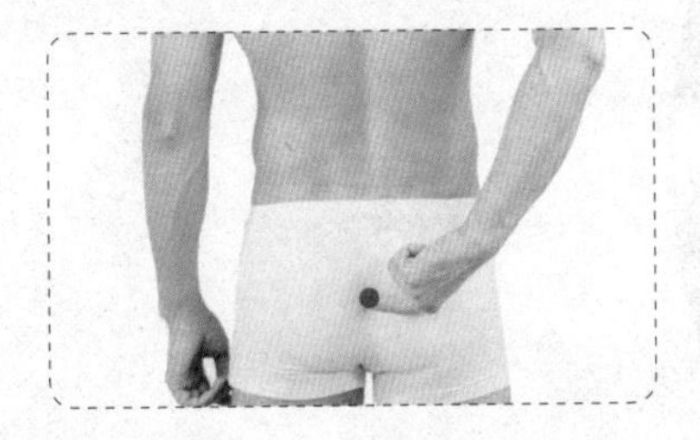

取穴方法：长强穴位于尾骨端下，尾骨端与肛门连线的中点处。

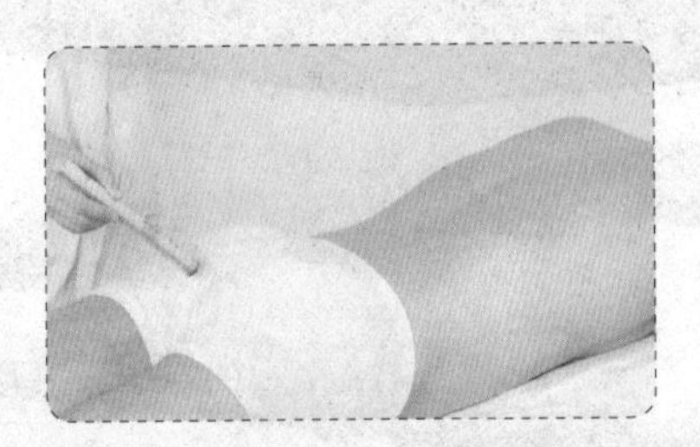

艾灸方法：将艾条一端点燃，以回旋灸法来回灸治长强穴 10 ~ 15 分钟。

◎温和灸足三里穴

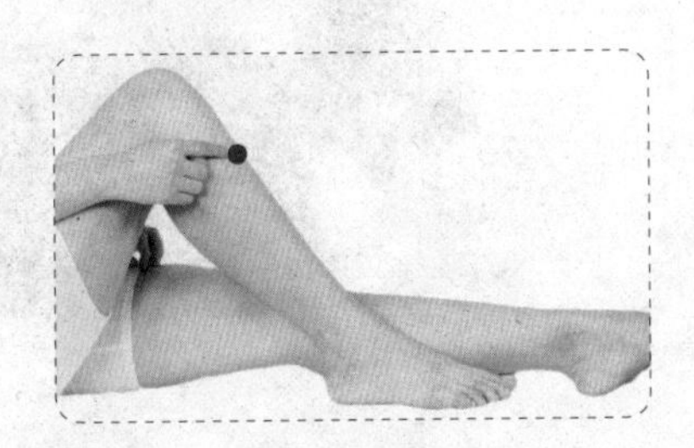

取穴方法：足三里穴位于小腿前外侧，犊鼻穴下3寸，距胫骨前缘一横指。

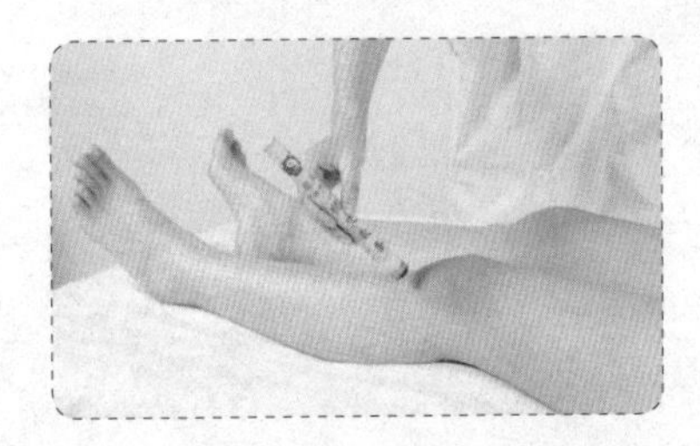

艾灸方法：点燃艾条，以温和灸法灸治一侧足三里穴 10 ~ 15 分钟。对侧以同样的方法操作。

◎温和灸三阴交穴

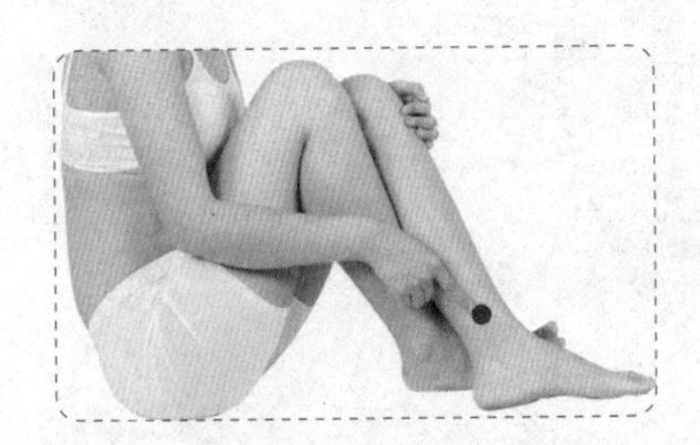

取穴方法：三阴交穴位于小腿内侧，足内踝尖上 3 寸，胫骨内侧缘后方。

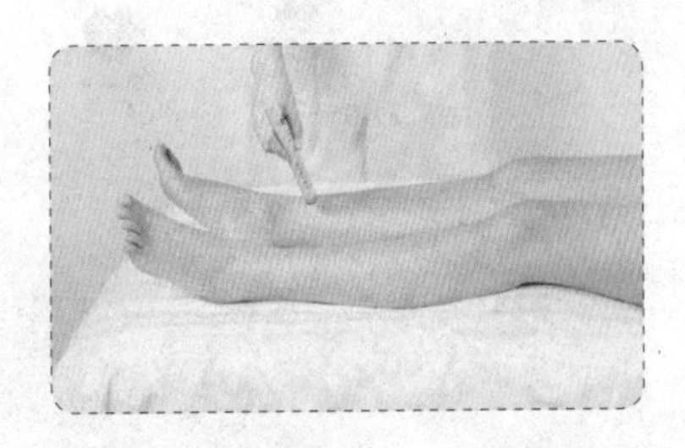

艾灸方法：点燃艾条，以温和灸法灸治一侧三阴交穴 10 ~ 15 分钟。对侧以同样的方法操作。

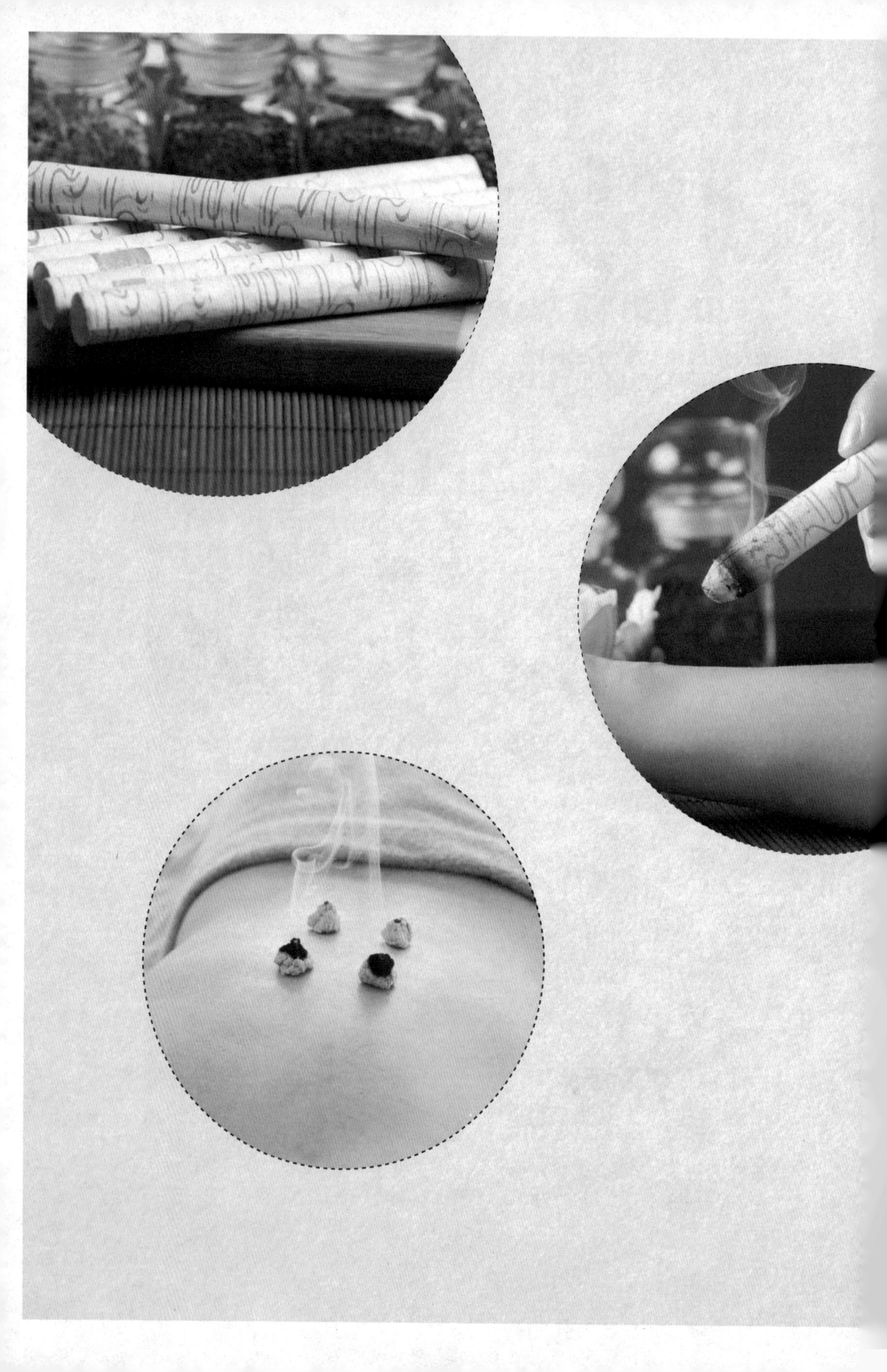

Part 4

皮肤科常见病

荨麻疹

荨麻疹俗称风疹块，中医称瘾疹，是一种常见的变态反应性疾病。荨麻疹多突然发病，饮食、药物、肠道寄生虫、化学因素、精神因素、全身性疾患等因素均可引起发病。

艾灸方法

◎隔姜灸合谷穴

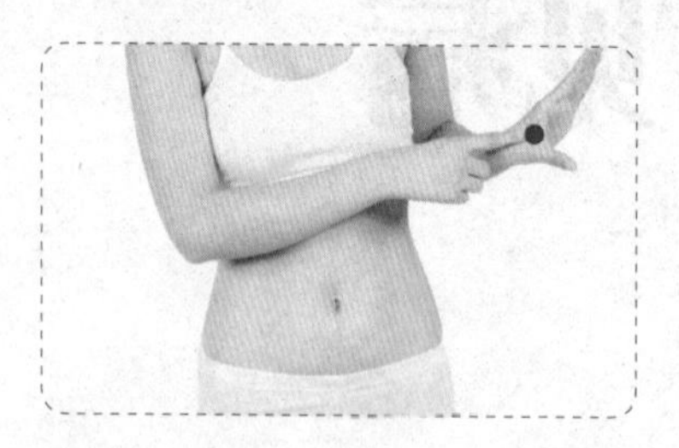

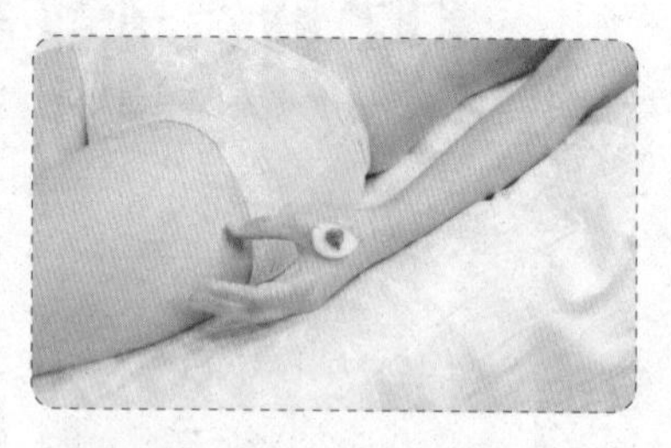

取穴方法：合谷穴位于手背，第1、第2掌骨间，第2掌骨桡侧的中点处。

艾灸方法：将切好的姜片放在双侧合谷穴上，点燃艾炷，将燃着的艾炷悬在其上，以隔姜灸法灸治10 ~ 20分钟。

◎隔姜灸阳池穴

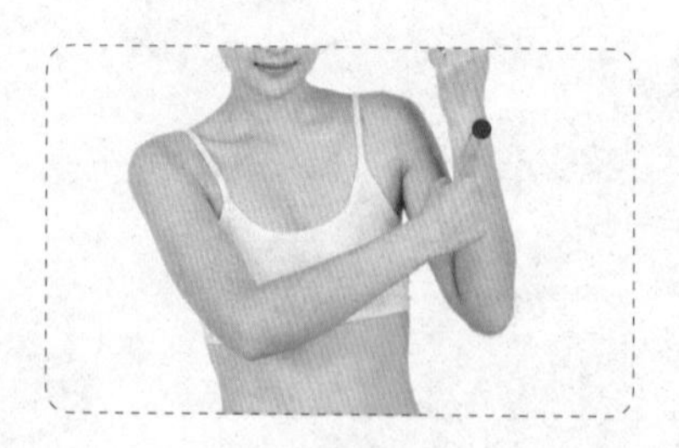

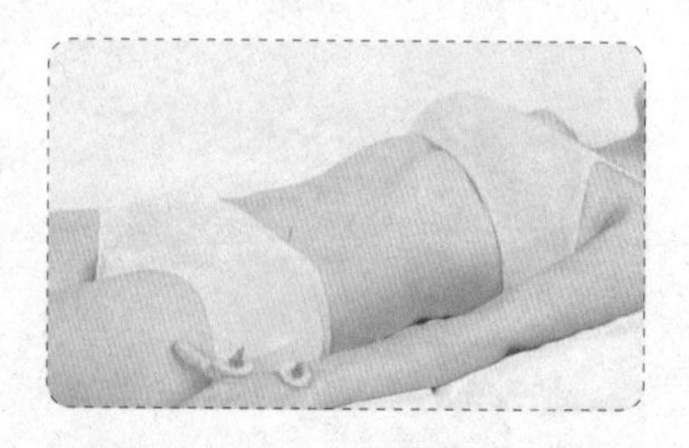

取穴方法：阳池穴位于腕背部横纹中，指伸肌腱的尺侧凹陷处。

艾灸方法：将切好的姜片放在双侧阳池穴上，点燃艾炷，将燃着的艾炷悬在其上，以隔姜灸法灸治10 ~ 20分钟。

◎隔姜灸行间穴

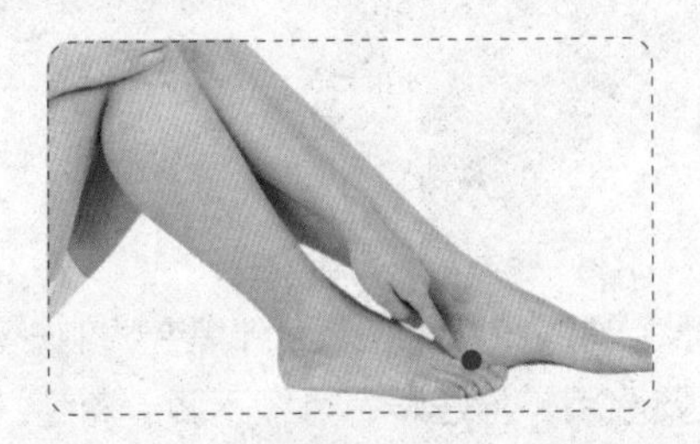

取穴方法：行间穴位于足背侧，第1、第2趾间，趾蹼缘的后方赤白肉际处。

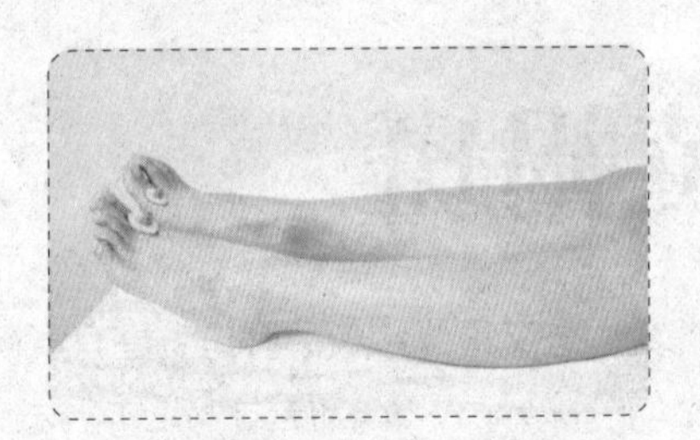

艾灸方法：将切好的姜片放在两侧行间穴上，点燃艾炷，将燃着的艾炷悬在其上，以隔姜灸法灸治10～20分钟。

◎温和灸解溪穴

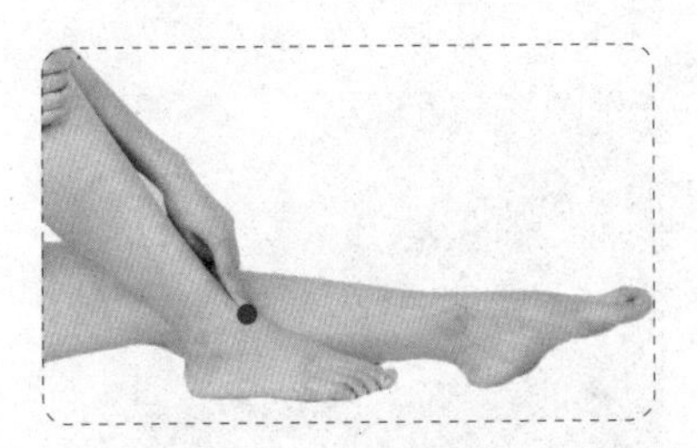

取穴方法：解溪穴位于足背与小腿交界处的横纹中央凹陷处，踇长伸肌腱与趾长伸肌腱之间。

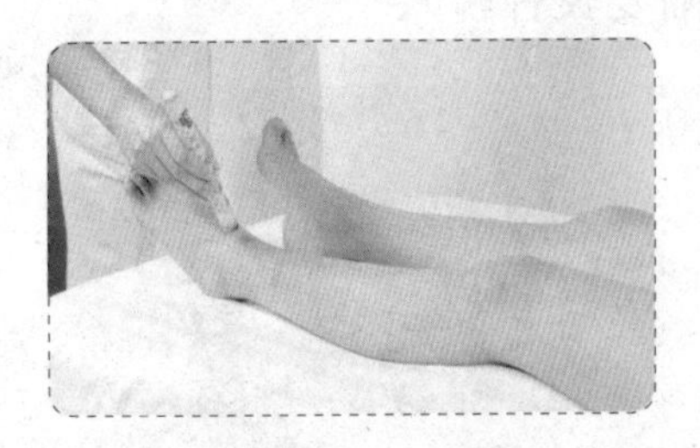

艾灸方法：用艾条以温和灸法灸治一侧解溪穴10～15分钟。对侧以同样的方法操作。

◎回旋灸、雀啄灸大椎穴

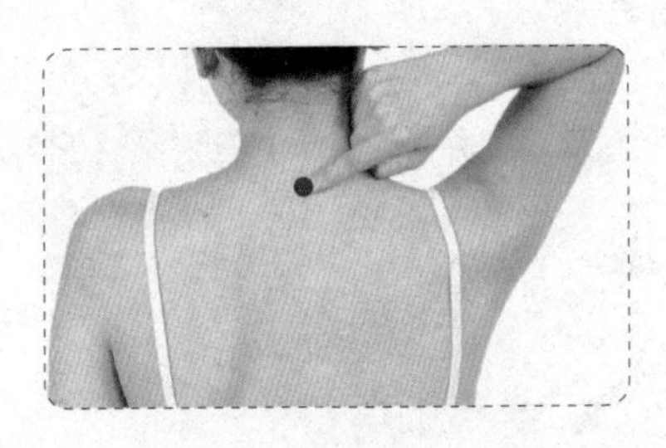

取穴方法：大椎穴位于颈部下端，后正中线上，第7颈椎棘突下凹陷处。

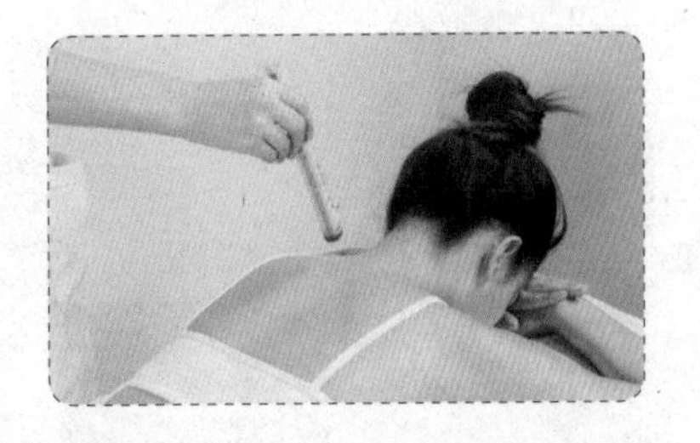

艾灸方法：先用艾条以回旋灸法灸治大椎穴10分钟，再以雀啄灸法灸治5分钟。

黄褐斑

黄褐斑又称蝴蝶斑、肝斑，是有黄褐色色素沉着的皮肤病，是面部黑变病的一种。女性内分泌异常、精神压力大是本病发生的主要原因，与妊娠、月经不调、痛经、失眠、慢性肝病、日晒等也有一定的关系。

艾灸方法

◎隔姜灸神阙穴

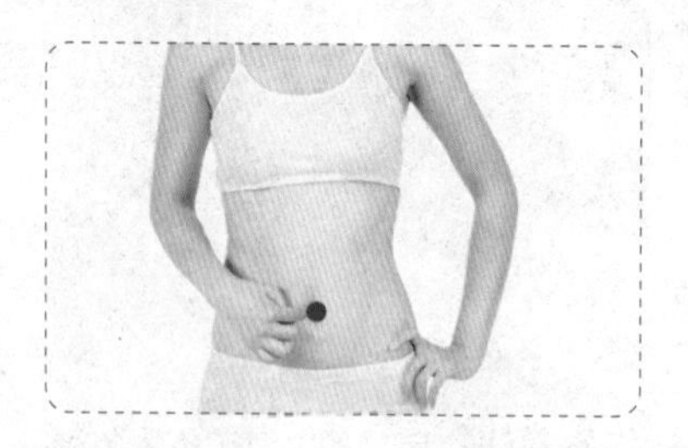

取穴方法：神阙穴位于腹中部，脐中央，即肚脐。

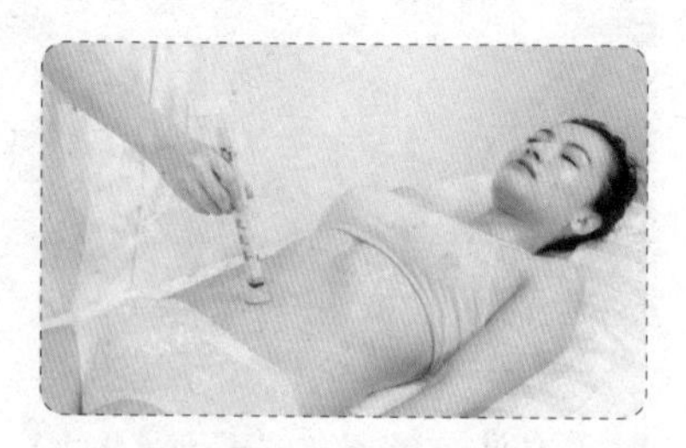

艾灸方法：将切好的姜片置于神阙穴上，用艾条以隔姜灸法灸治 10 ~ 15 分钟，至穴位上皮肤发热为宜。

◎温和灸足三里穴

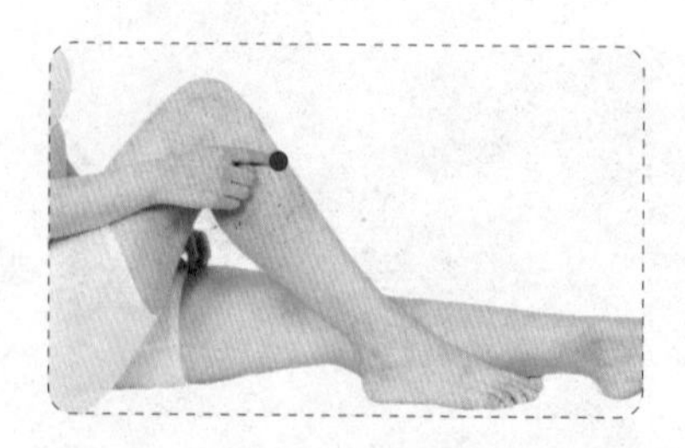

取穴方法：足三里穴位于小腿前外侧，犊鼻穴下3寸，距胫骨前缘一横指。

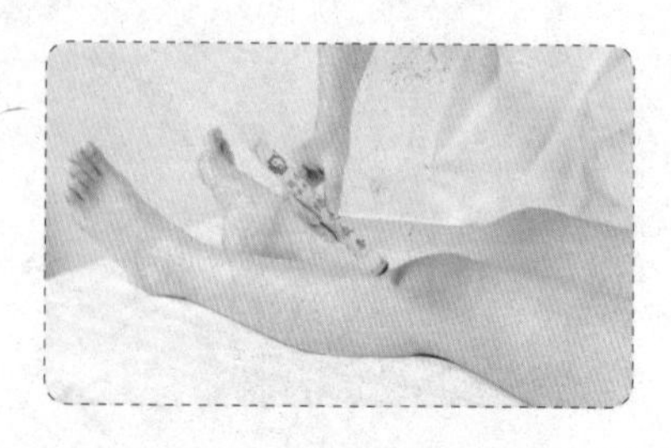

艾灸方法：用艾条以温和灸法灸治一侧足三里穴 10 ~ 15 分钟。对侧以同样的方法操作。

◎温和灸气海穴

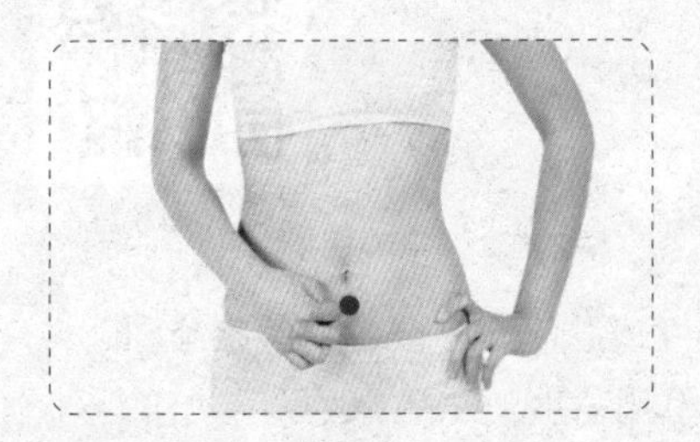

取穴方法：气海穴位于下腹部，前正中线上，脐中下 1.5 寸。

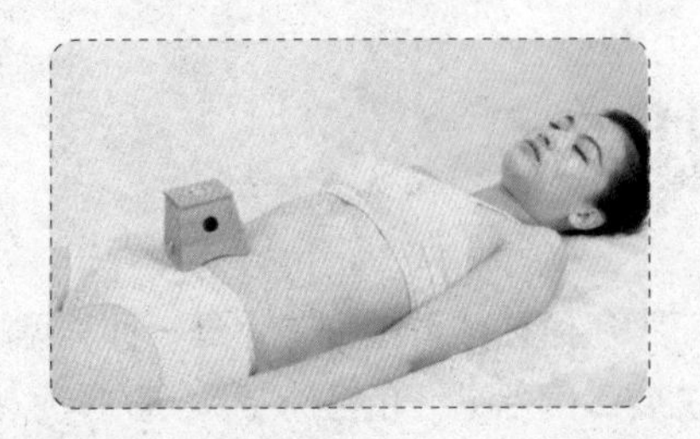

艾灸方法：用内燃艾条的艾灸盒以温和灸法灸治气海穴 10 ~ 15 分钟。

◎温和灸阴陵泉穴

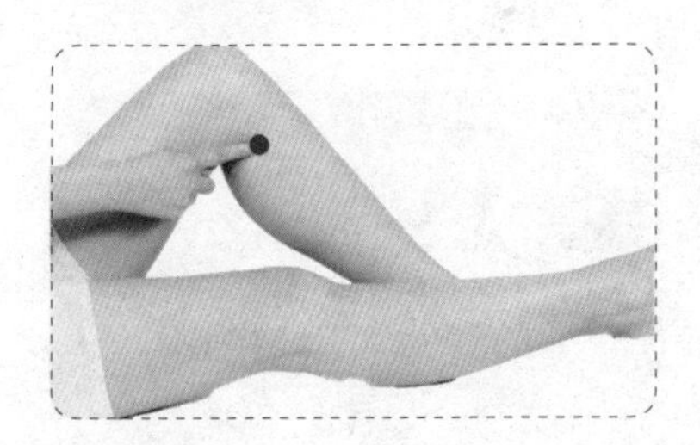

取穴方法：阴陵泉穴位于小腿内侧，胫骨内侧下缘与胫骨内侧缘之间的凹陷处。

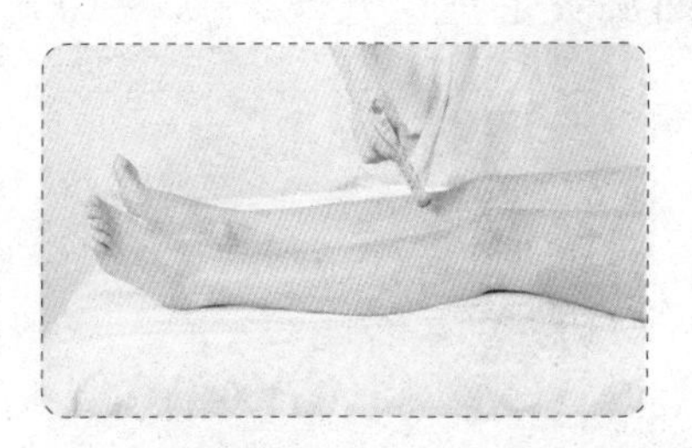

艾灸方法：用艾条以温和灸法灸治一侧阴陵泉穴 10 ~ 15 分钟。对侧以同样的方法操作。

◎温和灸太冲穴

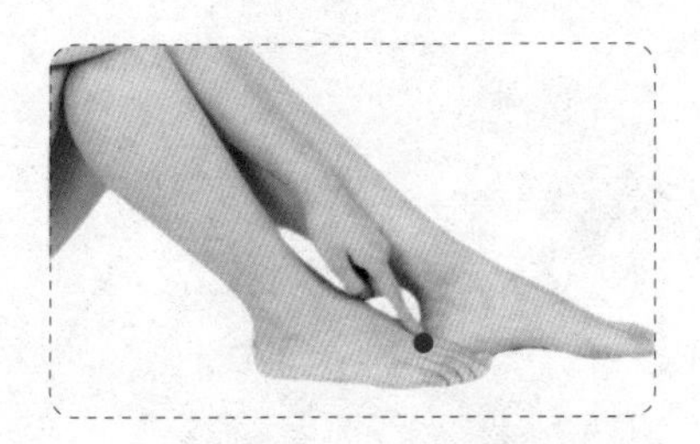

取穴方法：太冲穴位于足背侧，第 1 跖骨间隙的后方凹陷处。

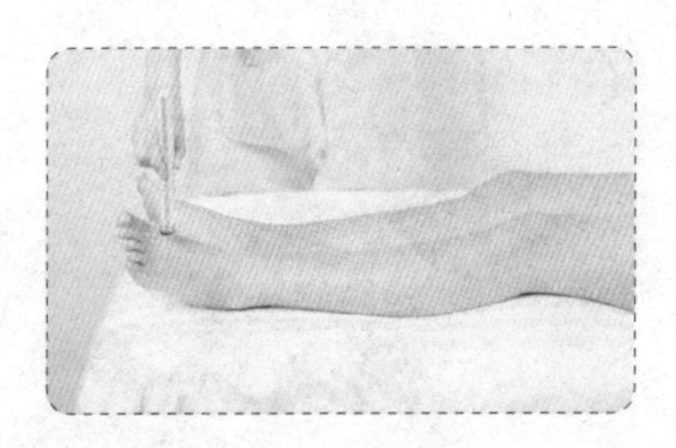

艾灸方法：用艾条以温和灸法灸治一侧太冲穴 10 ~ 15 分钟。对侧以同样的方法操作。

脚气

脚气俗称“香港脚”，是一种常见的感染性皮肤病，主要由真菌感染引起，常见的主要致病菌是红色毛癣菌。皮肤损害往往先单侧发生，数周或数月后才感染到对侧，好发于足跖部和趾间，皮肤癣菌感染也可延及足跟和足背，甚至引起手癣。

艾灸方法

◎回旋灸足三里穴

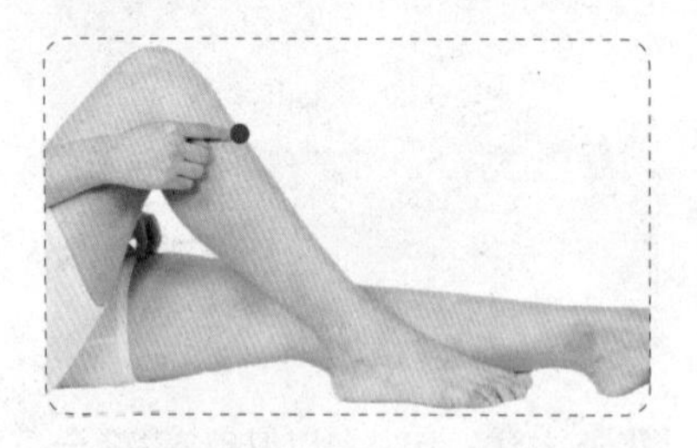

取穴方法：足三里穴位于小腿前外侧，犊鼻穴下3寸，距胫骨前缘一横指。

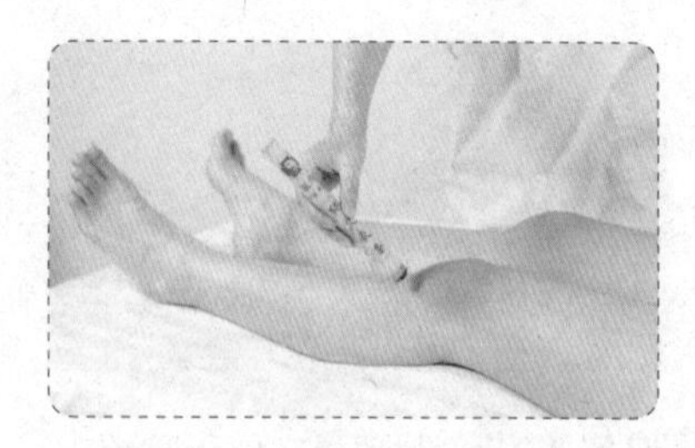

艾灸方法：用艾条以回旋灸法灸治一侧足三里穴 10 ~ 15 分钟。对侧以同样的方法操作。

◎回旋灸涌泉穴

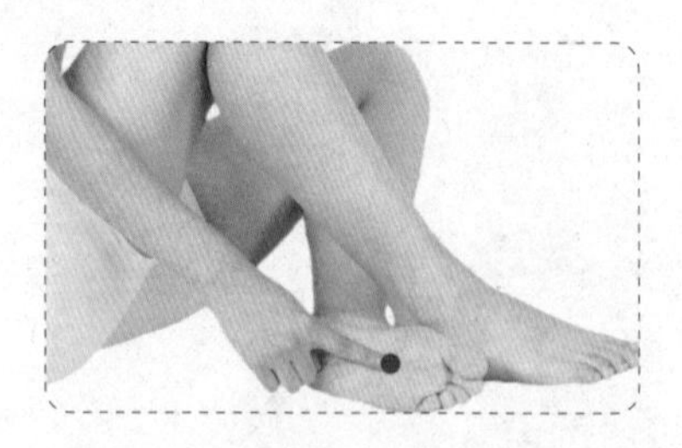

取穴方法：涌泉穴位于足底部，约足底 2、3 跖趾缝纹头与足跟连线的前 1/3 与后 2/3 交点。

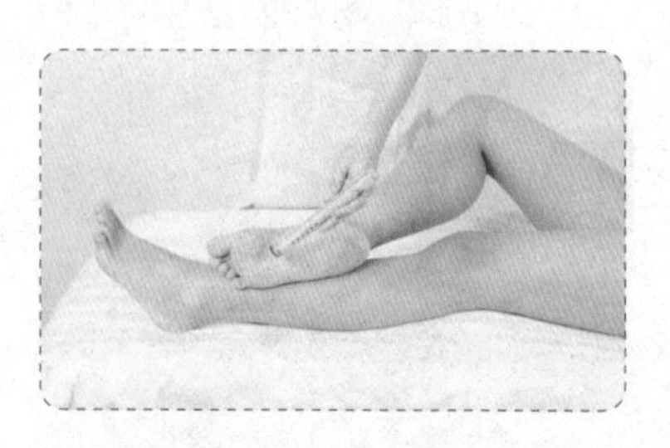

艾灸方法：用艾条以回旋灸法灸治一侧涌泉穴 10 ~ 15 分钟。对侧以同样的方法操作。

◎回旋灸上巨虚穴

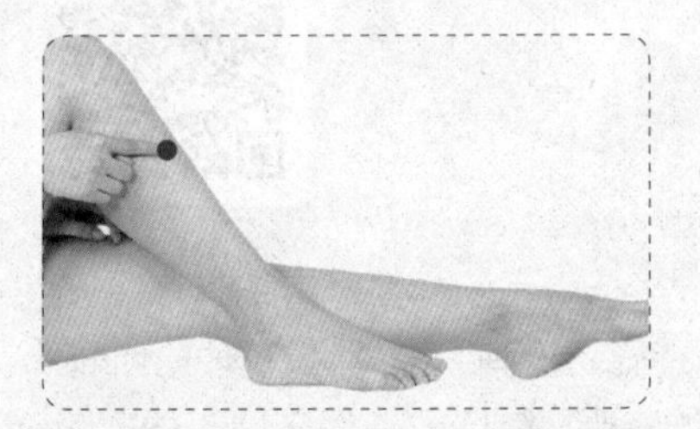

取穴方法：上巨虚穴位于足三里穴下 3 寸，距胫骨前嵴外侧一横指。

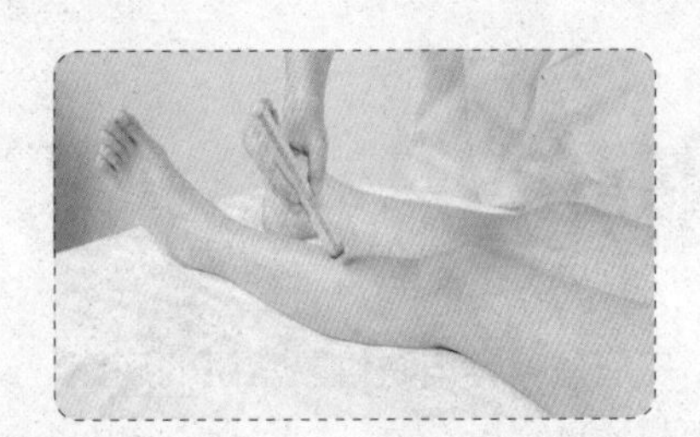

艾灸方法：用艾条以回旋灸法灸治一侧上巨虚穴 10 ~ 15 分钟。对侧以同样的方法操作。

◎回旋灸下巨虚穴

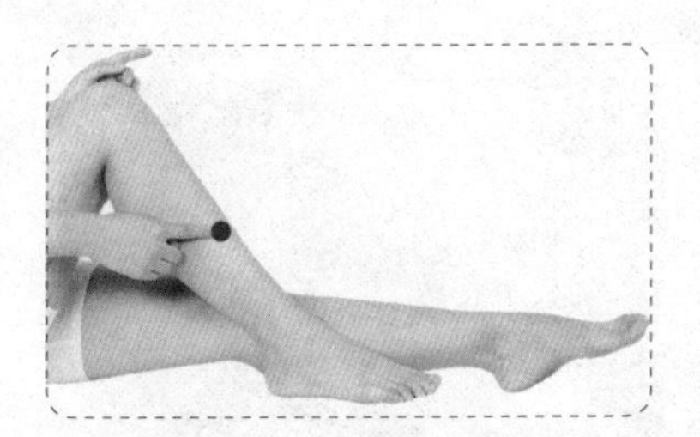

取穴方法：下巨虚穴位于上巨虚穴下 3 寸，距胫骨前嵴外侧一横指。

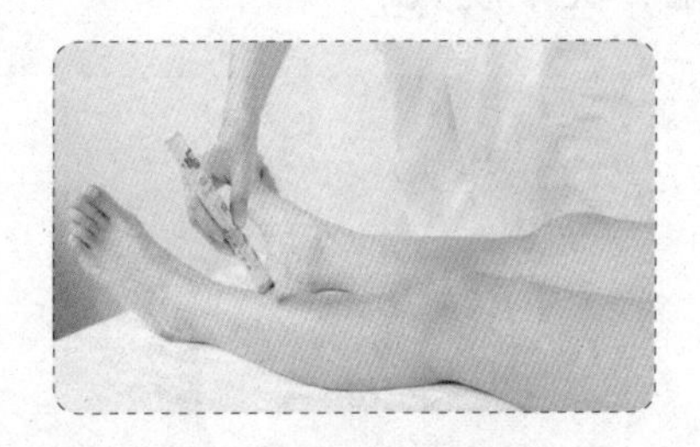

艾灸方法：用艾条以回旋灸法灸治一侧下巨虚穴 10 ~ 15 分钟。对侧以同样的方法操作。

◎回旋灸悬钟穴

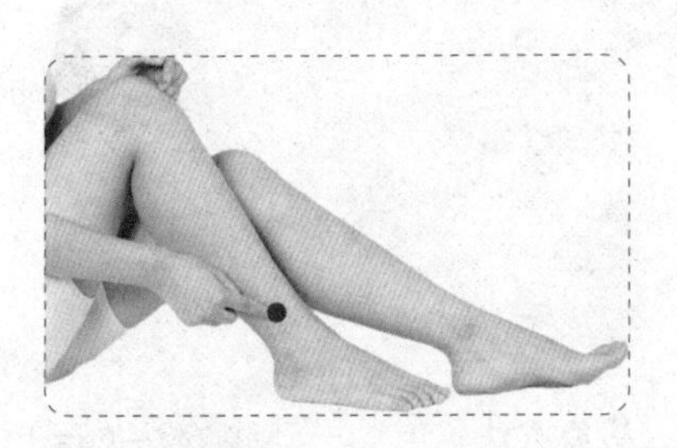

取穴方法：悬钟穴位于外踝尖上 3 寸，腓骨前缘。

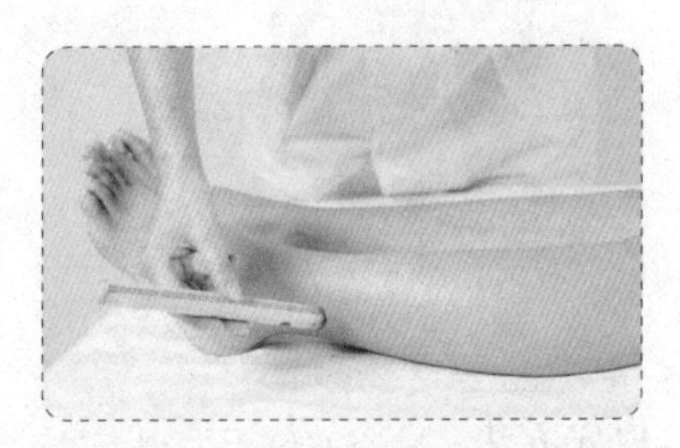

艾灸方法：找到一侧悬钟穴，用艾条以回旋灸法灸治 10 ~ 15 分钟。对侧以同样的方法操作。

痤疮

痤疮是美容皮肤科最常见的病症，又叫青春痘、粉刺、毛囊炎，多发于面部。其发生与多种因素有关，如饮食结构不合理、精神紧张、生活或工作环境不佳、便秘等。

艾灸方法

◎温和灸中脘穴

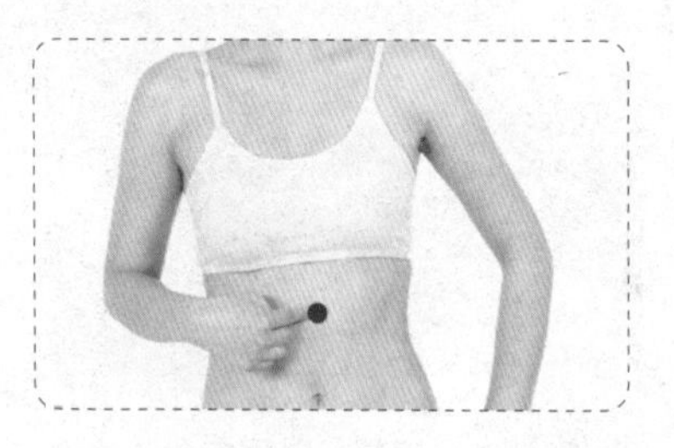

取穴方法：中脘穴位于上腹部，前正中线上，脐中上 4 寸。

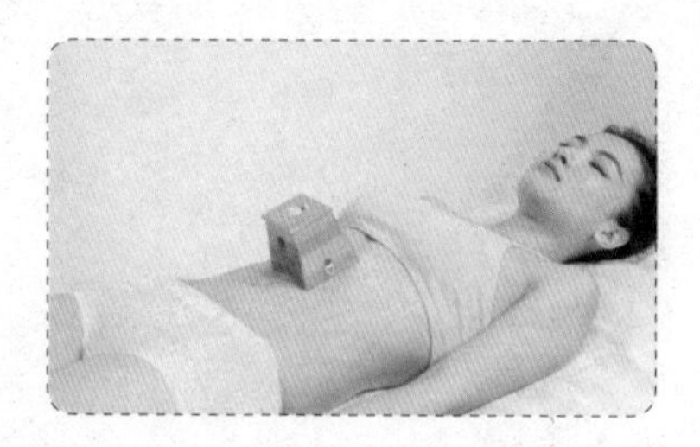

艾灸方法：将燃着的艾灸盒放于中脘穴上，以温和灸法灸治 20 ~ 30 分钟，以感觉温热、舒适为度。

◎回旋灸合谷穴

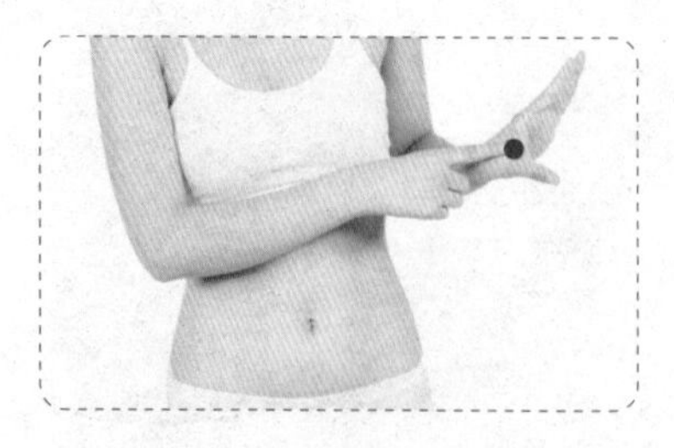

取穴方法：合谷穴位于手背，第1、第2掌骨间，第2掌骨桡侧的中点处。

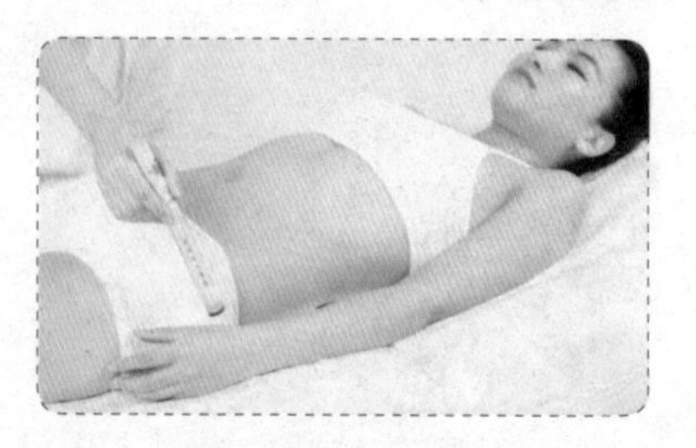

艾灸方法：用艾条以回旋灸法灸治一侧合谷穴 10~15 分钟，以局部感觉温热、舒适为度。对侧以同样的方法操作。

◎回旋灸曲池穴

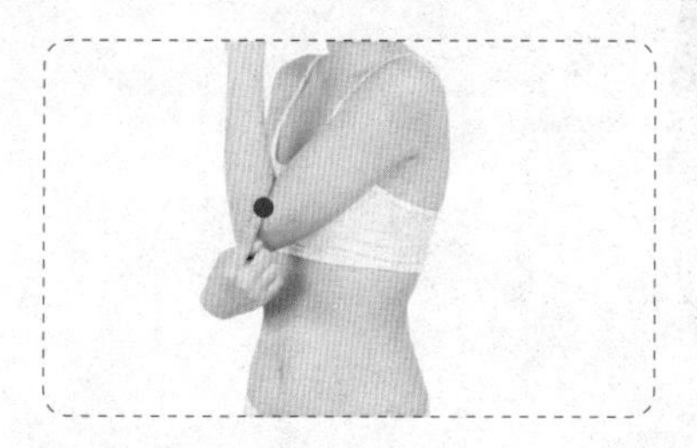

取穴方法：曲池穴位于肘横纹外侧端，屈肘，尺泽穴与肱骨外上髁连线的中点。

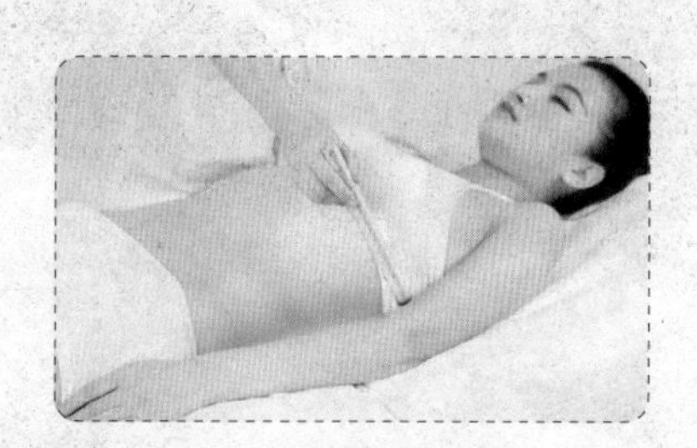

艾灸方法：用艾条以回旋灸法灸治一侧曲池穴 10~15 分钟，以局部感觉温热、舒适为度。对侧以同样的方法操作。

◎回旋灸足三里穴

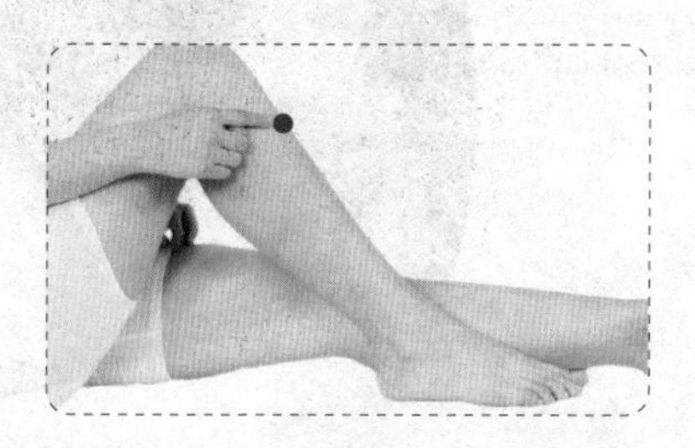

取穴方法：足三里穴位于小腿前外侧，犊鼻穴下3寸，距胫骨前缘一横指。

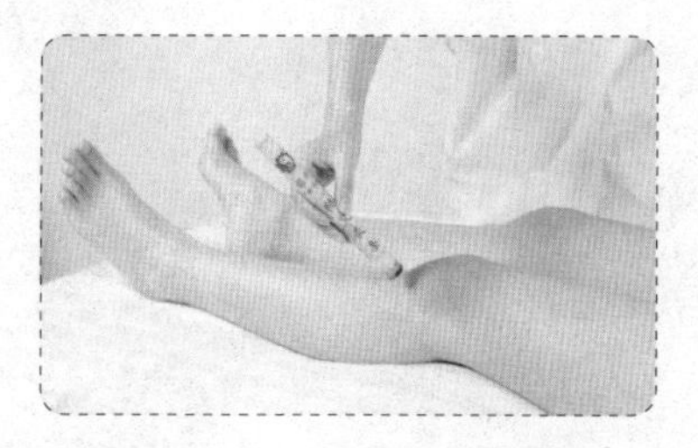

艾灸方法：用艾条以回旋灸法灸治一侧足三里穴 10 ~ 15 分钟。对侧以同样的方法操作。

◎温和灸颧髎穴

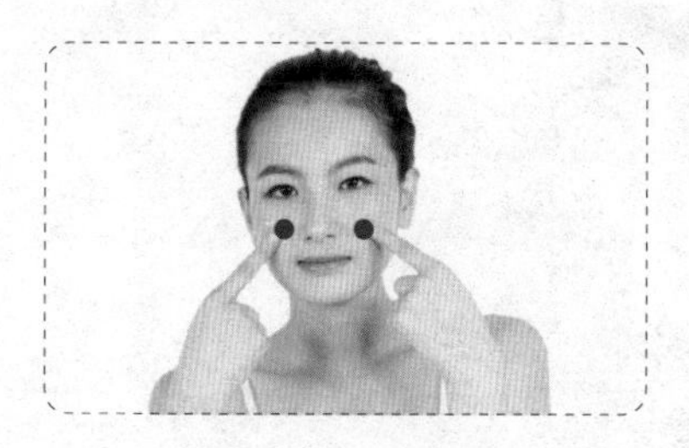

取穴方法：颧髎穴位于面部，目外眦直下，颧骨下缘凹陷处。

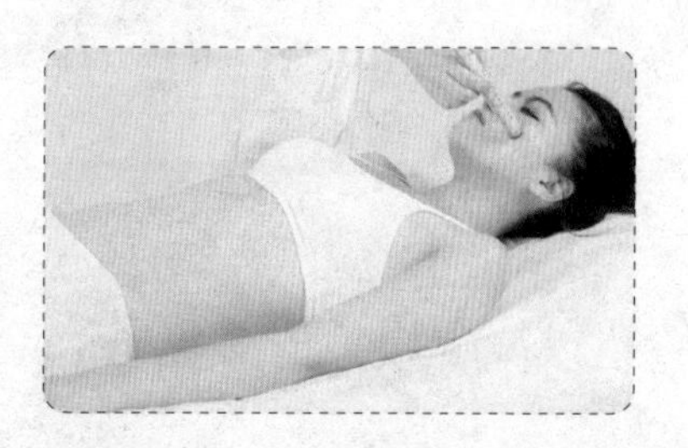

艾灸方法：用艾条以温和灸法灸治一侧颧髎穴 10 分钟，以局部感觉温热、舒适为度。对侧以同样的方法操作。

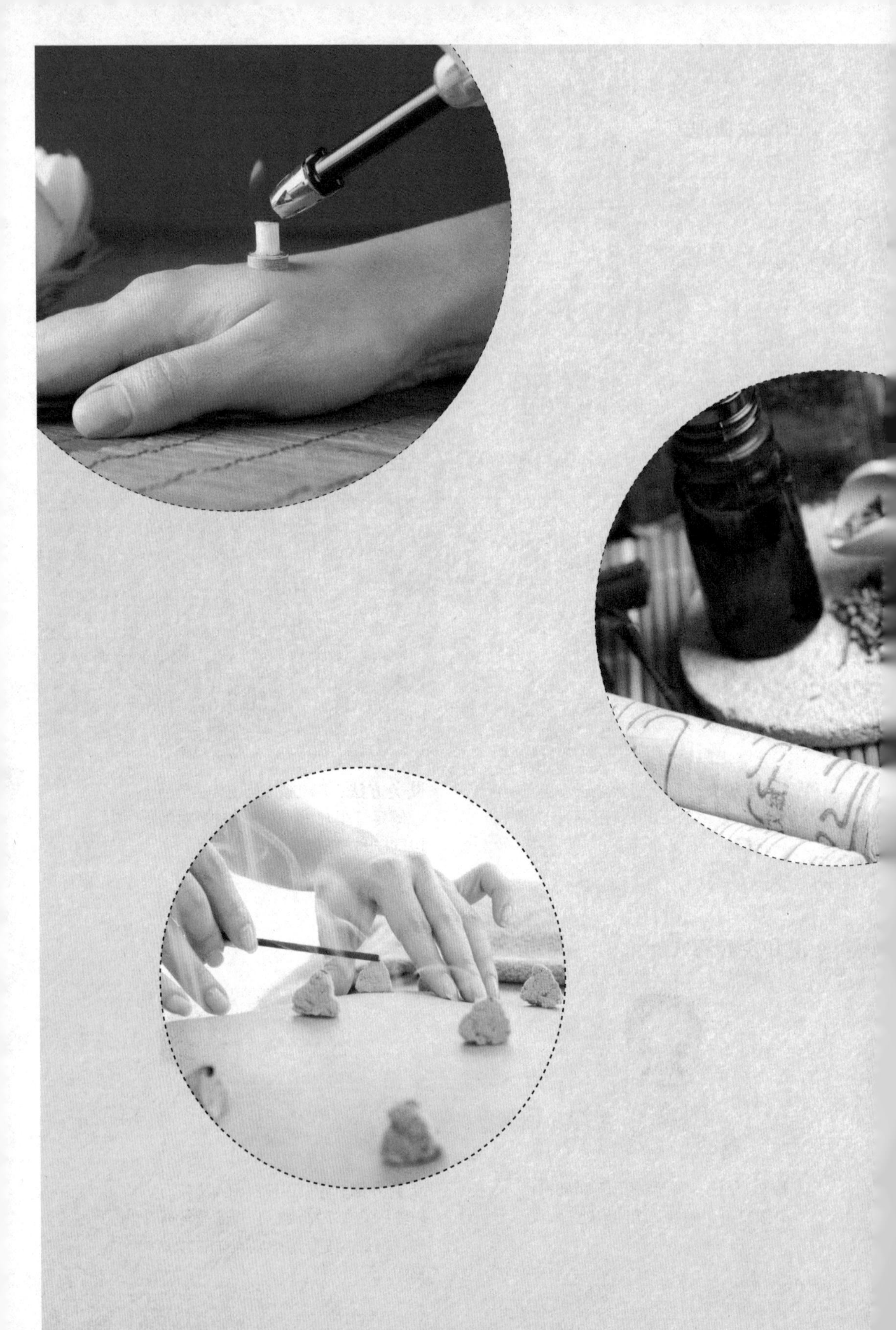

Part 5

妇产科、男科常见病

月经不调

月经不调是指月经的周期、经色、经量、经质、气味出现了异常，如经期延长、月经提前或延后、月经先后无定期、月经过多或月经过少等。中医认为，月经不调多由肾虚而致冲任功能失调，或肝热不能藏血，或脾虚不能生血等而致。

艾灸方法

◎温和灸关元穴

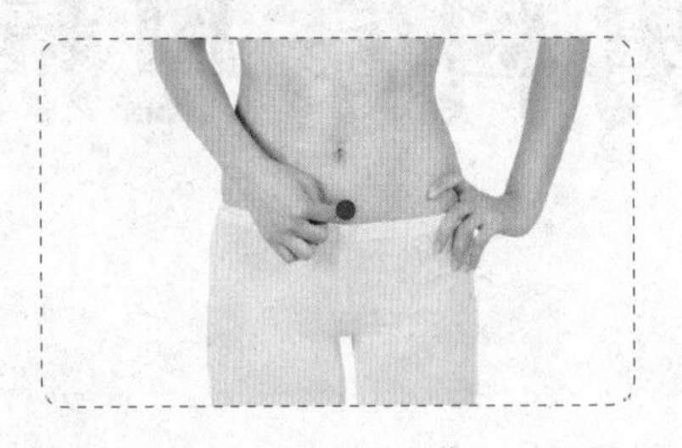

取穴方法：关元穴位于下腹部，前正中线上，脐中下 3 寸。

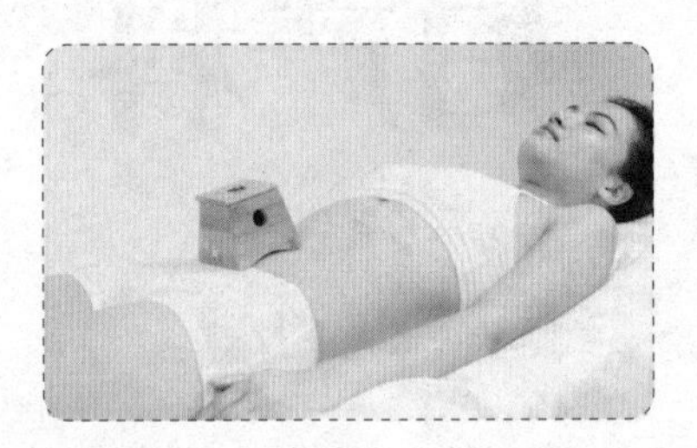

艾灸方法：将内燃艾条的艾灸盒放于关元穴上，以温和灸法灸治 10 分钟，至穴位上皮肤潮红、发热为宜。

◎温和灸足三里穴

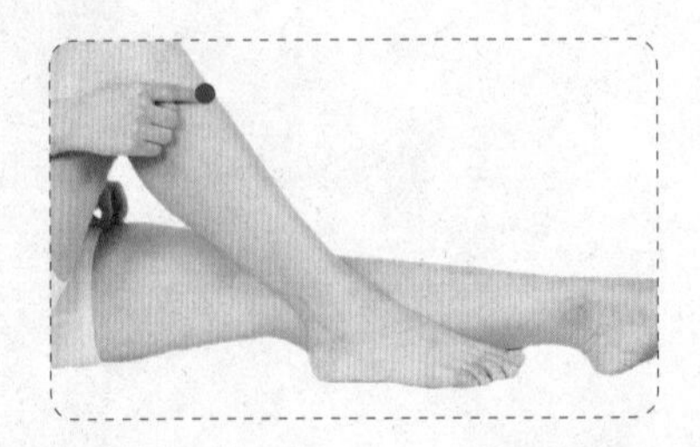

取穴方法：足三里穴位于小腿前外侧，犊鼻穴下3寸，距胫骨前缘一横指。

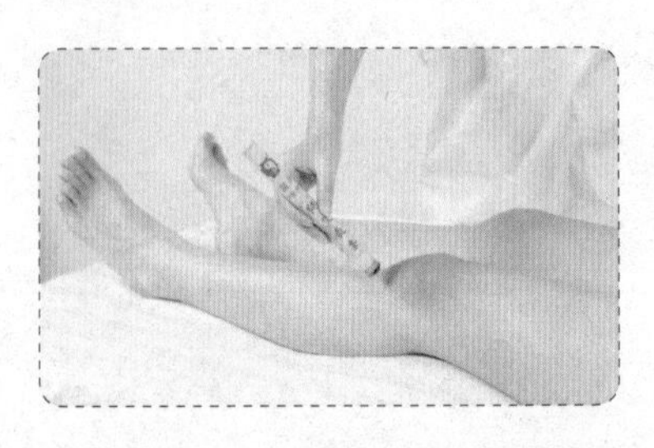

艾灸方法：用艾条以温和灸法灸治一侧足三里穴 5~10 分钟。对侧以同样的方法操作。

◎温和灸三阴交穴

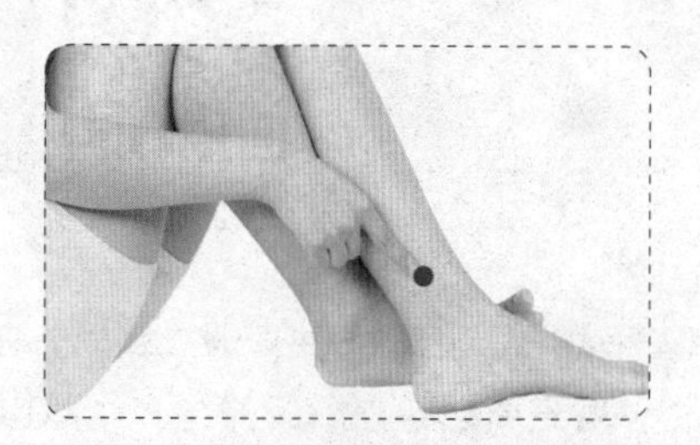

取穴方法：三阴交穴位于小腿内侧，足内踝尖上3寸，胫骨内侧缘后方。

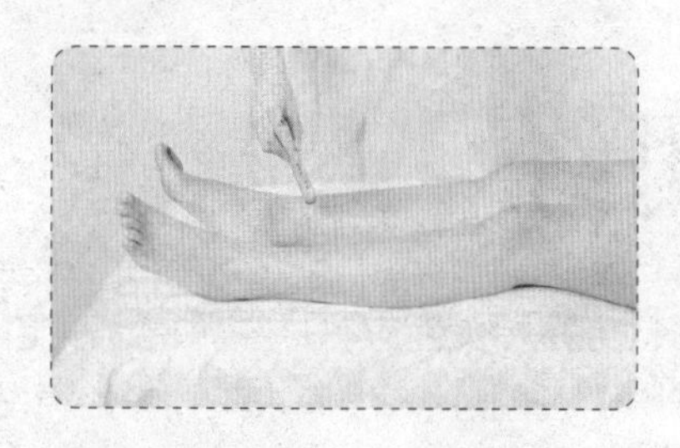

艾灸方法：用艾条以温和灸法灸治一侧三阴交穴5~10分钟。对侧以同样的方法操作。

◎温和灸血海穴

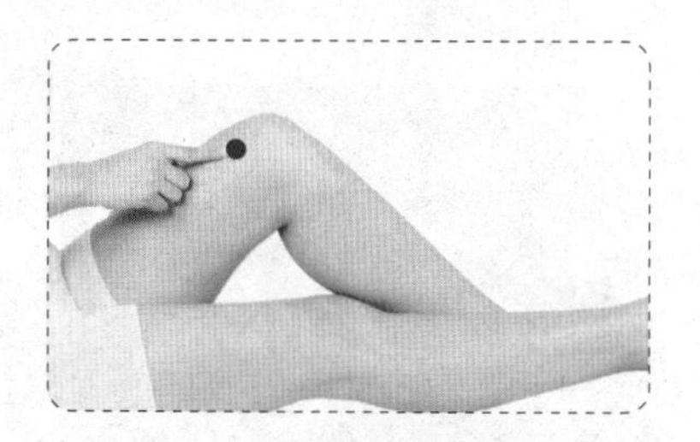

取穴方法：屈膝，血海穴位于大腿内侧，髌底内侧端上2寸，股四头肌内侧头的隆起处。

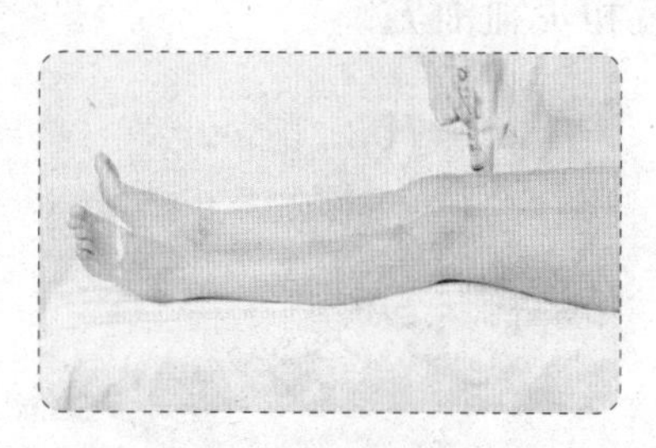

艾灸方法：用艾条以温和灸法灸治一侧血海穴10分钟。对侧以同样的方法操作。

◎温和灸复溜穴

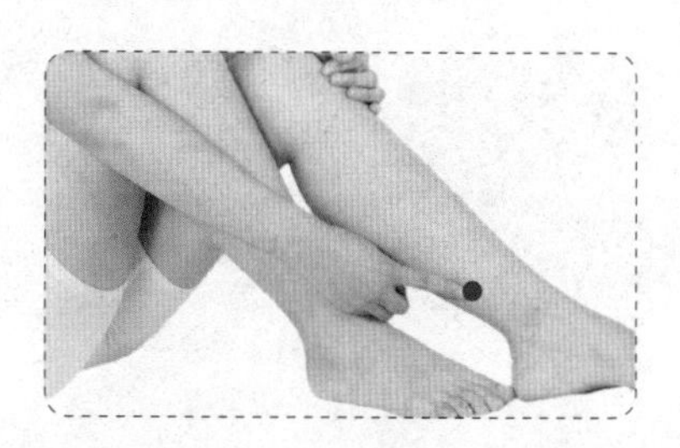

取穴方法：复溜穴位于小腿内侧，太溪穴直上2寸，跟腱的前方。

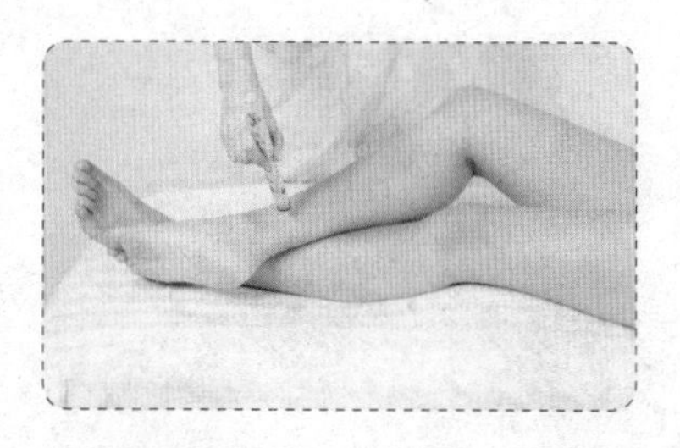

艾灸方法：用艾条以温和灸法灸治一侧复溜穴10 ~ 15分钟。对侧以同样的方法操作。

闭经

闭经是指女性应有月经而超过一定时限仍未来潮者。正常女性一般 14 岁左右月经来潮，凡超过 18 岁尚未来潮者为原发性闭经。月经周期建立后又停经 6 个月以上者为继发性闭经。闭经多为月经调节功能失常、子宫因素及全身性疾病所致。

艾灸方法

◎温和灸血海穴

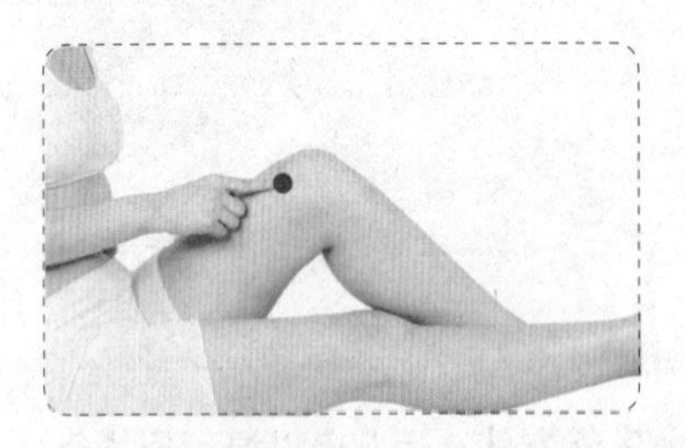

取穴方法：屈膝，血海穴位于大腿内侧，髌底内侧端上 2 寸，股四头肌内侧头的隆起处。

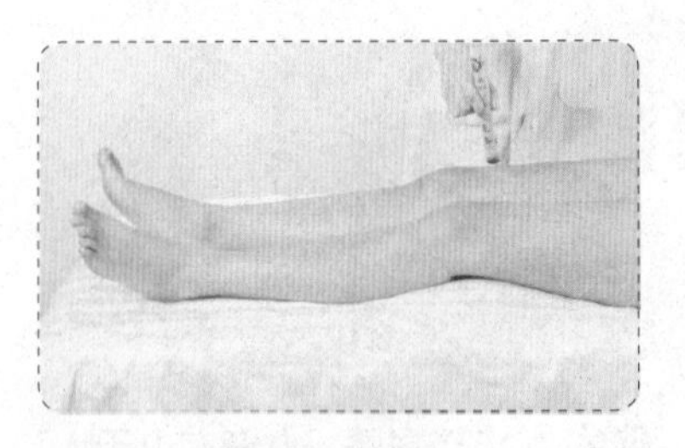

艾灸方法：找到一侧血海穴，将艾条一端点燃，以温和灸法灸治 10 分钟。对侧以同样的方法操作。

◎温和灸三阴交穴

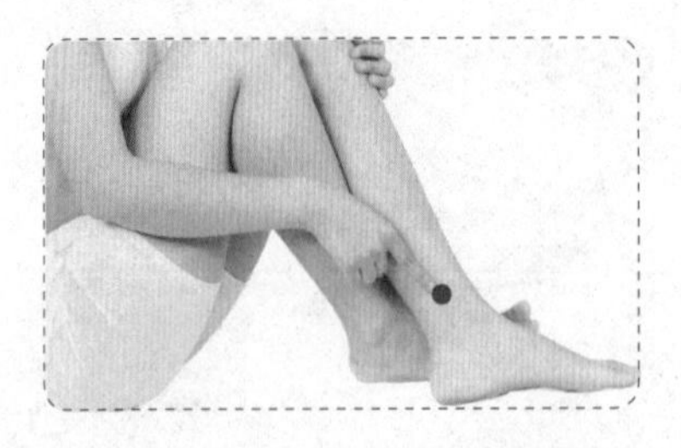

取穴方法：三阴交穴位于小腿内侧，足内踝尖上 3 寸，胫骨内侧缘后方。

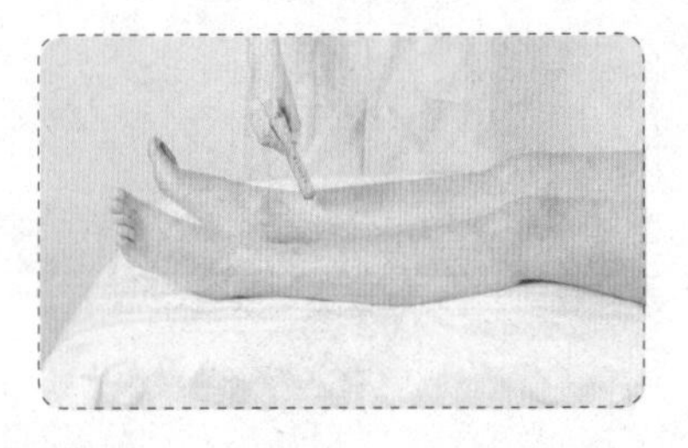

艾灸方法：取一侧三阴交穴，用艾条以温和灸法灸治 10 分钟。对侧以同样的方法操作。

◎温和灸行间穴

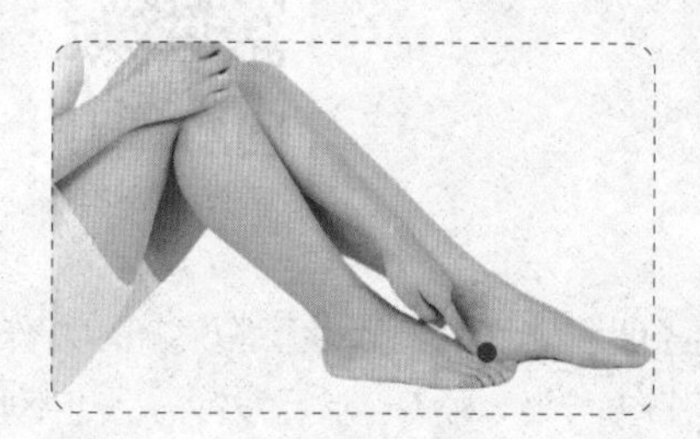

取穴方法：行间穴位于足背侧，第 1、第 2 趾间，趾蹼缘的后方赤白肉际处。

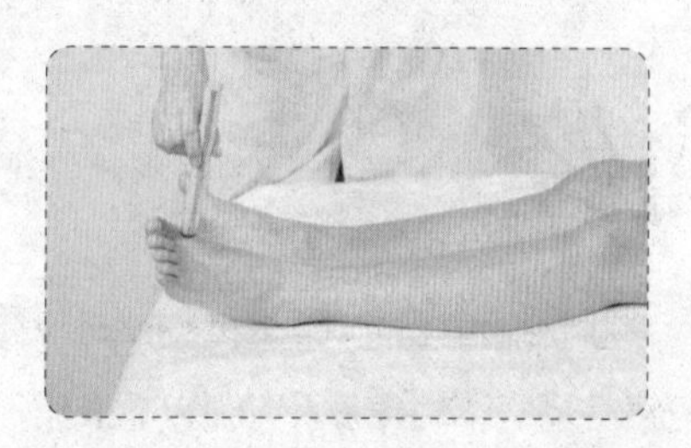

艾灸方法：取一侧行间穴，用艾条以温和灸法灸治 10 分钟，以施灸部位出现红晕为度。对侧以同样的方法操作。

◎温和灸脾俞穴

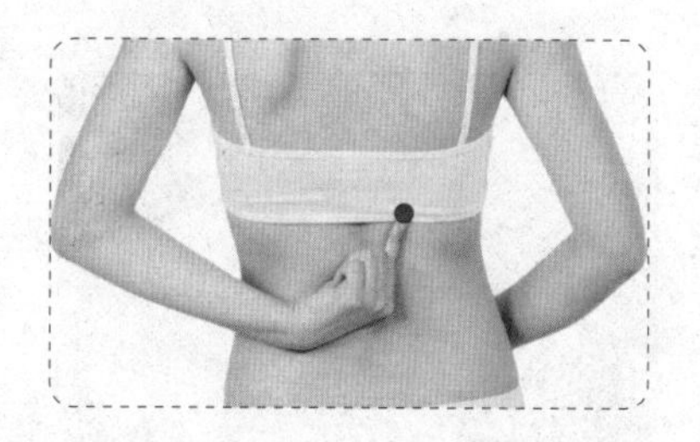

取穴方法：脾俞穴位于背部，第 11 胸椎棘突下，旁开 1.5 寸。

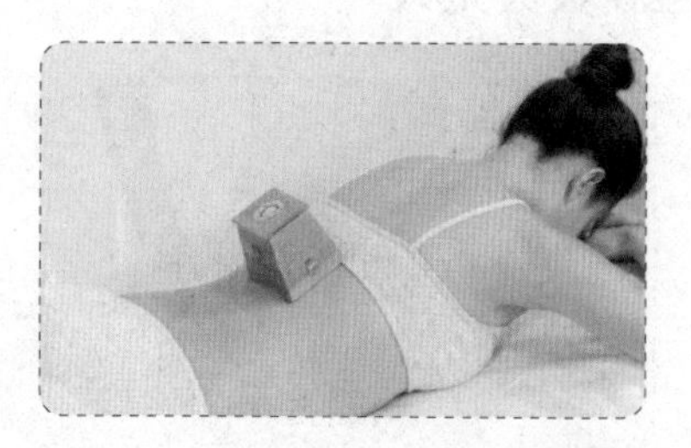

艾灸方法：找到两侧脾俞穴，将内燃艾条的艾灸盒放于脾俞穴上，以温和灸法灸治 15 分钟。

◎温和灸肾俞穴

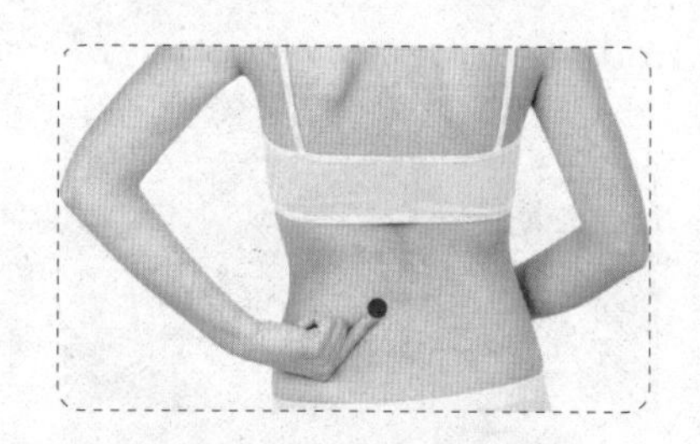

取穴方法：肾俞穴位于腰部，第 2 腰椎棘突下，旁开 1.5 寸处。

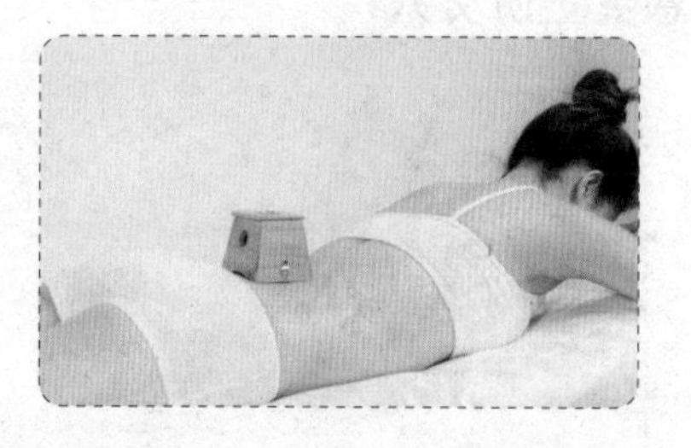

艾灸方法：点燃艾条一端，放于艾灸盒内，找到肾俞穴，将艾灸盒放于两侧肾俞穴上，以温和灸法灸治 15 分钟。

痛经

痛经又称月经痛，是指女性在月经前后或经期所出现的周期性下腹疼痛。发作时下腹部常呈痉挛性疼痛和胀痛，同时伴有面色苍白、冷汗淋漓、手足发冷、恶心呕吐、腹泻，甚至昏厥等不适症状。

艾灸方法

◎温和灸关元穴

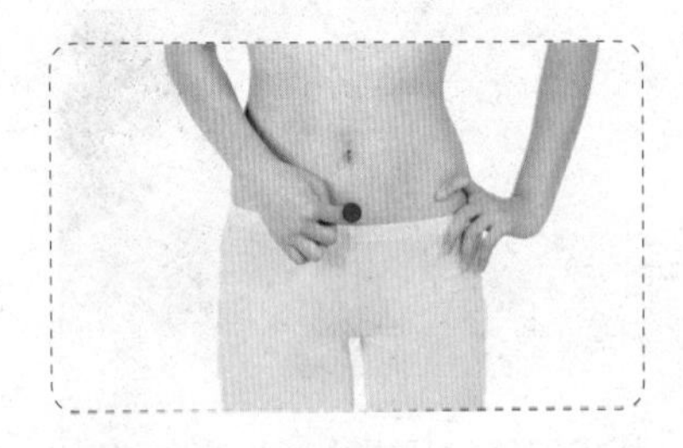

取穴方法：关元穴位于下腹部，前正中线上，脐中下3寸。

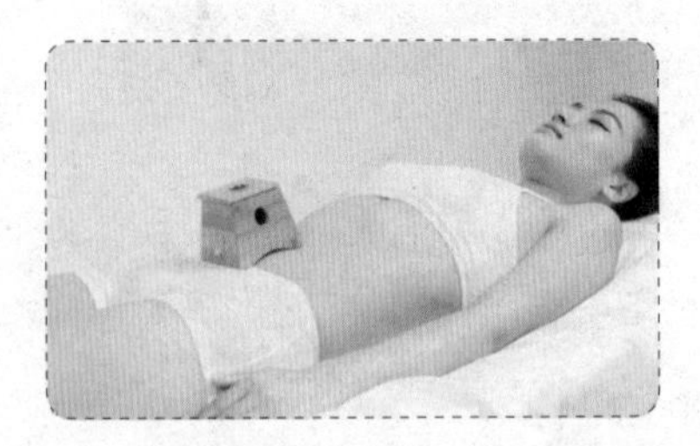

艾灸方法：点燃艾条放于艾灸盒内，将艾灸盒放于关元穴上，以温和灸法灸治15分钟。

◎悬灸三阴交穴

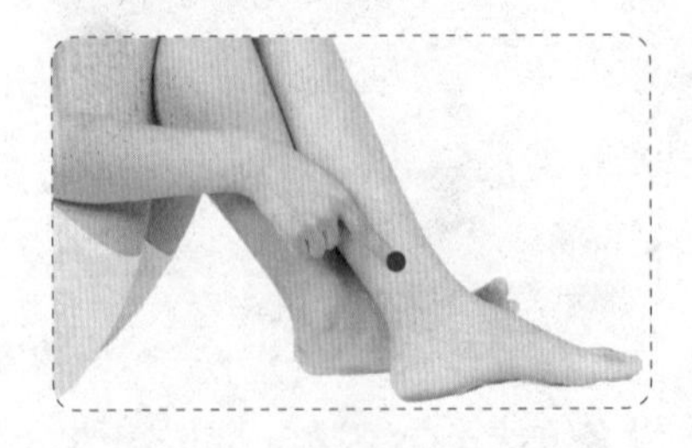

取穴方法：三阴交穴位于小腿内侧，足内踝尖上3寸，胫骨内侧缘后方。

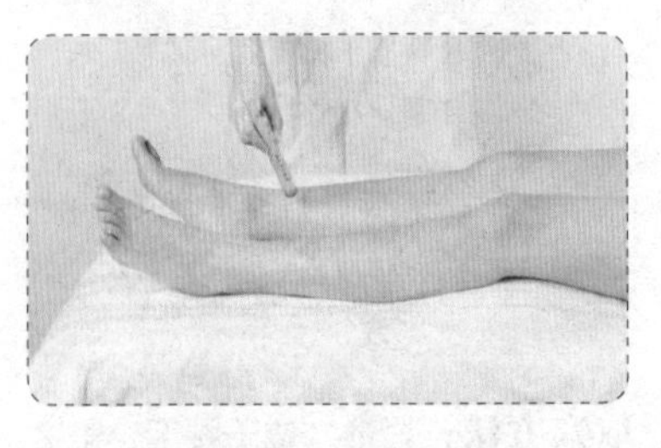

艾灸方法：取一根艾条点燃，放在一侧三阴交穴上，以悬灸法灸治10分钟。对侧以同样的方法操作。

◎温和灸八髎穴

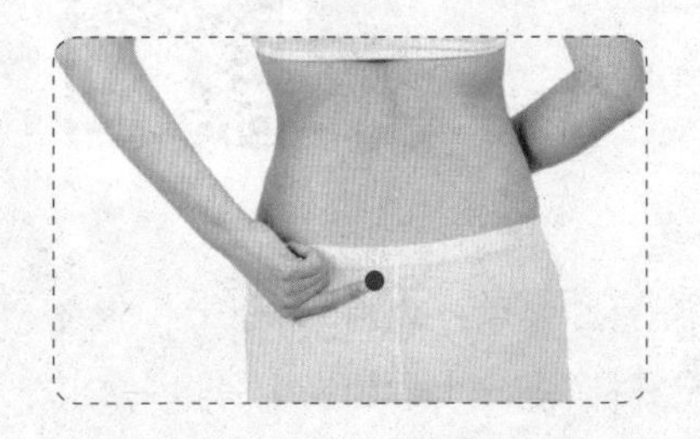

取穴方法：八髎穴位于骶椎，分别在第1、第2、第3、第4骶后孔中。

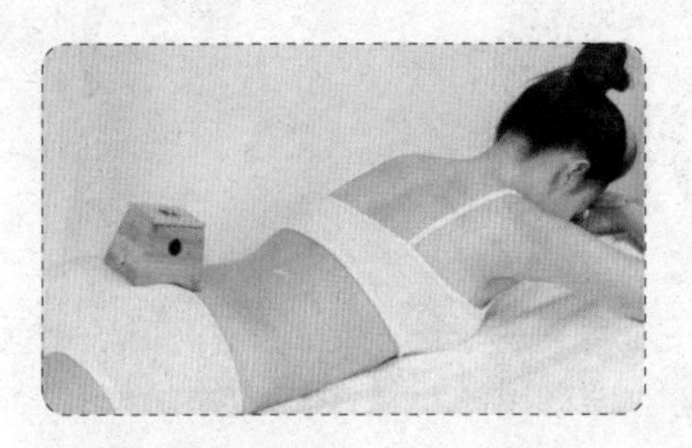

艾灸方法：点燃艾条放于艾灸盒内，将艾灸盒固定在八髎穴上，以温和灸法灸治15分钟。

◎温和灸肾俞穴

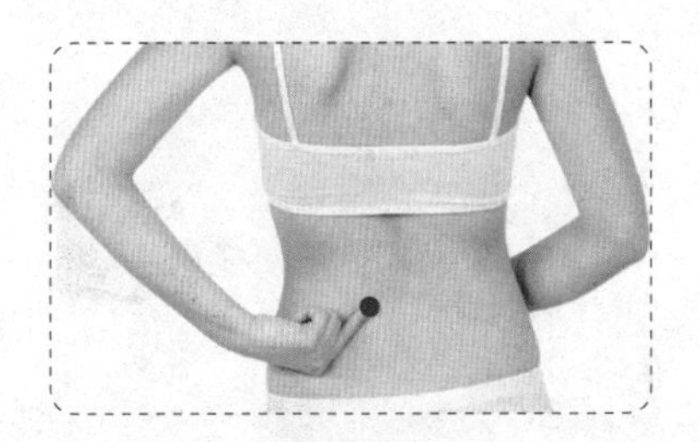

取穴方法：肾俞穴位于腰部，第2腰椎棘突下，旁开1.5寸处。

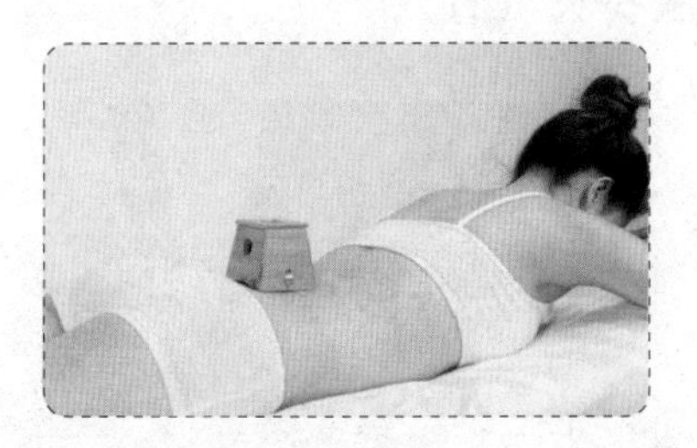

艾灸方法：点燃艾条放于艾灸盒内，将艾灸盒放于两侧肾俞穴上，以温和灸法灸治10 ~ 15分钟。

◎温和灸气海穴

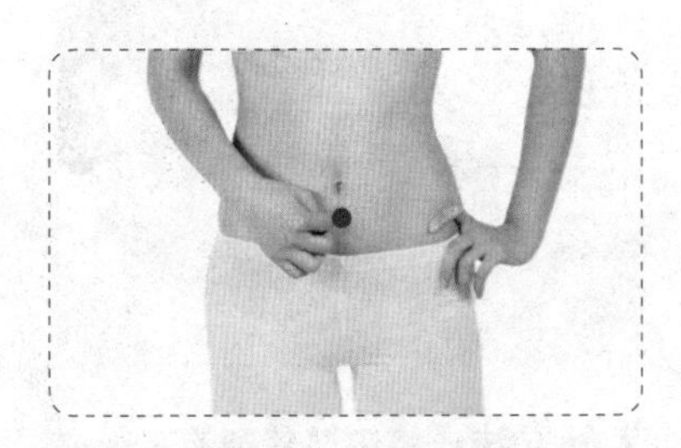

取穴方法：气海穴位于下腹部，前正中线上，脐中下1.5寸。

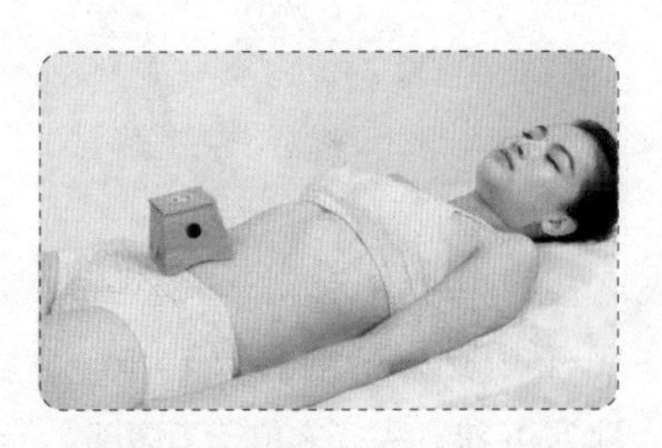

艾灸方法：点燃艾条一端放于艾灸盒内，将艾灸盒放于气海穴上，以温和灸法灸治10 ~ 15分钟。

阴道炎

阴道炎是一种常见的妇科疾病，是阴道黏膜及黏膜下结缔组织的炎症，各个年龄阶段均可罹患。临床上以白带的性状发生改变、外阴瘙痒、灼痛为主要临床特点，性交痛也常见。感染累及尿道时，可出现尿痛、尿急等症状。

艾灸方法

◎温和灸气海穴

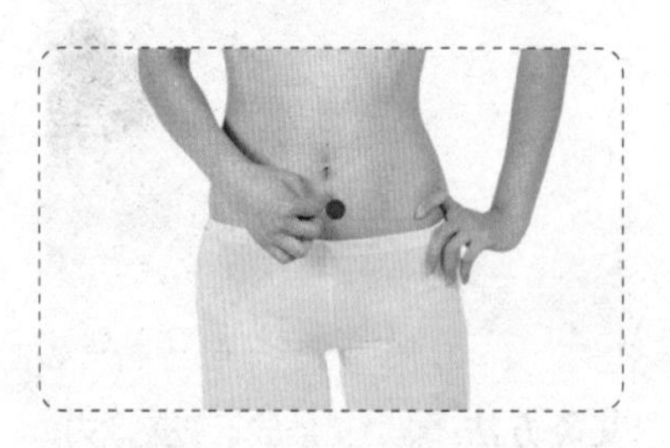

取穴方法：气海穴位于下腹部，前正中线上，脐中下 1.5 寸。

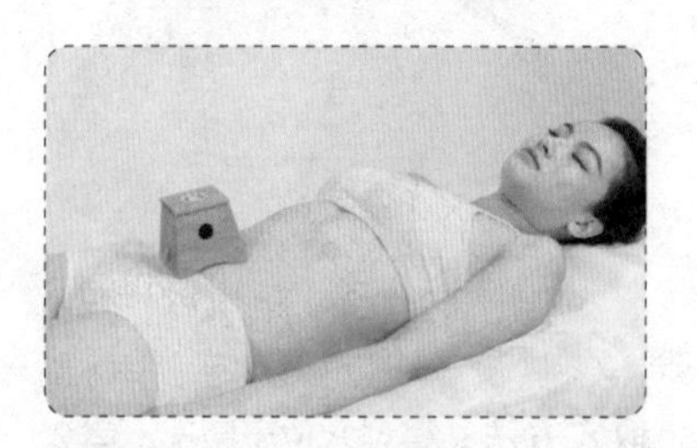

艾灸方法：将艾灸盒放于气海穴上，以温和灸法灸治 10 ~ 15 分钟。

◎温和灸关元穴

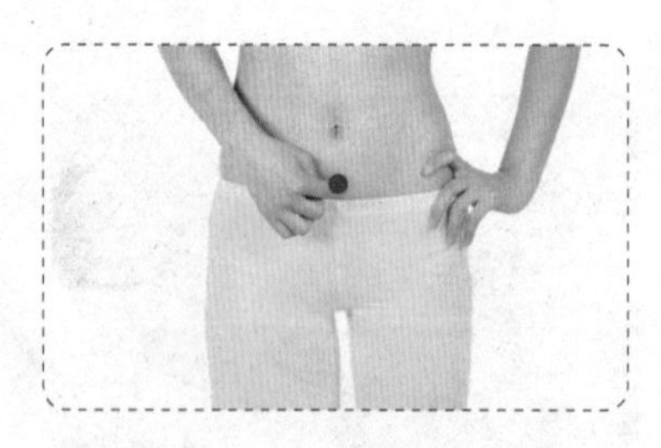

取穴方法：关元穴位于下腹部，前正中线上，脐中下 3 寸。

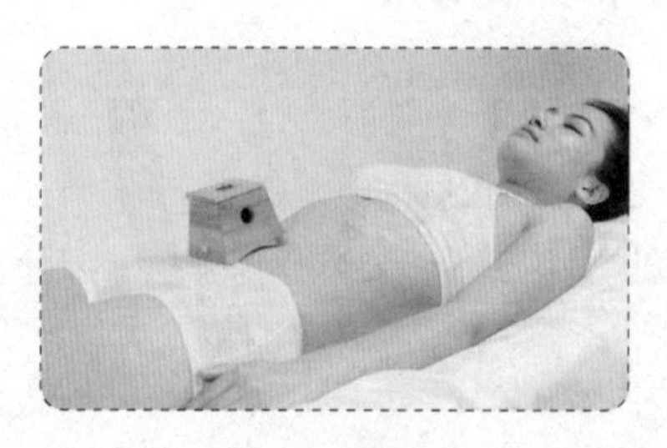

艾灸方法：将内燃艾条的艾灸盒置于关元穴上，以温和灸法灸治 10 ~ 15 分钟，以穴位上皮肤温热而无灼痛感为度。

◎温和灸中极穴

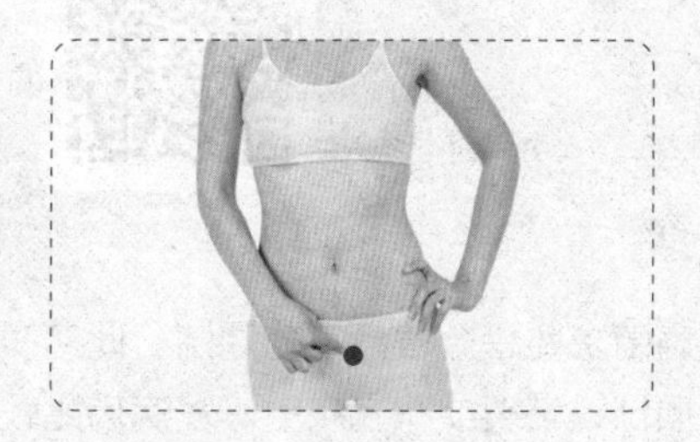

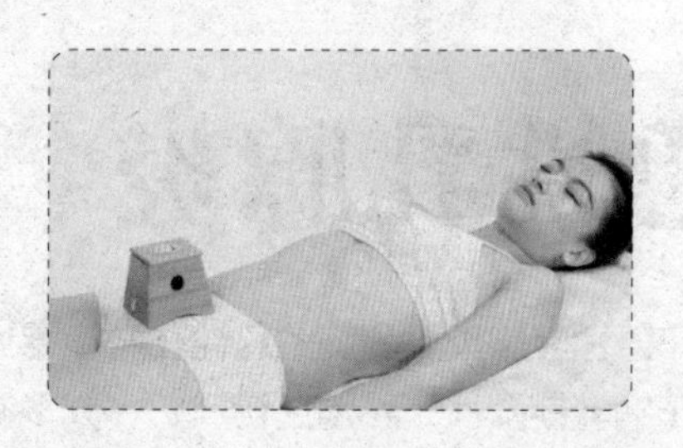

取穴方法：中极穴位于下腹部，前正中线上，脐中下 4 寸。

艾灸方法：将内燃艾条的艾灸盒置于中极穴上，以温和灸法灸治 10 ~ 15 分钟，以穴位上皮肤温热而无灼痛感为度。

◎温和灸行间穴

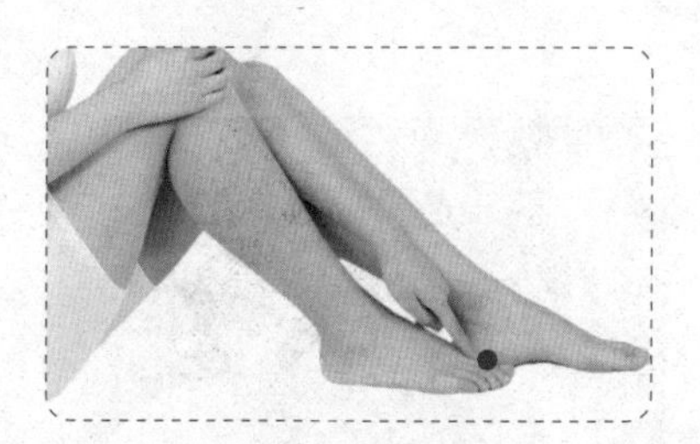

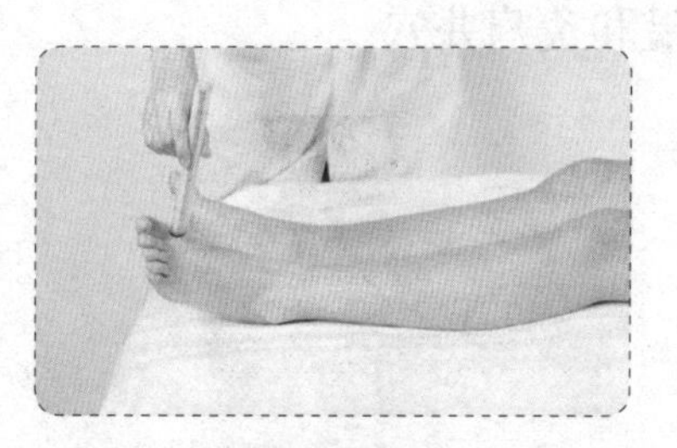

取穴方法：行间穴位于足背侧，第 1、第 2 趾间，趾蹼缘的后方赤白肉际处。

艾灸方法：用艾条以温和灸法灸治一侧行间穴 10 分钟，以穴位上皮肤温热而无灼痛感为度。对侧以同样的方法操作。

◎温和灸曲泉穴

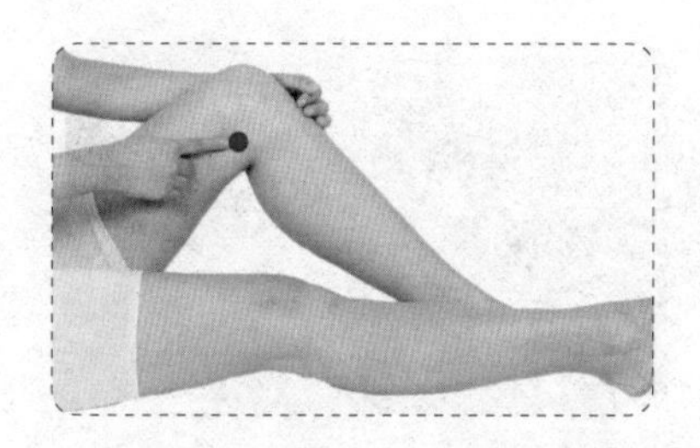

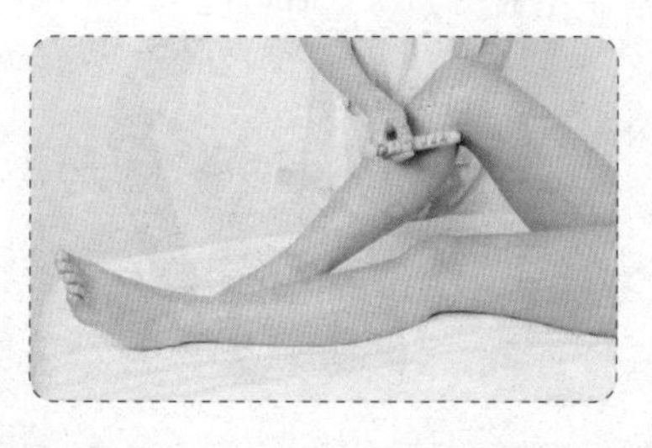

取穴方法：曲泉穴位于股骨内侧髁后缘，半腱肌、半膜肌止端前缘凹陷处。

艾灸方法：用艾条以温和灸法灸治一侧曲泉穴 10 分钟。对侧以同样的方法操作。

急性乳腺炎

急性乳腺炎是乳腺的急性化脓性感染，致病菌主要是金黄色葡萄球菌。此病多发生于哺乳期女性，特别是初产妇，大多有乳头损伤、皲裂或积乳病史。发病后比较痛苦，而且组织破坏易引起乳房变形，影响哺乳。

艾灸方法

◎温和灸肩井穴

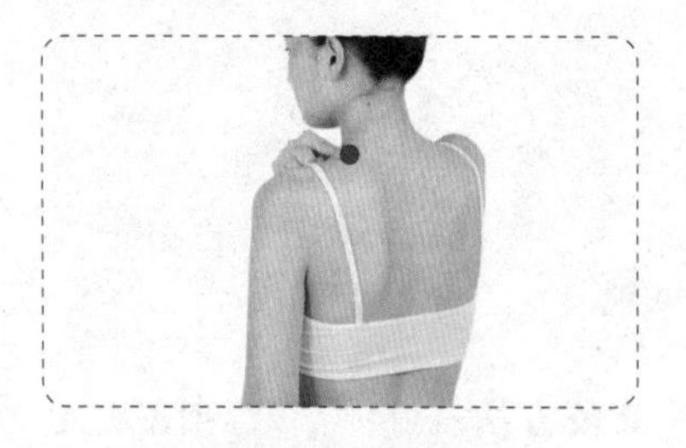

取穴方法：肩井穴位于肩上，前直对乳中，大椎穴与肩峰端连线的中点。

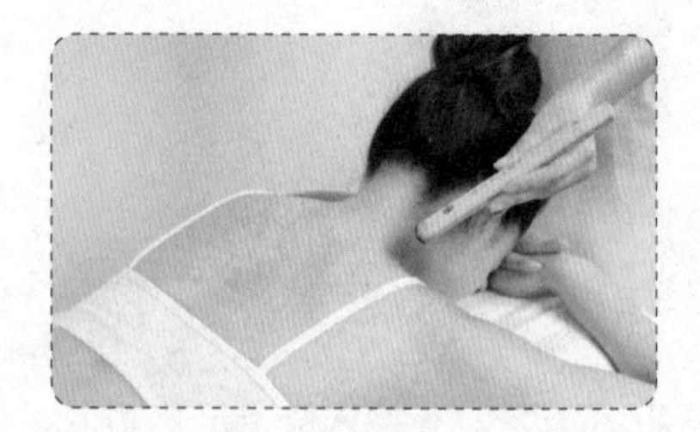

艾灸方法：用艾条以温和灸法灸治两侧肩井穴各 10 分钟，至穴位上皮肤潮红、发热为宜。

◎回旋灸乳根穴

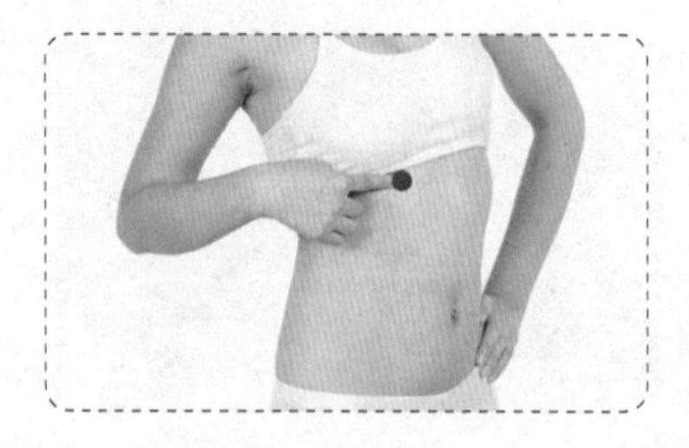

取穴方法：乳根穴位于胸部，乳头直下，乳房根部，第 5 肋间隙，距前正中线 4 寸。

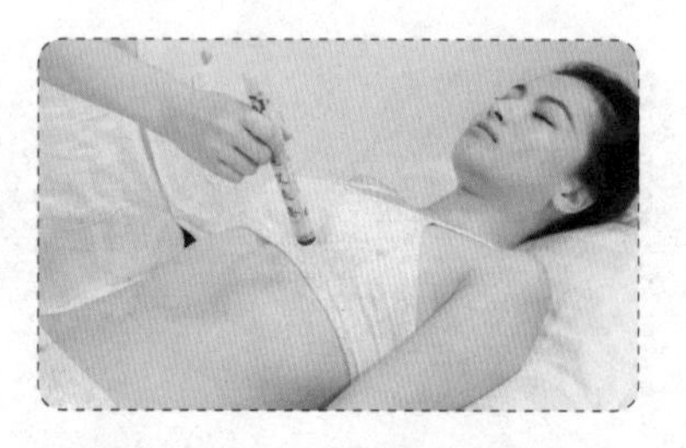

艾灸方法：用艾条以回旋灸法灸治一侧乳根穴 10 ~ 15 分钟。对侧以同样的方法操作。

◎温和灸内关穴

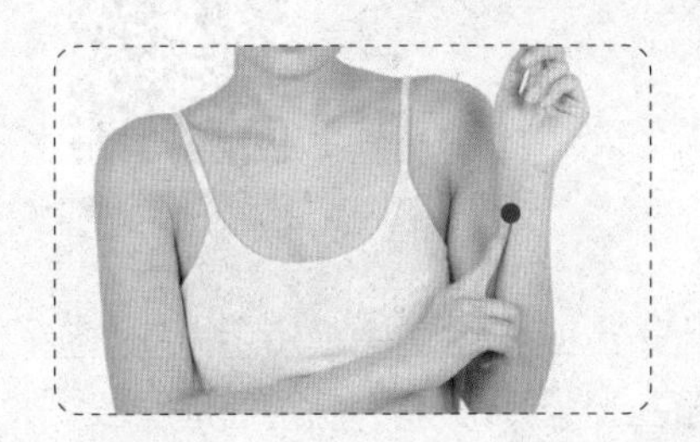

取穴方法：内关穴位于前臂掌侧，曲泽穴与大陵穴的连线上，腕横纹上 2 寸，掌长肌腱与桡侧腕屈肌腱之间。

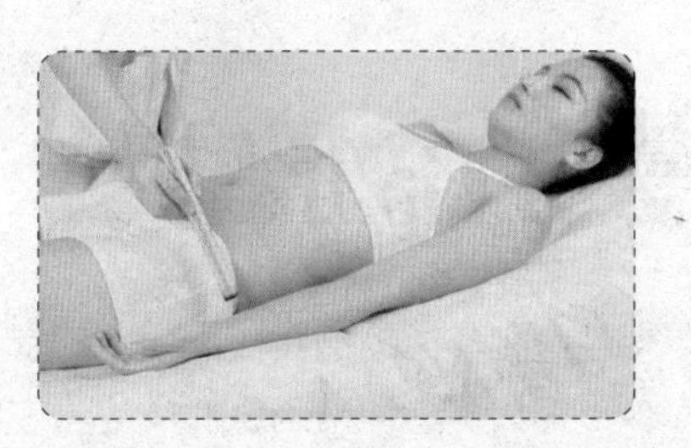

艾灸方法：用艾条以温和灸法灸治一侧内关穴 10 分钟。对侧以同样的方法操作。

◎温和灸足三里穴

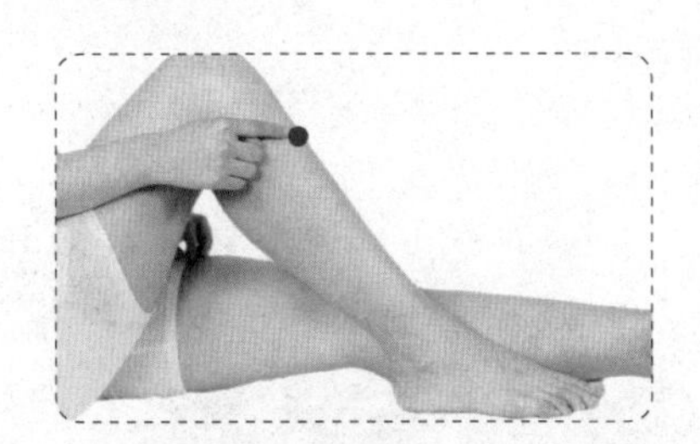

取穴方法：足三里穴位于小腿前外侧，犊鼻穴下3寸，距胫骨前缘一横指。

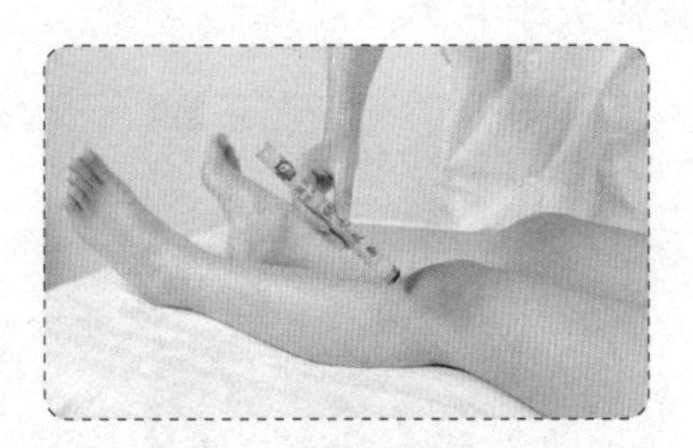

艾灸方法：用艾条以温和灸法灸治一侧足三里穴 10 分钟。对侧以同样的方法操作。

◎温和灸膈俞穴

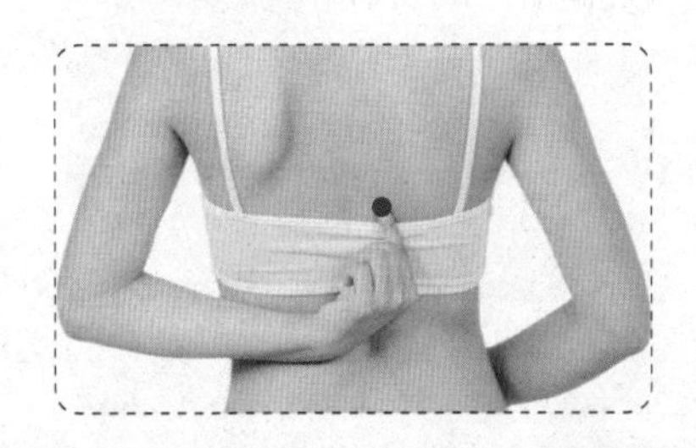

取穴方法：膈俞穴位于背部，第 7 胸椎棘突下，旁开 1.5 寸。

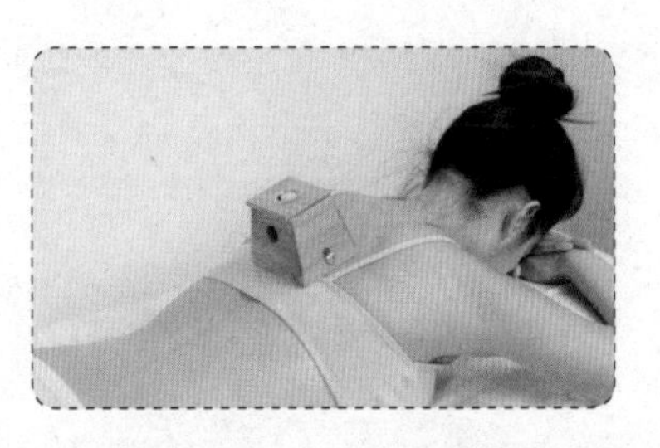

艾灸方法：将内燃艾条的艾灸盒放到膈俞穴上，以温和灸法灸治 10 ~ 15 分钟，至局部皮肤潮红为止。

慢性盆腔炎

慢性盆腔炎指的是女性内生殖器官、周围结缔组织及盆腔腹膜发生慢性炎症，反复发作，经久不愈。常因急性炎症治疗不彻底或因患者体质差、病情迁延所致。临床表现主要有下腹坠痛或腰骶部酸痛、拒按，伴有低热、白带多、月经多、不孕等。

艾灸方法

◎温和灸子宫穴

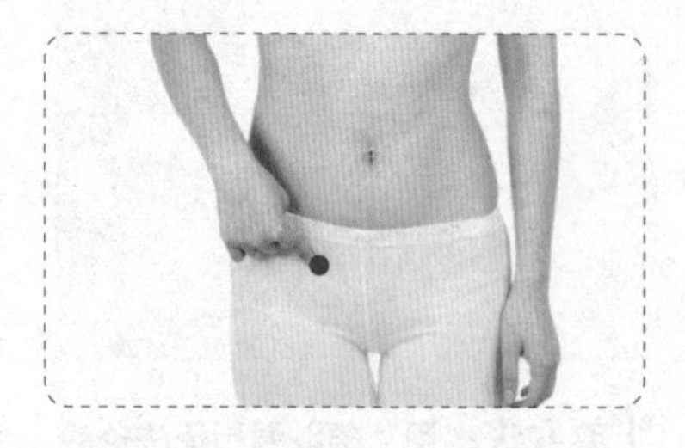

取穴方法：子宫穴位于下腹部，脐中下 4 寸，中极穴旁开 3 寸。

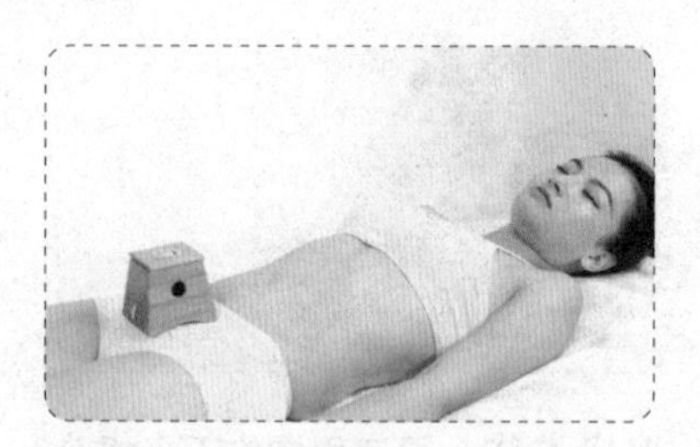

艾灸方法：找到子宫穴，将艾条对着一侧子宫穴以温和灸法灸治 10 ~ 15 分钟，热力要能够深入体内，直达病所。对侧以同样的方法操作。

◎温和灸血海穴

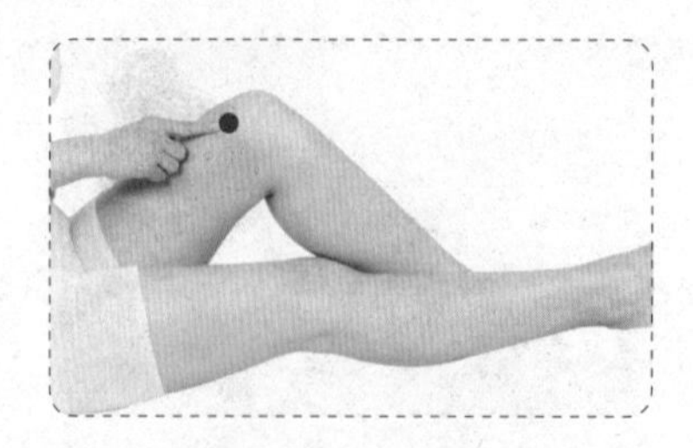

取穴方法：屈膝，血海穴位于大腿内侧，髌底内侧端上 2 寸，股四头肌内侧头的隆起处。

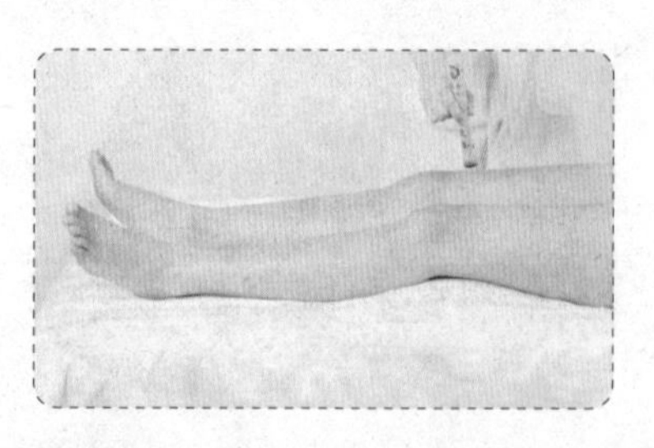

艾灸方法：将艾条一端点燃，找到一侧血海穴，用艾条以温和灸法灸治 10 分钟。对侧以同样的方法操作。

◎温和灸命门穴

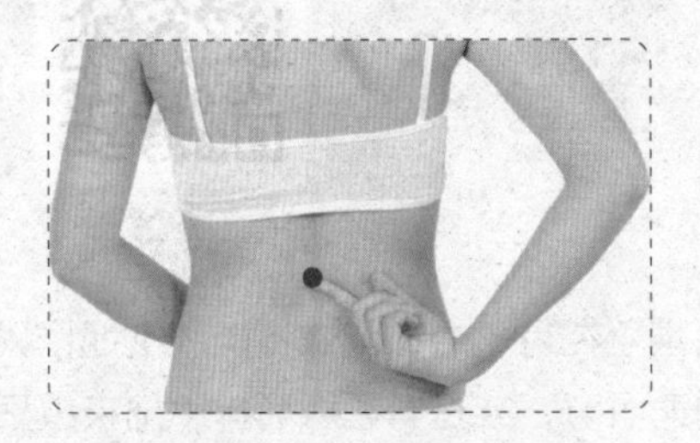

取穴方法：命门穴位于腰部，后正中线上，第 2 腰椎棘突下凹陷处。

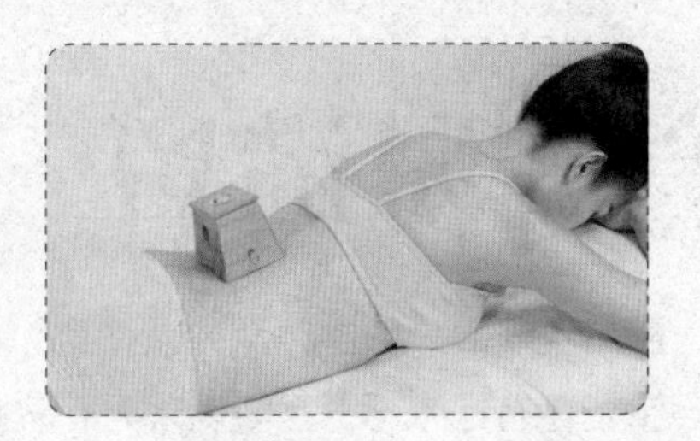

艾灸方法：将点燃的艾条放于艾灸盒内，将艾灸盒放于命门穴上，以温和灸法灸治 10 ~ 15 分钟。

◎温和灸肾俞穴

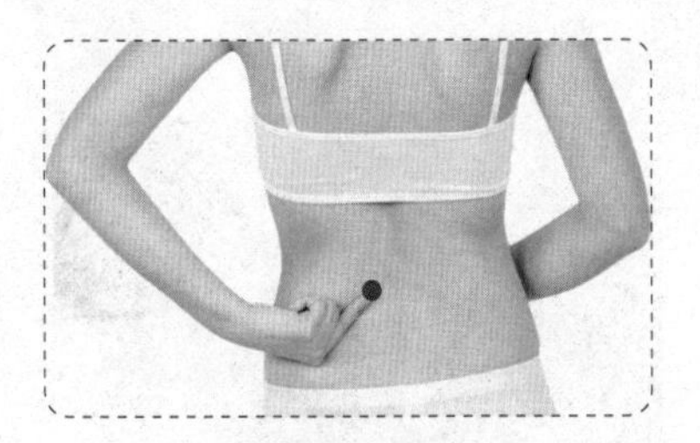

取穴方法：肾俞穴位于腰部，第 2 腰椎棘突下，旁开 1.5 寸。

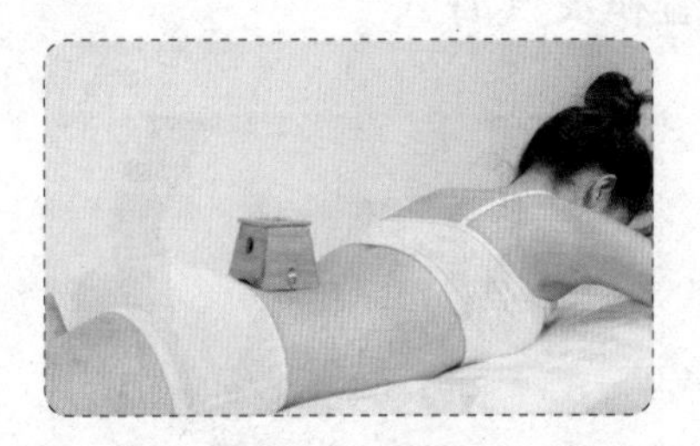

艾灸方法：将点燃的艾条放于艾灸盒内，将艾灸盒放于肾俞穴上，以温和灸法灸治 10 ~ 15 分钟。

◎温和灸关元穴

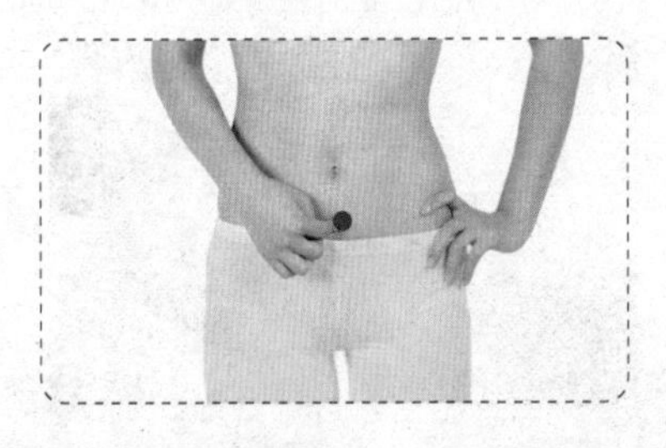

取穴方法：关元穴位于下腹部，前正中线上，脐中下 3 寸。

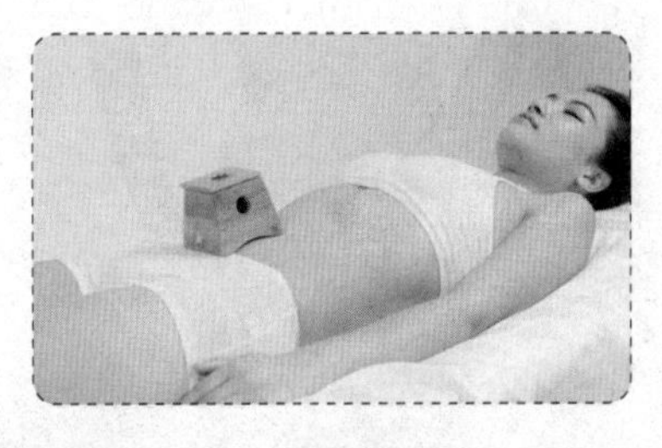

艾灸方法：将点燃的艾条放于艾灸盒内，将艾灸盒放于关元穴上，以温和灸法灸治 10 ~ 15 分钟。

产后尿潴留

产后尿潴留是指产妇在分娩 6 ~ 8 小时后甚至在月子中，仍然不能正常地排尿，并且膀胱还有饱胀感。主要表现为膀胱胀满却无尿意，或是有尿意而排不出来或只排一点。

艾灸方法

◎温和灸气海穴

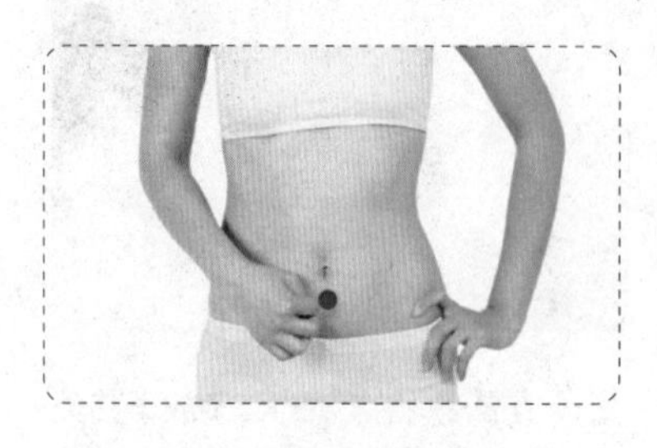

取穴方法：气海穴位于下腹部，前正中线上，脐中下 1.5 寸。

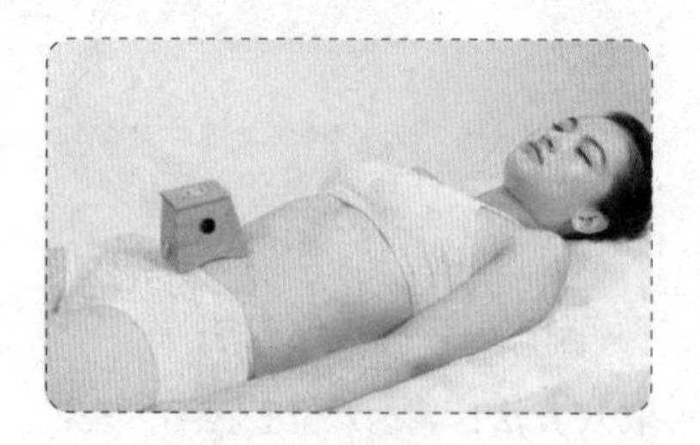

艾灸方法：用内燃艾条的艾灸盒以温和灸法灸治气海穴 10 ~ 15 分钟。

◎温和灸关元穴

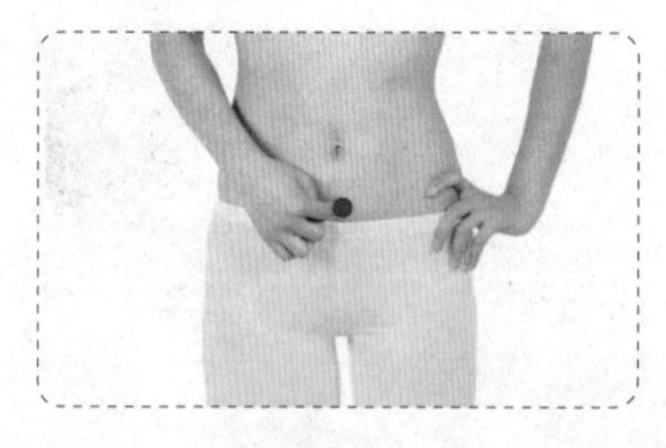

取穴方法：关元穴位于下腹部，前正中线上，脐中下 3 寸。

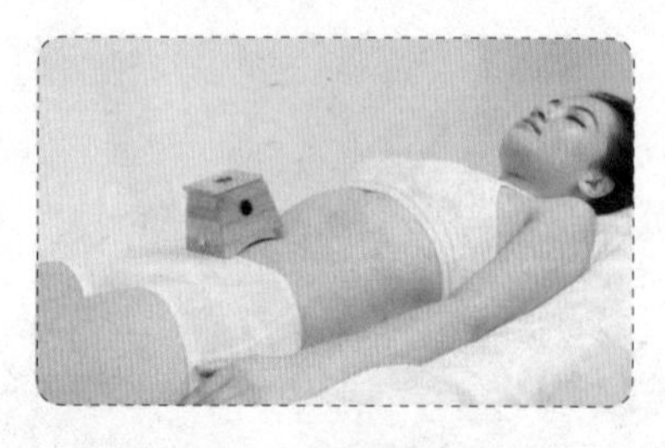

艾灸方法：将内燃艾条的艾灸盒放于关元穴上，以温和灸法灸治 10 分钟，至穴位上皮肤潮红、发热为宜。

◎温和灸三阴交穴

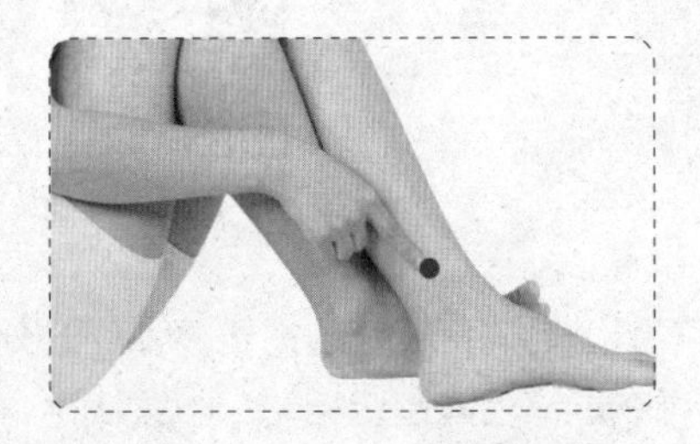

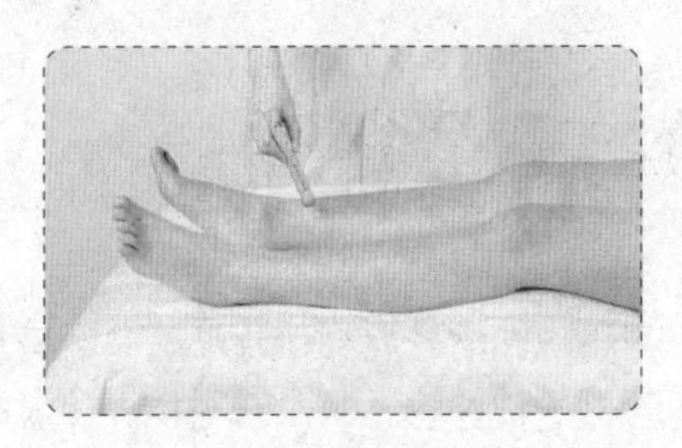

取穴方法：三阴交穴位于小腿内侧，足内踝尖上 3 寸，胫骨内侧缘后方。

艾灸方法：用艾条以温和灸法灸治一侧三阴交穴 10 分钟。对侧以同样的方法操作。

◎温和灸足三里穴

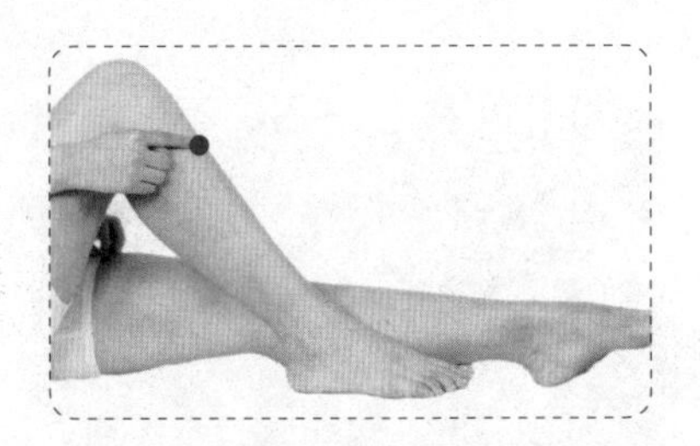

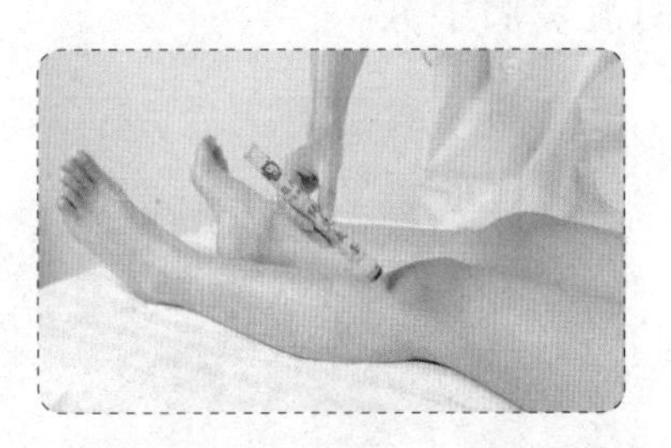

取穴方法：足三里穴位于小腿前外侧，犊鼻穴下 3 寸，距胫骨前缘一横指。

艾灸方法：用艾条以温和灸法灸治一侧足三里穴 10 分钟，以局部皮肤潮红、发热为度。对侧以同样的方法操作。

◎温和灸膀胱俞穴

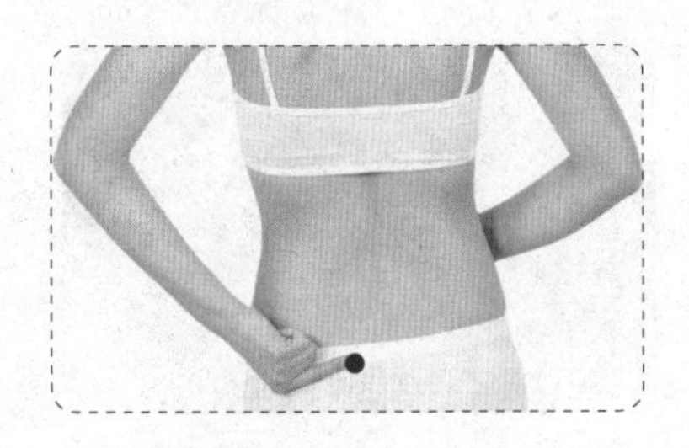

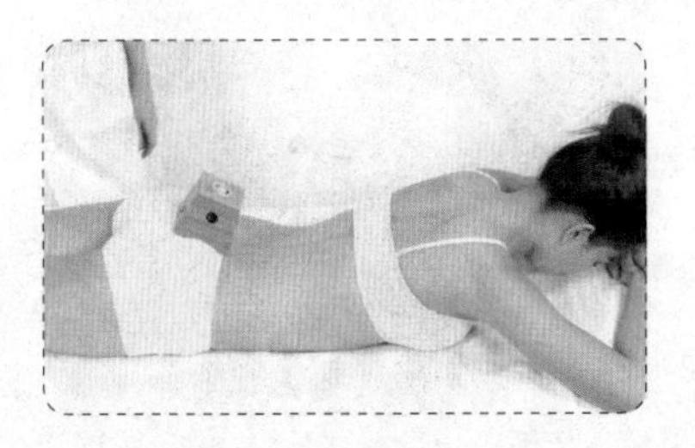

取穴方法：膀胱俞穴位于骶部，第 2 骶椎旁开 1.5 寸处，与第 2 骶后孔齐平。

艾灸方法：找到两侧膀胱俞穴，将燃着的艾灸盒放于膀胱俞穴上，以温和灸法灸治 10 ~ 15 分钟。

产后缺乳

产后缺乳指产后乳汁分泌量少或者没有，不能满足哺育婴儿的需要。乳汁的分泌量与乳母的精神状态、饮食结构、休息时间是否充足等因素密切相关。中医认为，产后缺乳多因身体虚弱或产期失血过多，以致气血亏虚、乳汁化源不足。

艾灸方法

◎回旋灸膻中穴

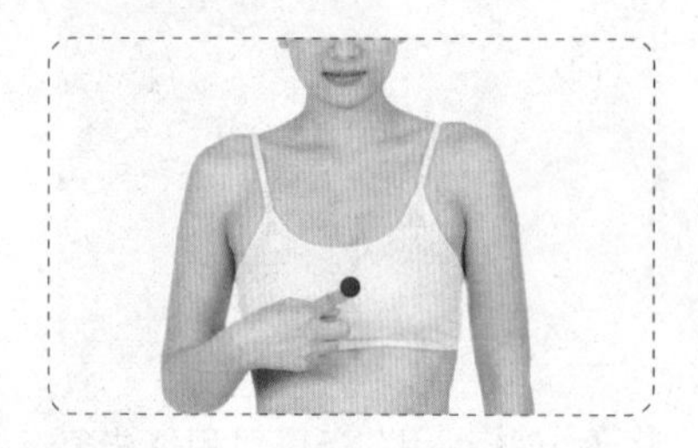

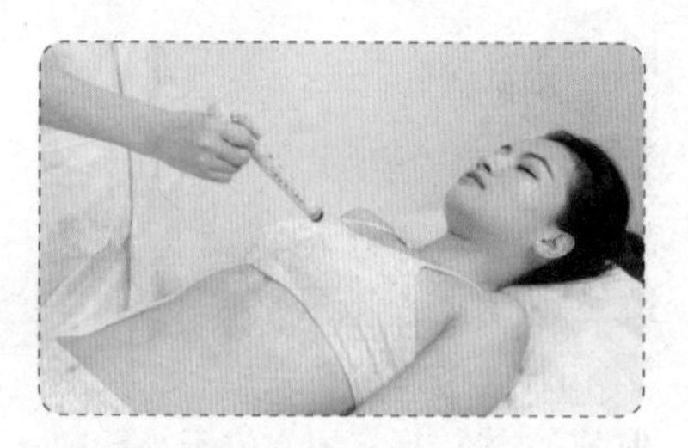

取穴方法：膻中穴位于胸部，前正中线上，平第4肋间，两乳头连线的中点。

艾灸方法：将艾条一端点燃，找到膻中穴，用艾条以回旋灸法来回灸治15分钟，热力要能够深入体内，直达病所。

◎回旋灸乳根穴

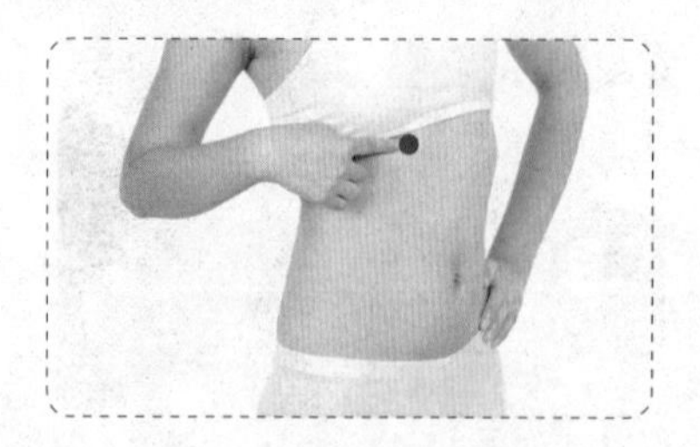

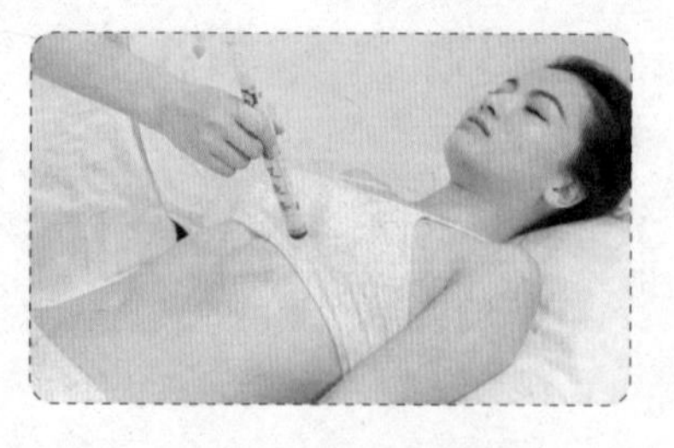

取穴方法：乳根穴位于胸部，乳头直下，乳房根部，第5肋间隙，距前正中线4寸。

艾灸方法：将艾条一端点燃，找到乳根穴，用艾条以回旋灸法来回灸治15分钟。对侧以同样的方法操作。

◎回旋灸期门穴

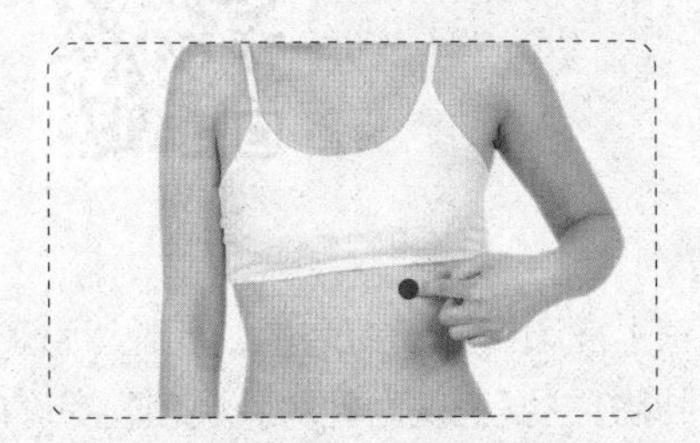

取穴方法：期门穴位于胸部，乳头直下，第 6 肋间隙，前正中线旁开 4 寸。

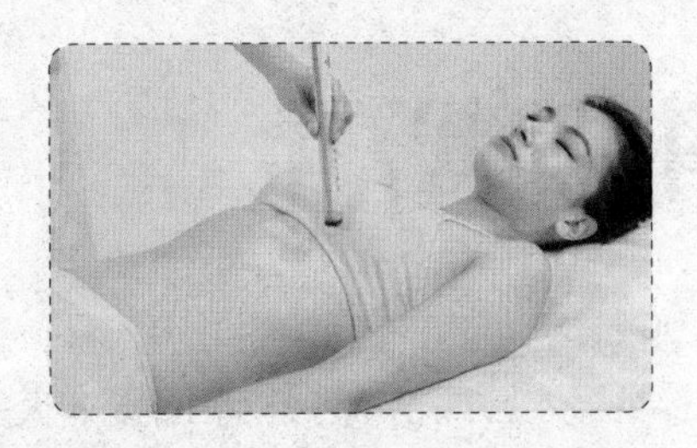

艾灸方法：找到一侧期门穴，用艾条以回旋灸法灸治 15 分钟。对侧以同样的方法操作。

◎温和灸合谷穴

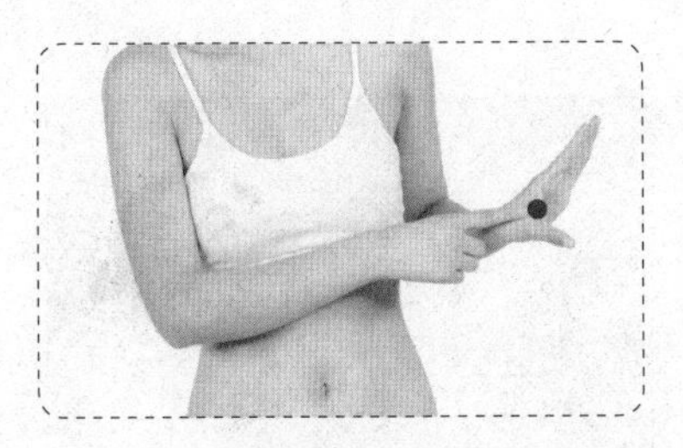

取穴方法：合谷穴位于手背，第 1、第 2 掌骨间，第 2 掌骨桡侧的中点。

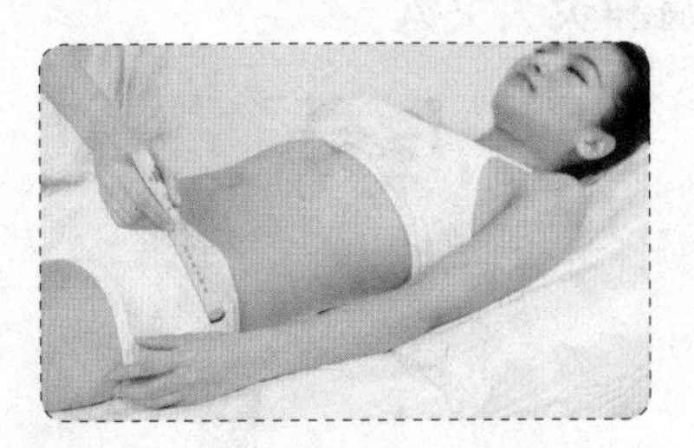

艾灸方法：找到一侧合谷穴，用艾条以温和灸法灸治 10 分钟。对侧以同样的方法操作。

◎温和灸脾俞穴

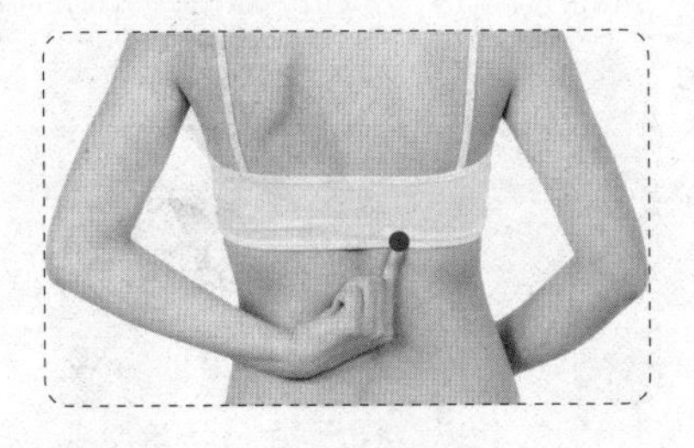

取穴方法：脾俞穴位于背部，第 11 胸椎棘突下，旁开 1.5 寸。

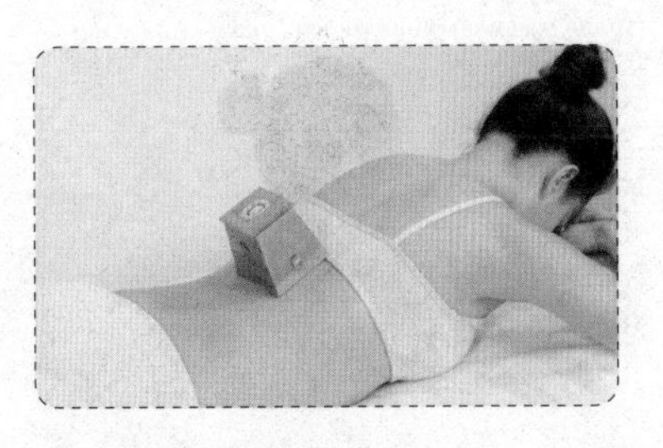

艾灸方法：找到两侧脾俞穴，用艾灸盒以温和灸法灸治 10~15 分钟，以穴位上皮肤潮红为度。

乳腺增生

乳腺增生是女性常见的乳房疾病，是指乳腺上皮和纤维组织增生，乳腺导管和乳小叶结构改变，属于病理性增生，既非炎症又非肿瘤。主要表现为乳房肿块和乳房疼痛，并有月经前期加重、行经后减轻的发作规律。中医认为，乳腺增生是肝气郁积所致。

艾灸方法

◎温和灸天突穴

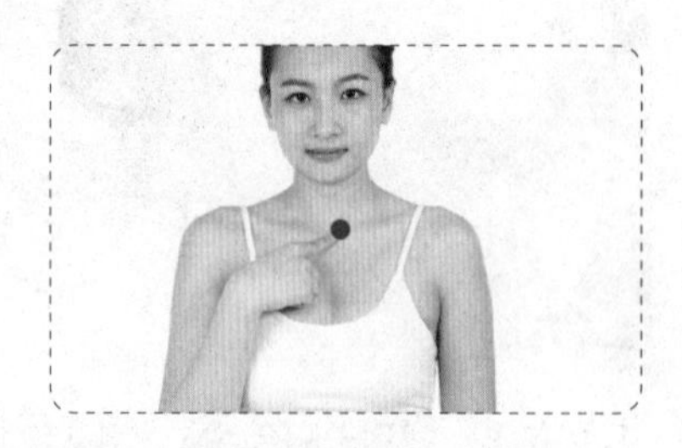

取穴方法：天突穴位于颈部，前正中线上，胸骨上窝中央（胸骨柄上窝凹陷处）。

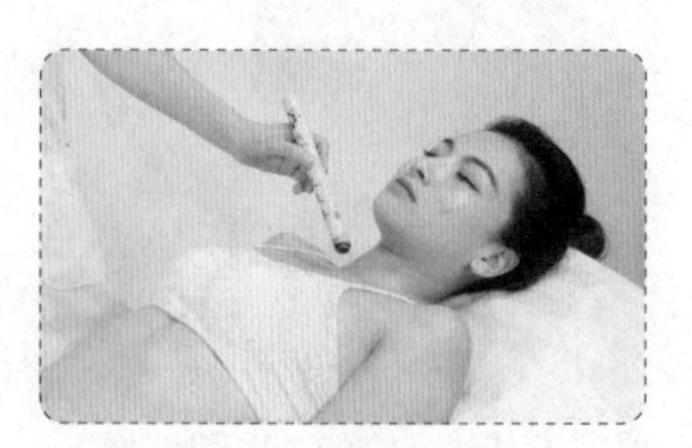

艾灸方法：点燃艾条，用艾条以温和灸法灸治天突穴 10 分钟。

◎温和灸肩井穴

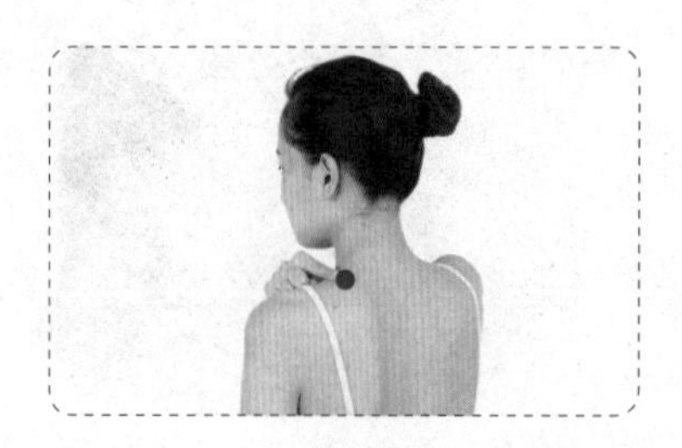

取穴方法：肩井穴位于肩上，前直乳中，大椎穴与肩峰端连线的中点。

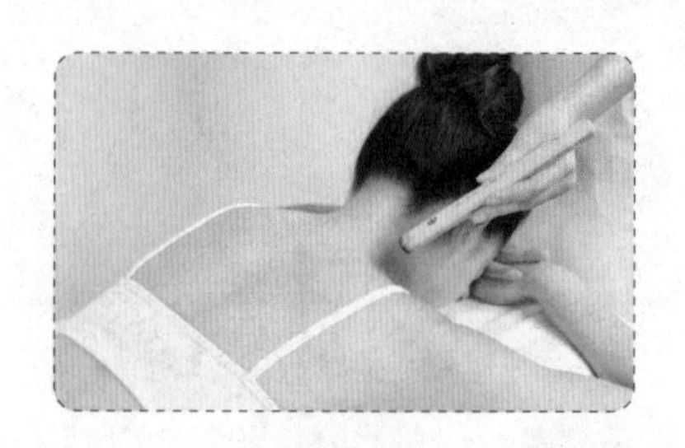

艾灸方法：点燃艾条，用艾条以温和灸法灸治两侧肩井穴各 10 分钟。

◎温和灸三阴交穴

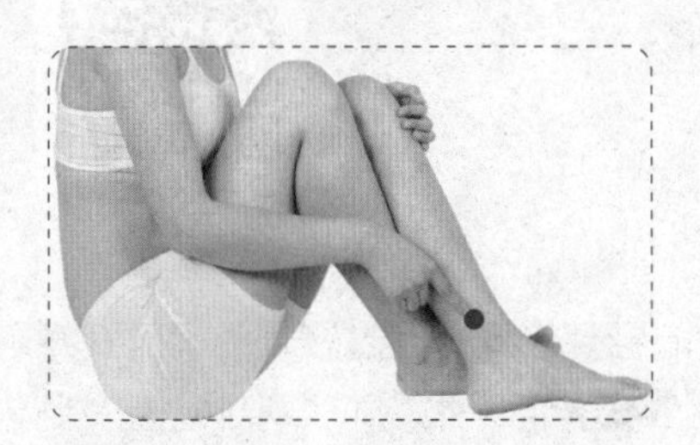

取穴方法：三阴交穴位于小腿内侧，足内踝尖上3寸，胫骨内侧缘后方。

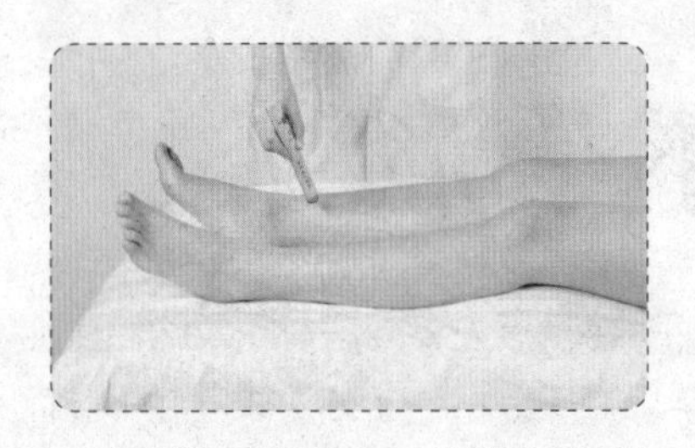

艾灸方法：点燃艾条，用艾条以温和灸法灸治两侧三阴交穴各10分钟。

◎温和灸肝俞穴

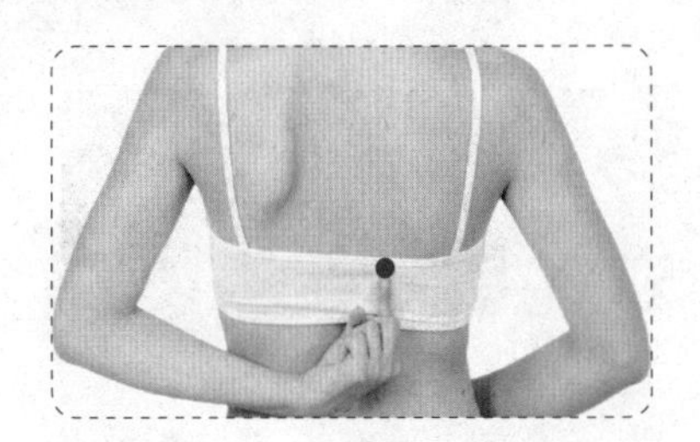

取穴方法：肝俞穴位于背部，第9胸椎棘突下，旁开1.5寸。

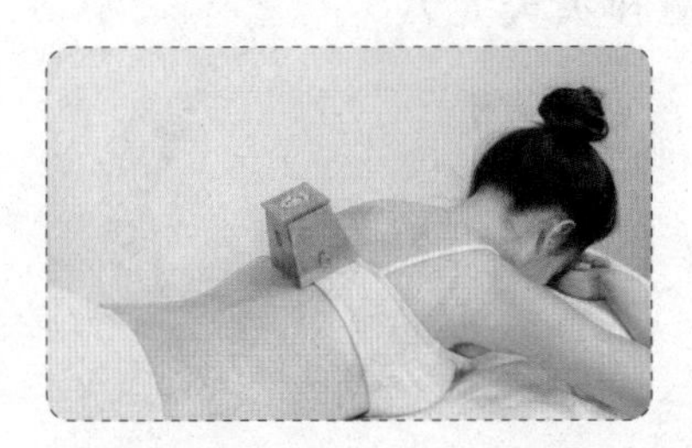

艾灸方法：点燃艾条，置于艾灸盒内，将艾灸盒放于两侧肝俞穴上，以温和灸法灸治10～15分钟。

◎温和灸乳根穴

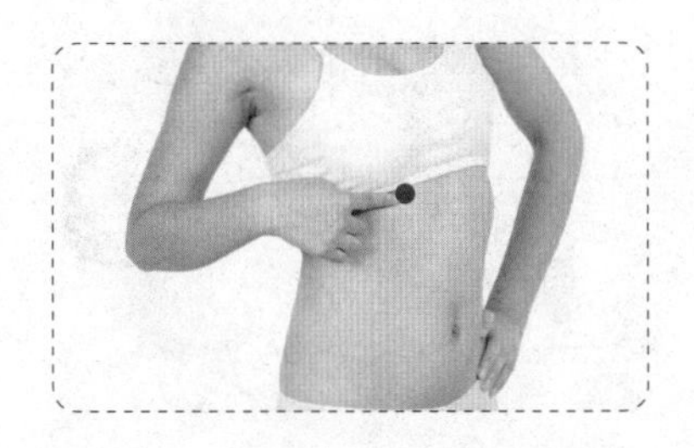

取穴方法：乳根穴位于胸部，乳头直下，乳房根部，第5肋间隙，距前正中线4寸。

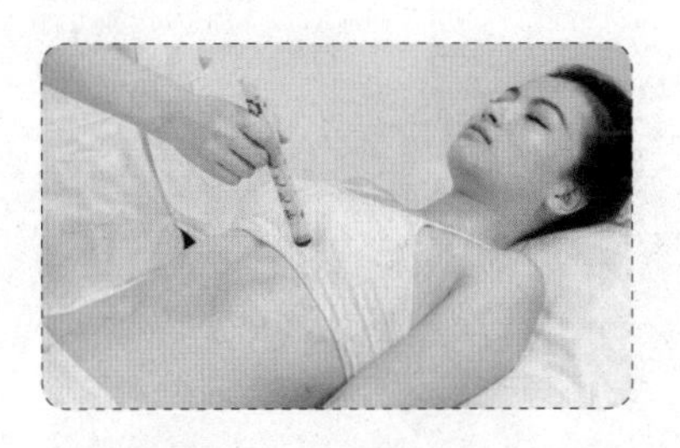

艾灸方法：用艾条以温和灸法灸治两侧乳根穴各10分钟，以局部皮肤潮红为度。

不孕症

不孕是指夫妻同居有正常的性生活，未采取避孕措施，经过较长时间而女方未能怀孕。临床上不孕症分为原发性不孕症和继发性不孕症两种。同居两年以上未受孕者称原发性不孕症；婚后曾有过妊娠，相距两年以上未受孕者，称继发性不孕症。

艾灸方法

◎温和灸关元穴

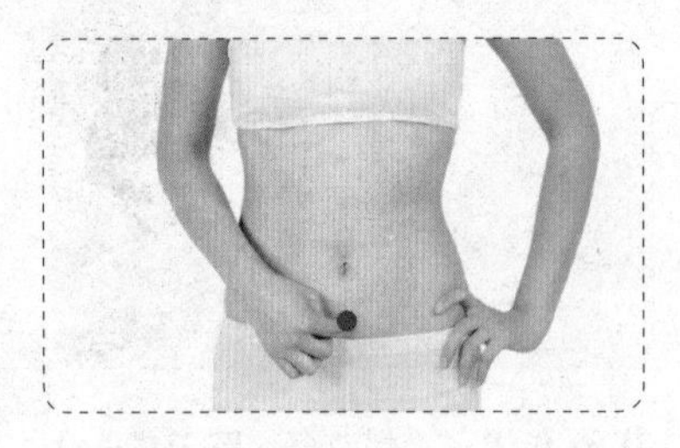

取穴方法：关元穴位于下腹部，前正中线上，脐中下 3 寸。

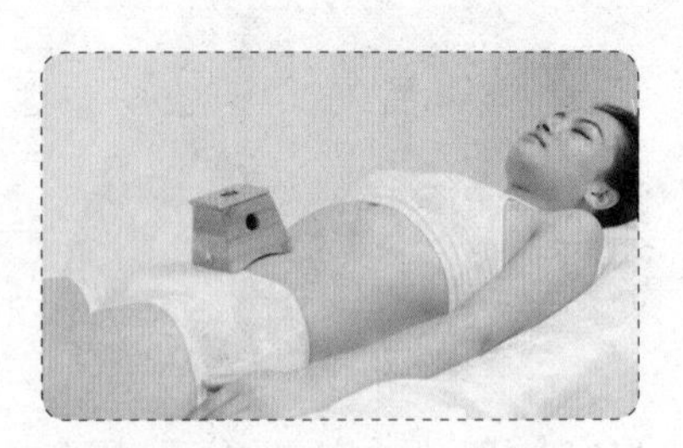

艾灸方法：点燃艾条一端放于艾灸盒内，将艾灸盒放于关元穴上，以温和灸法灸治 10 ~ 15 分钟。

◎温和灸中极穴

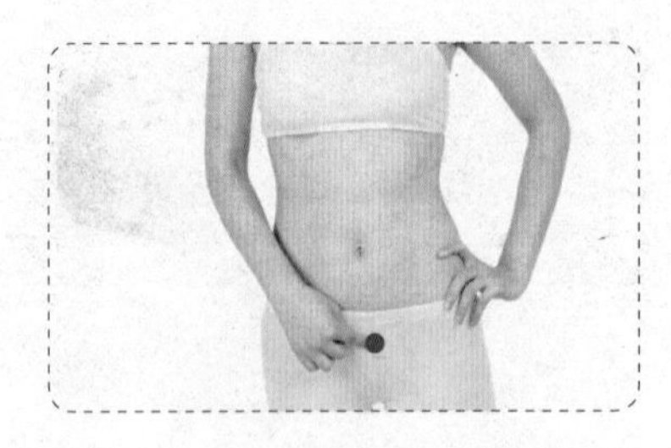

取穴方法：中极穴位于下腹部，前正中线上，脐中下 4 寸。

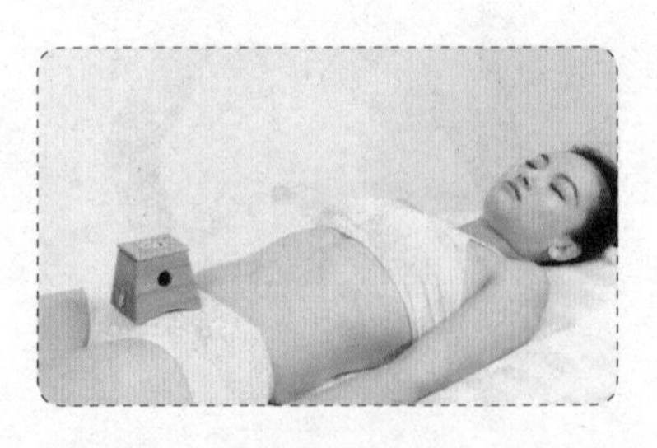

艾灸方法：点燃艾条放入艾灸盒中，将艾灸盒放于中极穴上，以温和灸法灸治 10 ~ 15 分钟。

◎回旋灸足三里穴

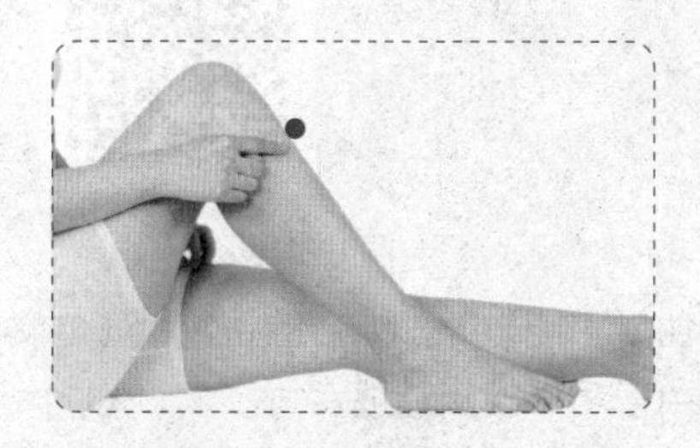

取穴方法：足三里穴位于小腿前外侧，犊鼻穴下 3 寸，距胫骨前缘一横指。

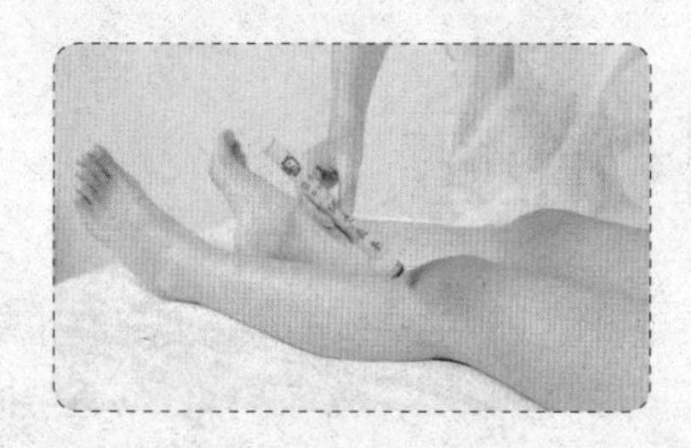

艾灸方法：将艾条一端点燃，找到两侧足三里穴，用艾条以回旋灸法灸治各 10 ~ 15 分钟。

◎回旋灸三阴交穴

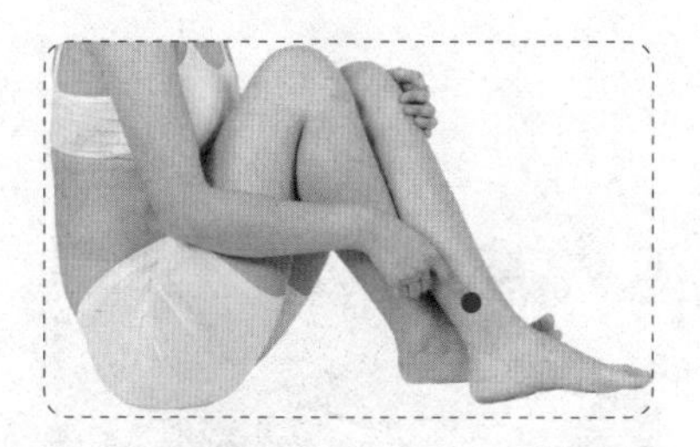

取穴方法：三阴交穴位于小腿内侧，足内踝尖上 3 寸，胫骨内侧缘后方。

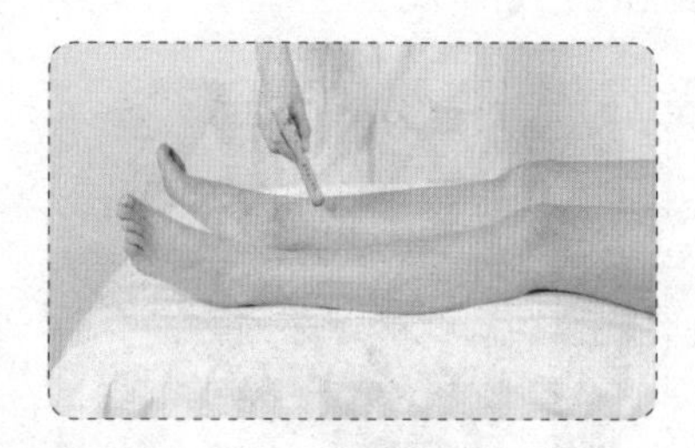

艾灸方法：用艾条以回旋灸法灸治一侧三阴交穴 10 ~ 15 分钟。对侧以同样的方法操作。

◎温和灸肾俞穴

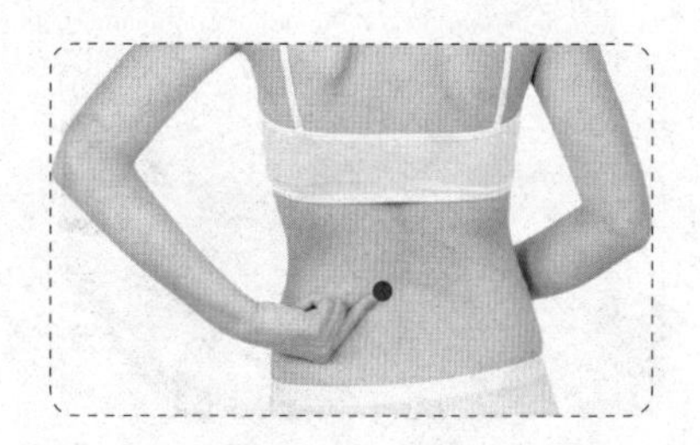

取穴方法：肾俞穴位于腰部，第 2 腰椎棘突下，旁开 1.5 寸。

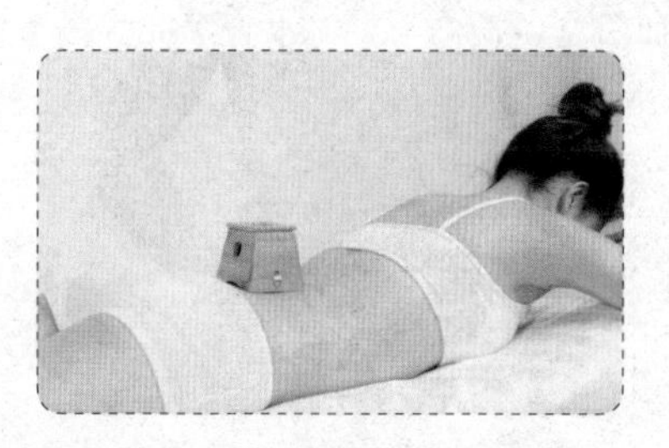

艾灸方法：点燃艾条放入艾灸盒中，将艾灸盒放于两侧肾俞穴上，以温和灸法灸治 10 ~ 15 分钟。

不育症

生育对男性的基本要求是要具有正常的性功能和能与卵子结合的正常精子。男女婚后同居两年以上，没有采取任何避孕措施，由于男方因素造成女方不孕，称为男性不育症。不育症多由于内分泌疾病、生殖道感染、男性性功能障碍、病久伤阴致肾气不足等而致。

艾灸方法

◎温和灸气海穴

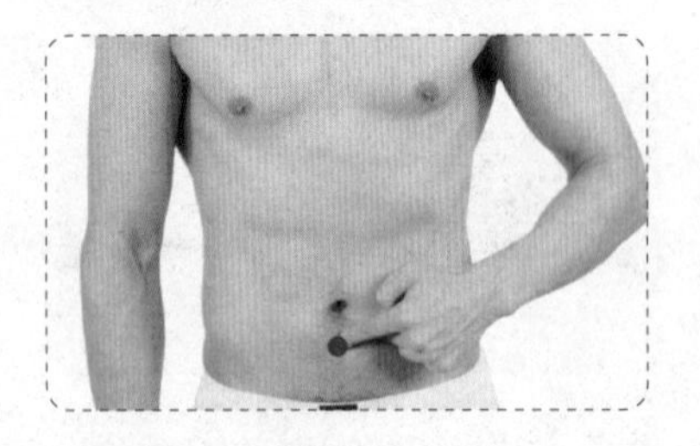

取穴方法：气海穴位于下腹部，前正中线上，脐中下 1.5 寸。

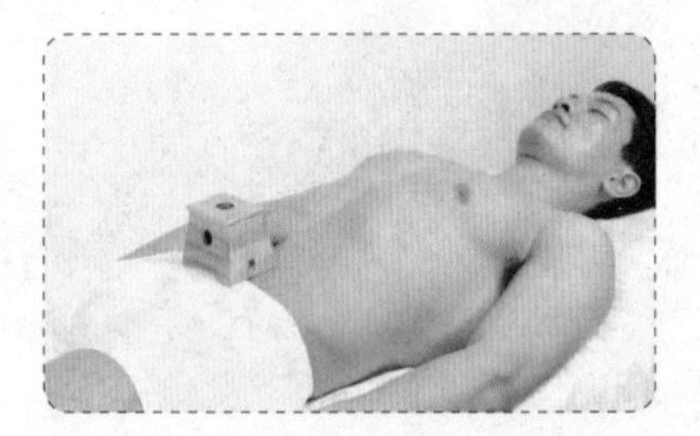

艾灸方法：点燃艾条放入艾灸盒内，将艾灸盒放于气海穴上，以温和灸法灸治 10 ~ 15 分钟。

◎温和灸关元穴

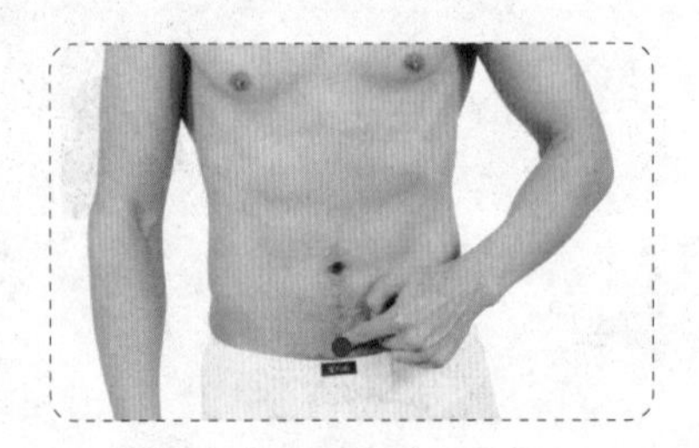

取穴方法：关元穴位于下腹部，前正中线上，脐中下 3 寸。

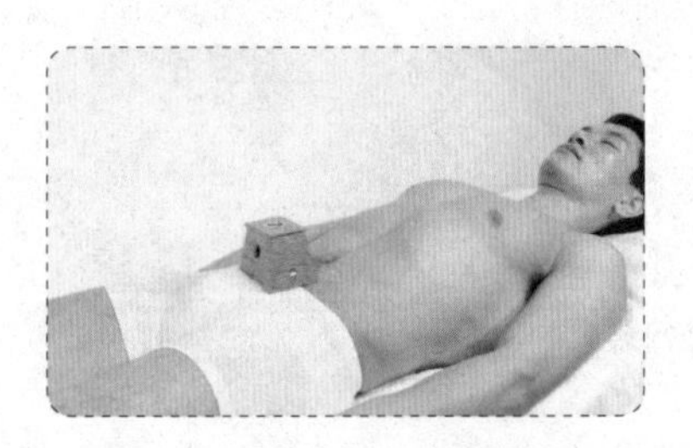

艾灸方法：点燃艾条放入艾灸盒内，将艾灸盒放于关元穴上，以温和灸法灸治 10 ~ 15 分钟。

◎温和灸足三里穴

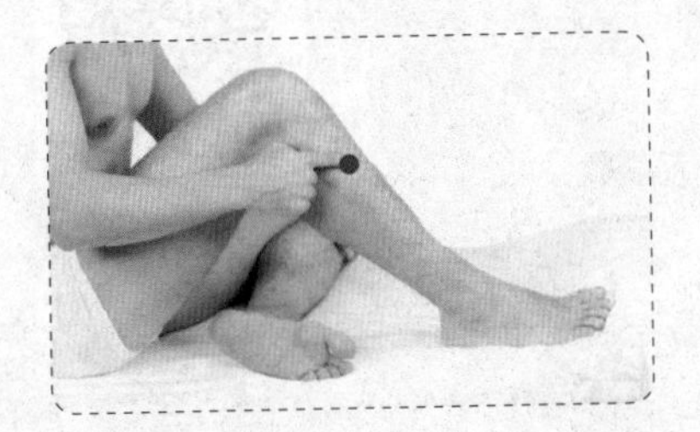

取穴方法：足三里穴位于小腿前外侧，犊鼻穴下3寸，距胫骨前缘一横指。

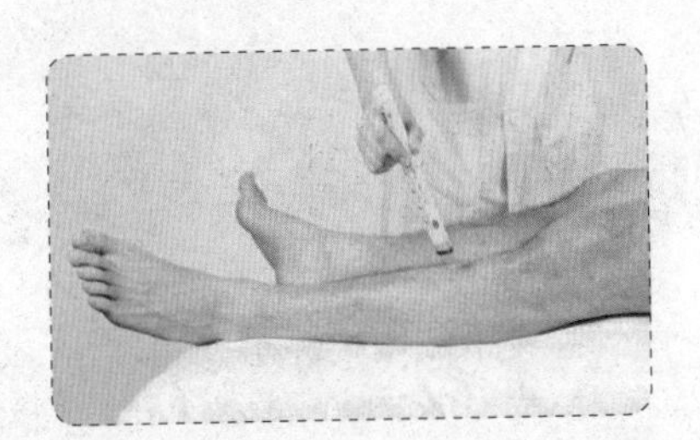

艾灸方法：找到一侧足三里穴，用艾条以温和灸法灸治 10 ~ 15 分钟。对侧以同样的方法操作。

◎温和灸三阴交穴

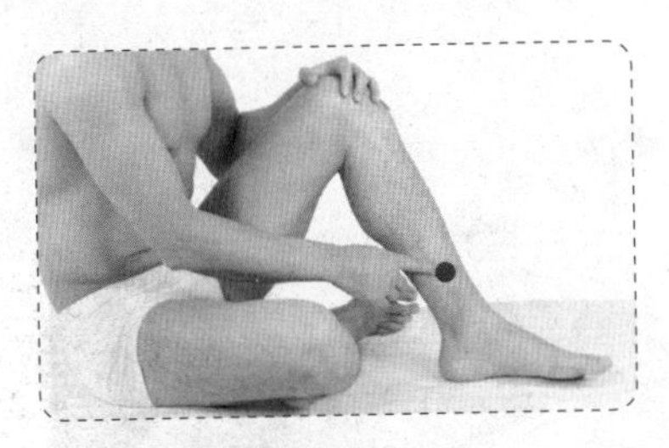

取穴方法：三阴交穴位于小腿内侧，足内踝尖上 3 寸，胫骨内侧缘后方。

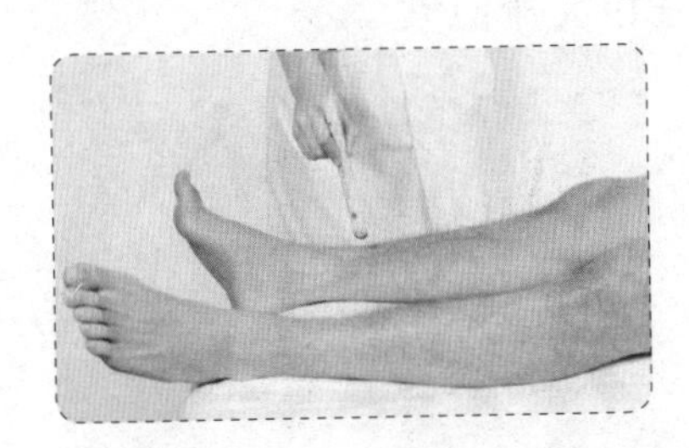

艾灸方法：找到一侧三阴交穴，用艾条以温和灸法灸治 10 ~ 15 分钟。对侧以同样的方法操作。

◎温和灸肾俞穴

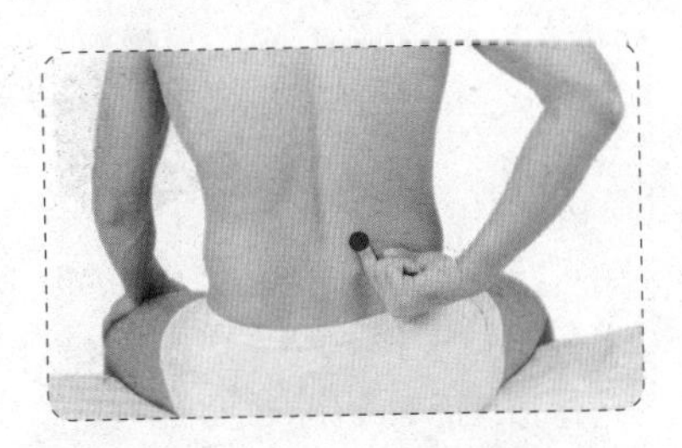

取穴方法：肾俞穴位于腰部，第 2 腰椎棘突下，旁开 1.5 寸处。

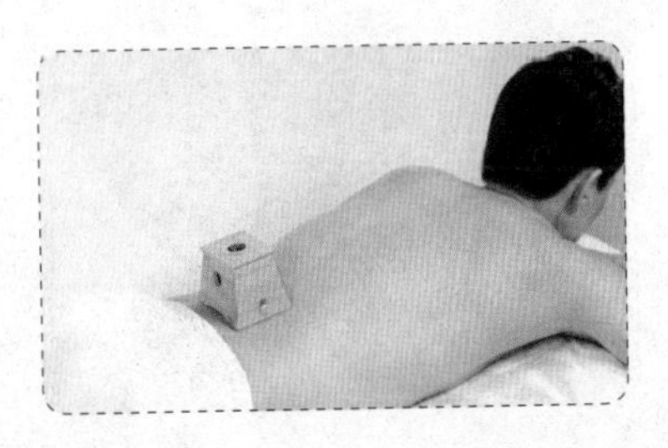

艾灸方法：点燃艾条放入艾灸盒内，将艾灸盒放于两侧肾俞穴上，以温和灸法灸治 10 ~ 15 分钟。

前列腺炎

前列腺炎是成年男性常见病之一，是前列腺感染所致的急慢性炎症。其临床表现多样化，可表现为尿急、尿频、排尿时有烧灼感、排尿疼痛、尿道滴白，会阴、肛门、阴囊触痛和坠胀，疼痛放射至腰腹和下肢，性功能障碍等，晨间症状较为明显。

艾灸方法

◎温和灸命门穴

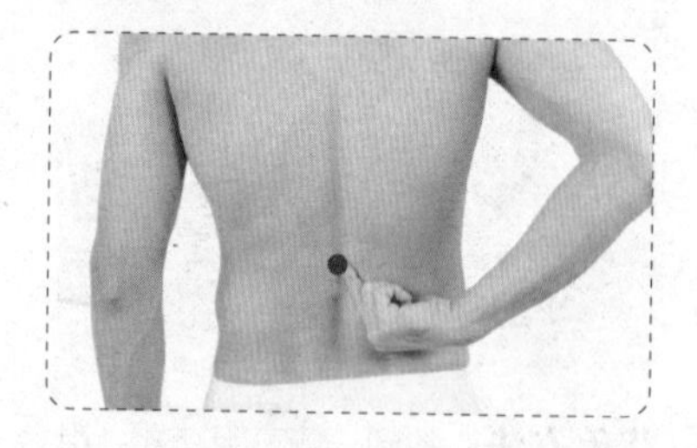

取穴方法：命门穴位于腰部，后正中线上，第2腰椎棘突下凹陷中。

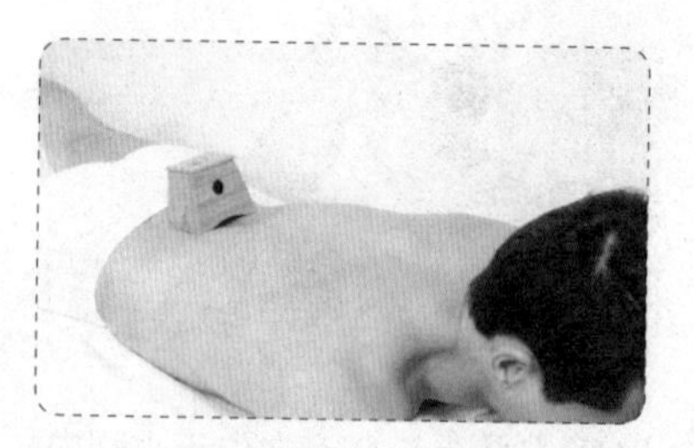

艾灸方法：将内燃艾条的艾灸盒放于命门穴上，以温和灸法灸治10～15分钟，至局部温热舒适而不灼烫为宜。

◎温和灸肾俞穴

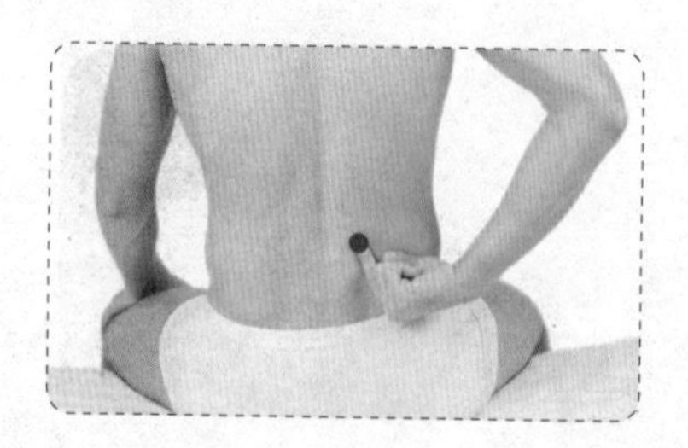

取穴方法：肾俞穴位于腰部，第2腰椎棘突下，旁开1.5寸。

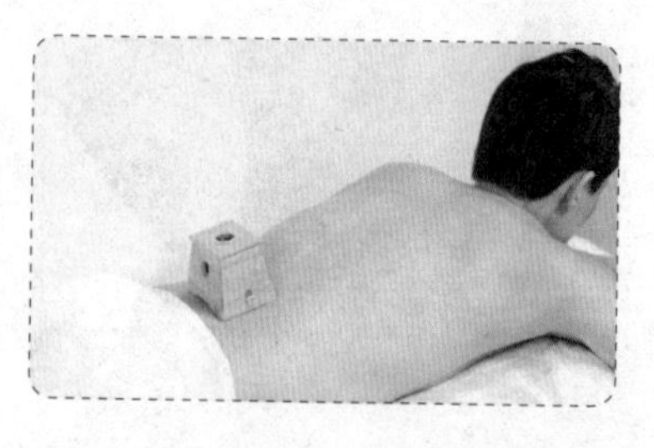

艾灸方法：点燃艾条放入艾灸盒内，将艾灸盒放于两侧肾俞穴上，以温和灸法灸治10～15分钟，至穴位上皮肤潮红、发热为宜。

◎温和灸气海穴

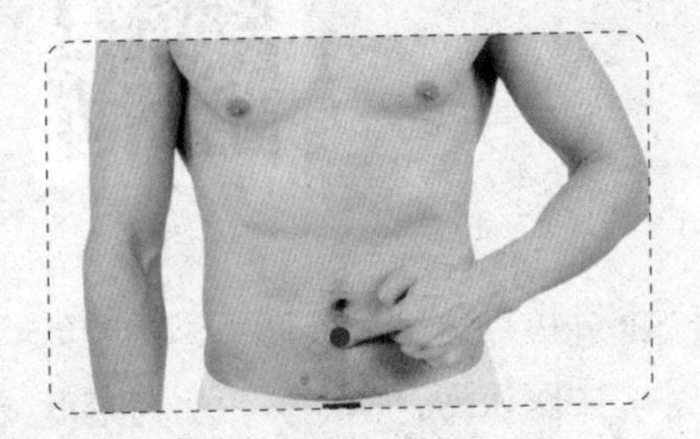

取穴方法：气海穴位于下腹部，前正中线上，脐中下1.5寸。

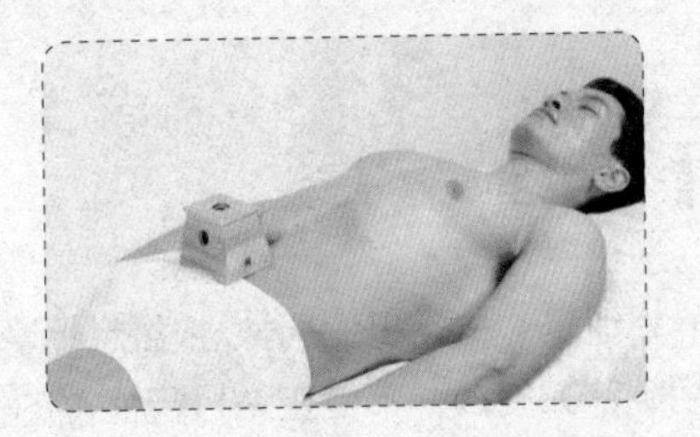

艾灸方法：将内燃艾条的艾灸盒放于气海穴上，以温和灸法灸治10～15分钟，至局部温热舒适而不灼烫为宜。

◎温和灸关元穴

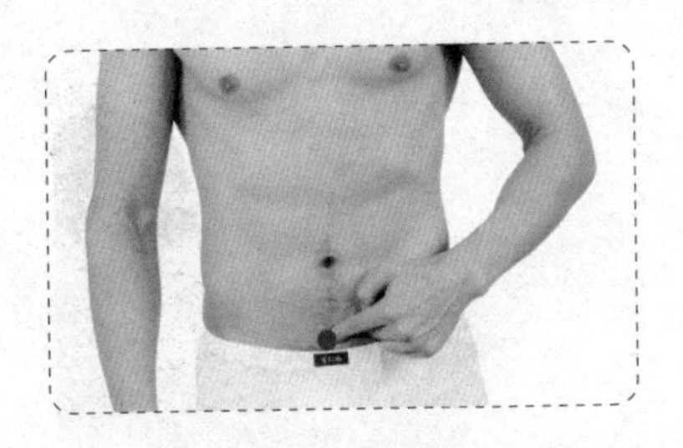

取穴方法：关元穴位于下腹部，前正中线上，脐中下3寸。

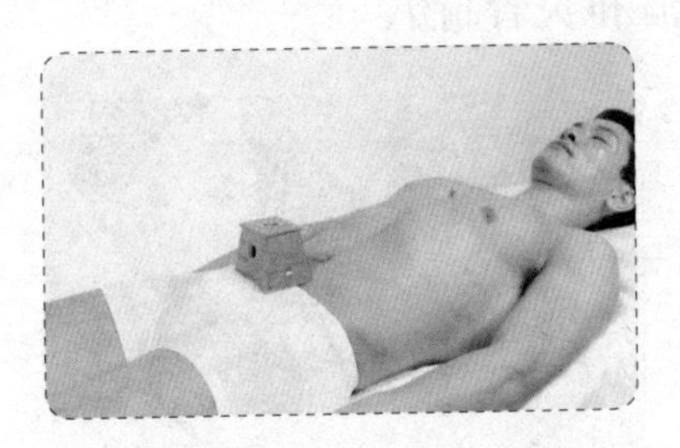

艾灸方法：将内燃艾条的艾灸盒放于关元穴上，以温和灸法灸治10～15分钟，至局部温热舒适而不灼烫为宜。

◎温和灸中极穴

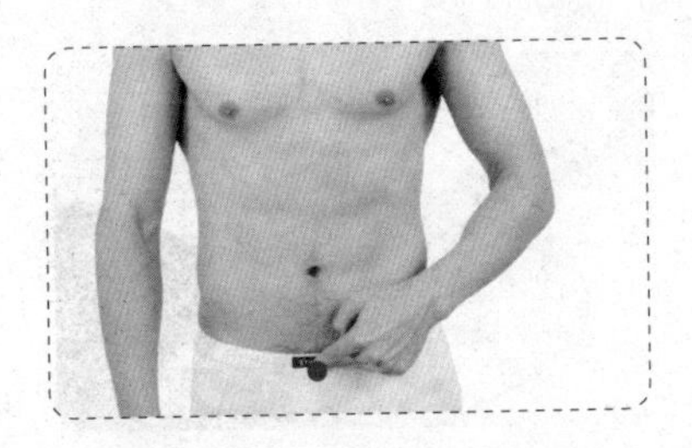

取穴方法：中极穴位于下腹部，前正中线上，脐中下4寸。

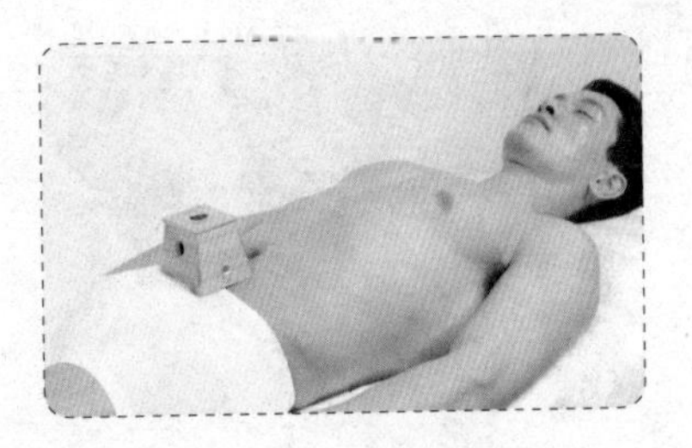

艾灸方法：将内燃艾条的艾灸盒放于中极穴上，以温和灸法灸治10～15分钟，至局部温热舒适而不灼烫为宜。

早泄

早泄是一种常见的男性性功能障碍，指性交时间极短，或阴茎插入阴道即射精，随后阴茎即疲软，不能正常进行性交的一种病症。中医认为，早泄多由房劳过度或频繁自慰，导致肾精亏耗、肾阴不足、相火偏亢所致。

艾灸方法

◎温和灸肾俞穴

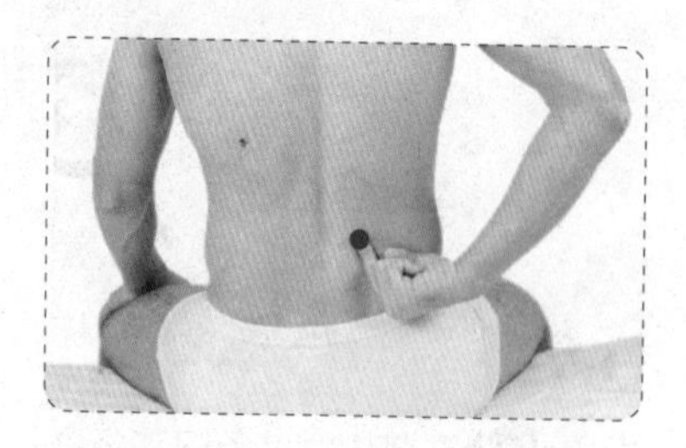

取穴方法：肾俞穴位于腰部，第2腰椎棘突下，旁开1.5寸。

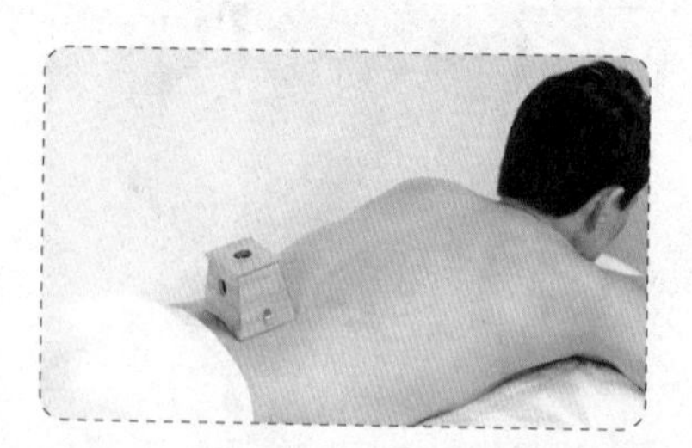

艾灸方法：用燃着的艾灸盒以温和灸法灸治两侧肾俞穴10～15分钟。

◎温和灸腰阳关穴

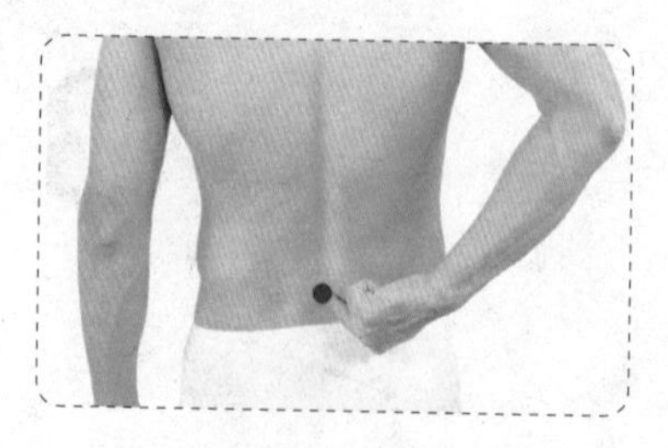

取穴方法：腰阳关穴位于腰部，后正中线上，第4腰椎棘突下凹陷中。

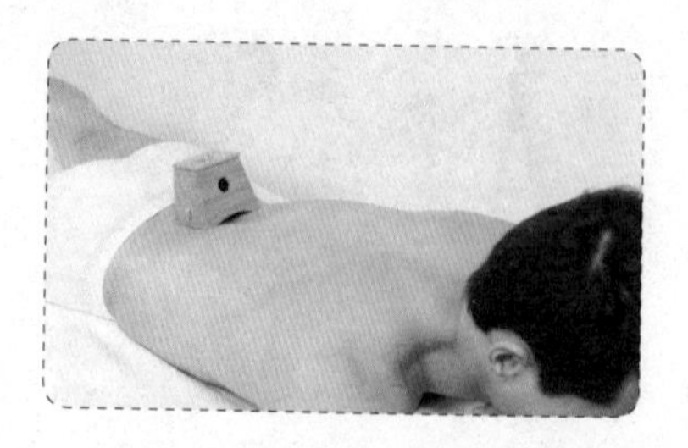

艾灸方法：用燃着的艾灸盒以温和灸法灸治腰阳关穴10～15分钟。

◎温和灸神阙穴

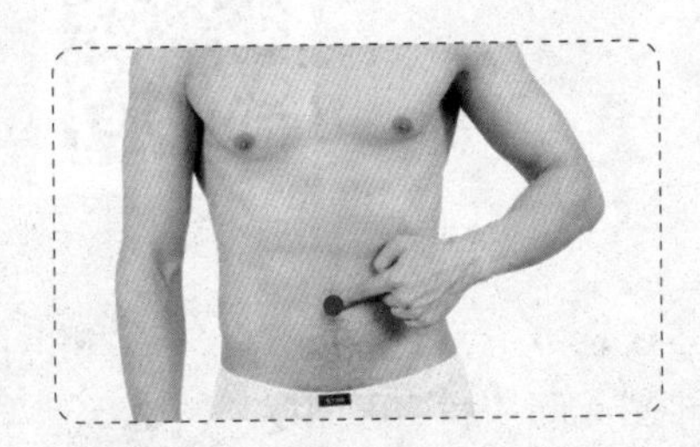

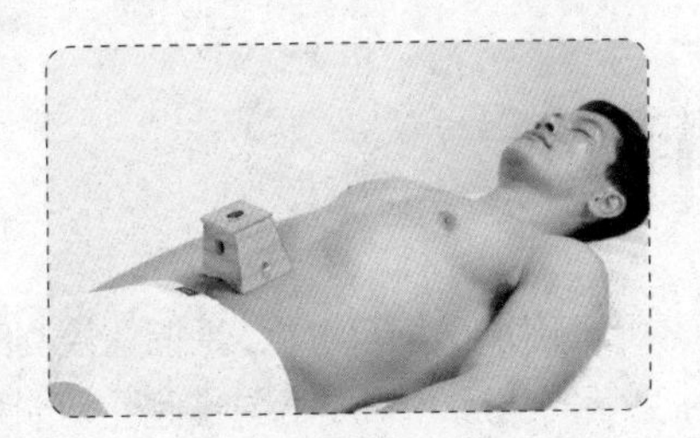

取穴方法：神阙穴位于腹中部，脐中央，即肚脐。

艾灸方法：用燃着的艾灸盒以温和灸法灸治神阙穴 10 ~ 15 分钟。

◎温和灸足三里穴

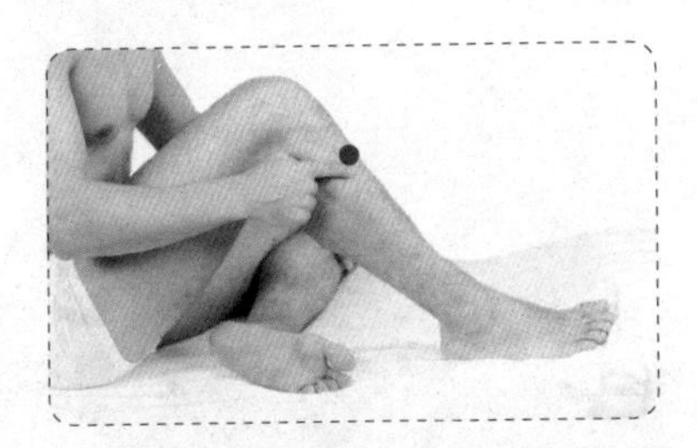

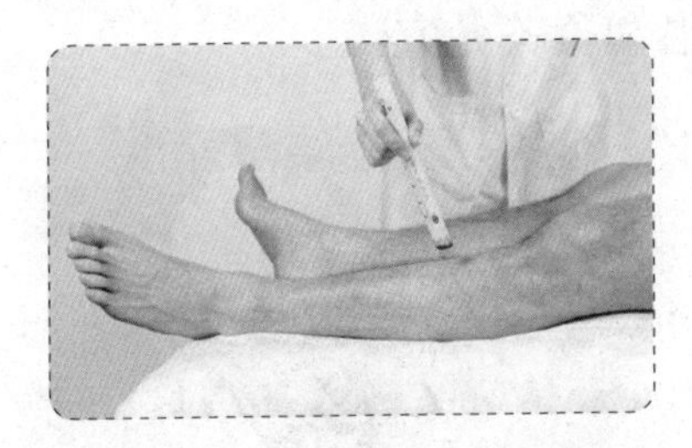

取穴方法：足三里穴位于小腿前外侧，犊鼻穴下3寸，距胫骨前缘一横指。

艾灸方法：找到一侧足三里穴，用艾条以温和灸法灸治 10 ~ 15 分钟，至局部潮红发热为宜。对侧以同样的方法操作。

◎温和灸三阴交穴

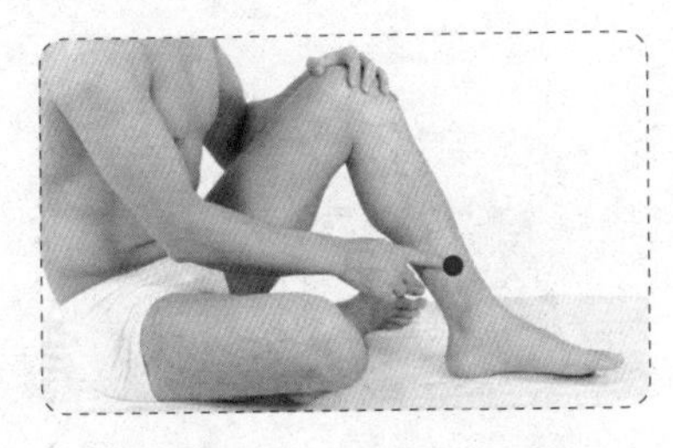

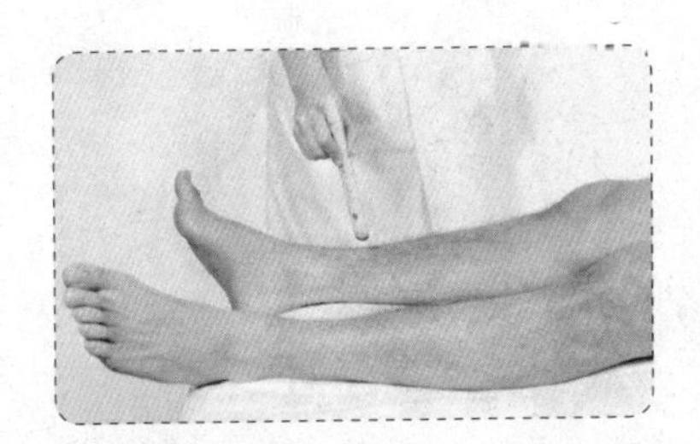

取穴方法：三阴交穴位于小腿内侧，足内踝尖上 3 寸，胫骨内侧缘后方。

艾灸方法：找到一侧三阴交穴，用艾条以温和灸法灸治 10 ~ 15 分钟。对侧以同样的方法操作。

阳痿

阳痿即勃起功能障碍，是指在性交时，阴茎痿软不举，或举而不坚，无法进行正常性生活的病症。阳痿常与其他性功能障碍互相影响而使病情更加复杂，如早泄持续发生可转变为阳痿，而阳痿久治不愈可使性欲降低，性欲降低又加重阳痿。

艾灸方法

◎温和灸关元穴

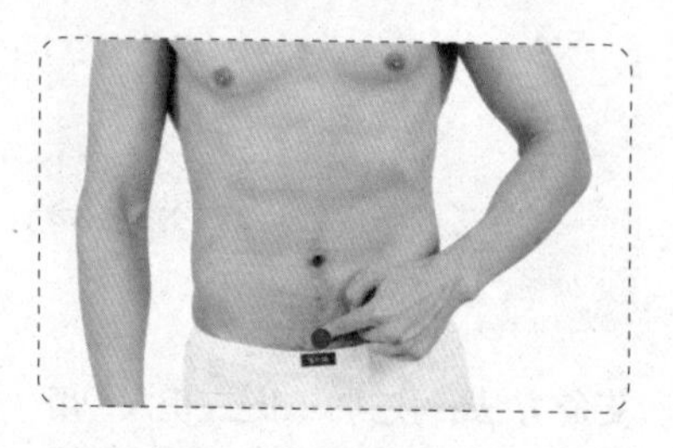

取穴方法：关元穴位于下腹部，前正中线上，脐中下 3 寸。

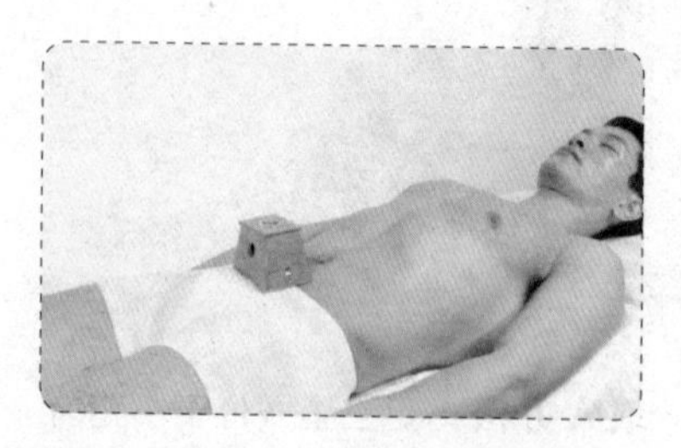

艾灸方法：点燃艾条，将燃着的艾条放入艾灸盒中，用艾灸盒以温和灸法灸治关元穴 10 ~ 15 分钟。

◎温和灸中极穴

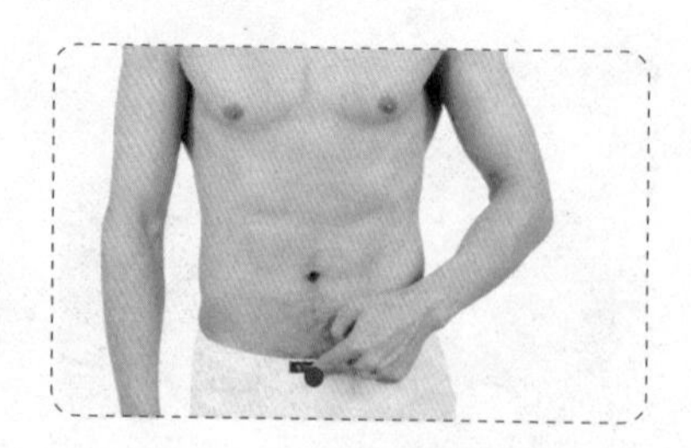

取穴方法：中极穴位于下腹部，前正中线上，脐中下 4 寸。

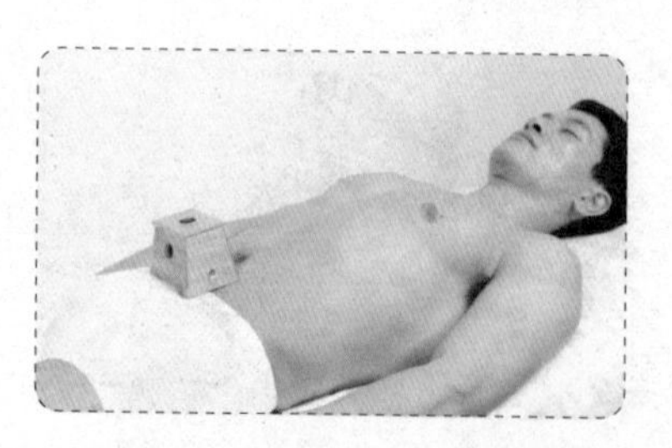

艾灸方法：点燃艾条，将燃着的艾条放入艾灸盒中，用艾灸盒以温和灸法灸治中极穴 10 ~ 15 分钟。

◎温和灸肾俞穴

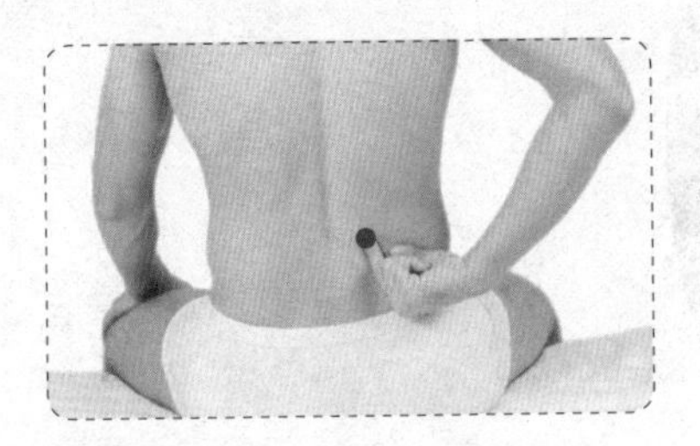

取穴方法：肾俞穴位于腰部，第2腰椎棘突下，旁开1.5寸。

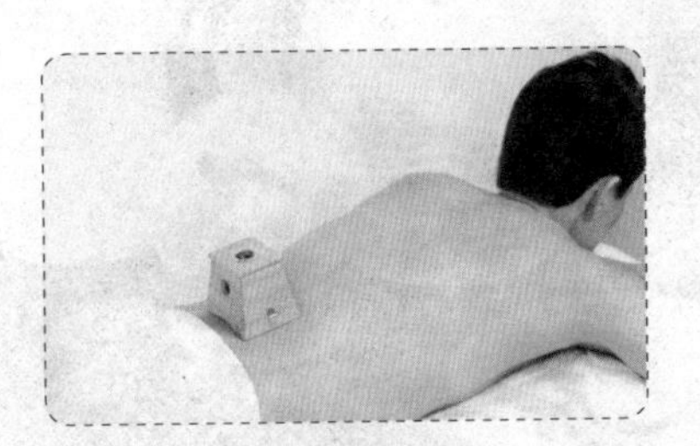

艾灸方法：点燃艾条，将燃着的艾条放入艾灸盒中，用艾灸盒以温和灸法灸治两侧肾俞穴10～15分钟。

◎温和灸命门穴

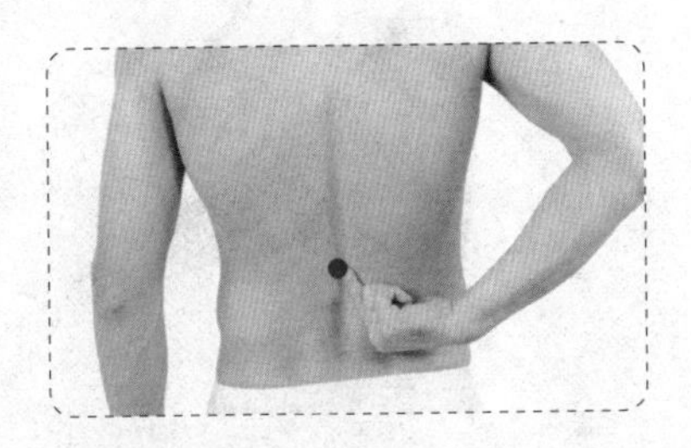

取穴方法：命门穴位于腰部，后正中线上，第2腰椎棘突下凹陷中。

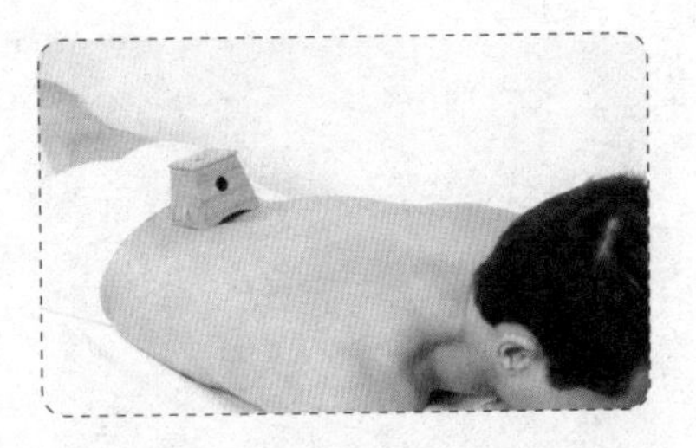

艾灸方法：点燃艾条，将燃着的艾条放入艾灸盒中，用艾灸盒以温和灸法灸治命门穴10～15分钟。

◎温和灸腰阳关穴

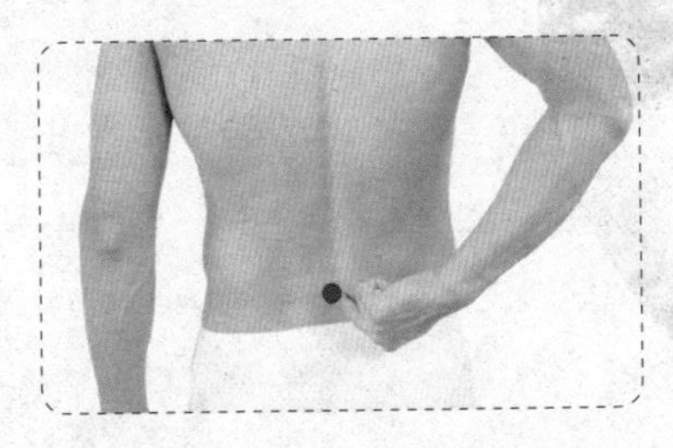

取穴方法：腰阳关穴位于腰部，后正中线上，第4腰椎棘突下凹陷中。

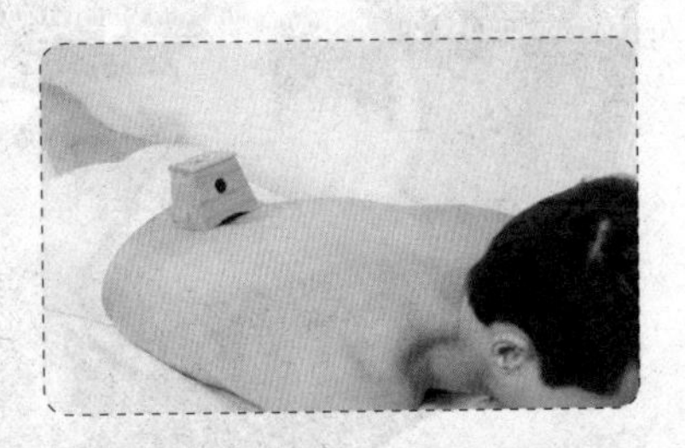

艾灸方法：点燃艾条，将燃着的艾条放入艾灸盒中，用艾灸盒以温和灸法灸治腰阳关穴10～15分钟。

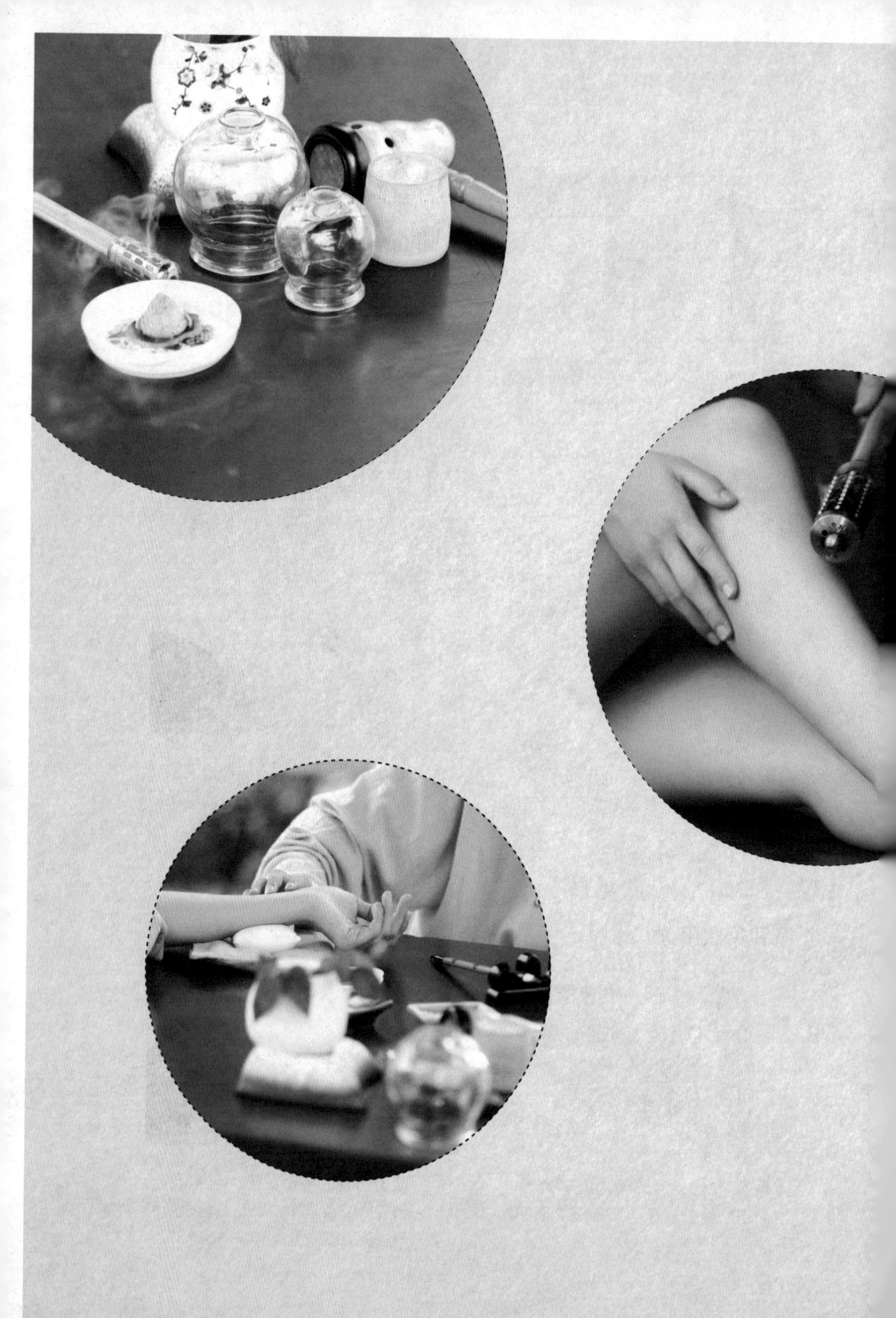

Part 6

中老年慢性病

哮喘

哮喘是一种常见、反复发作的过敏性疾病，可以在瞬间发作，持续数小时或几天。临床上主要表现为反复发作的喘息、气促、胸闷、咳嗽等。患者在接触烟雾、香水、灰尘、花粉等刺激性气味或过敏原之后也会发作，温差变化大时也容易发作或加剧。

艾灸方法

◎温和灸中府穴

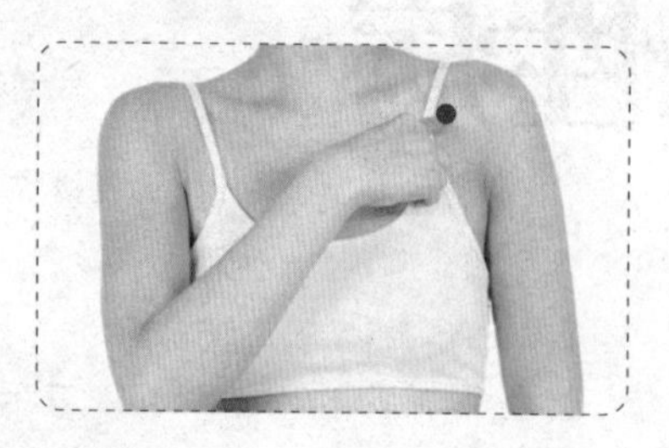

取穴方法：中府穴位于胸前壁的外上方，云门穴下 1 寸，平第 1 肋间隙，距前正中线 6 寸。

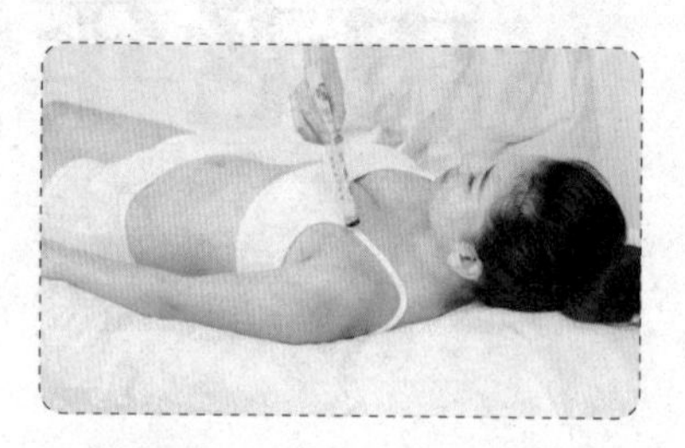

艾灸方法：找到中府穴，用艾条以温和灸法灸治两侧中府穴各 10 ~ 15 分钟。

◎温和灸膻中穴

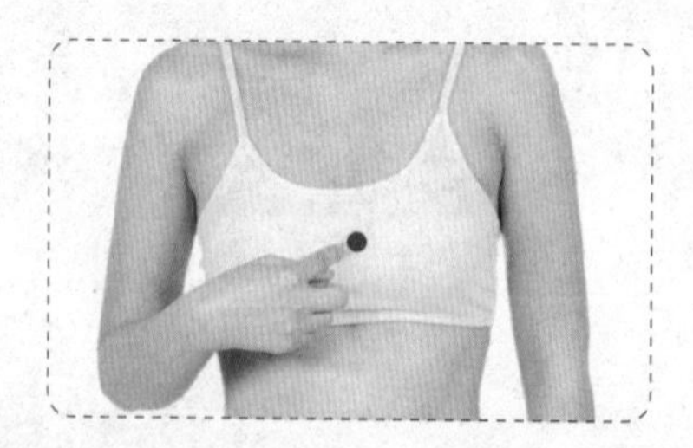

取穴方法：膻中穴位于胸部，前正中线上，平第 4 肋间，两乳头连线的中点。

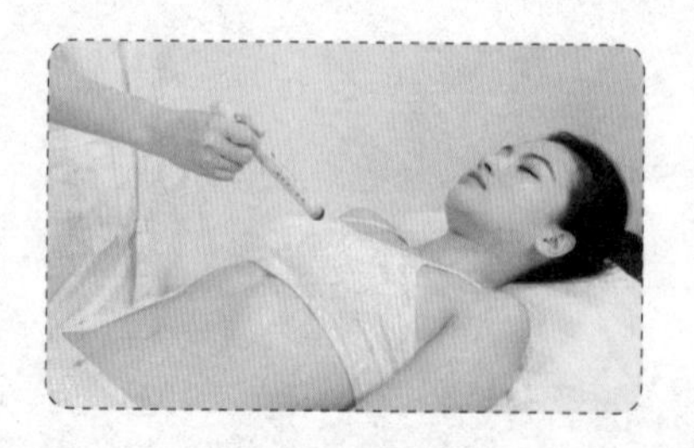

艾灸方法：找到膻中穴，用艾条以温和灸法灸治膻中穴 10 ~ 15 分钟。

◎温和灸神阙穴

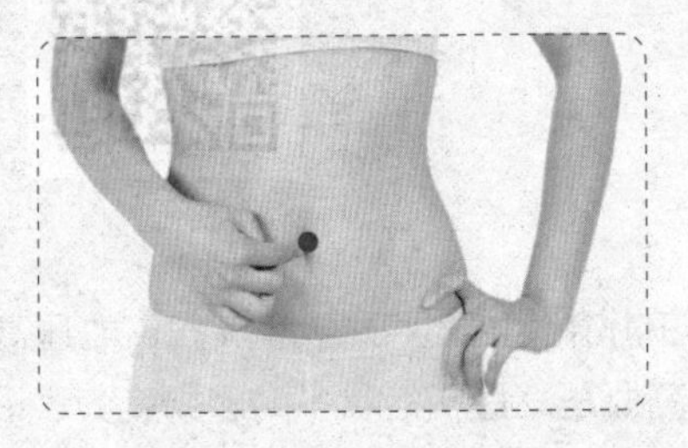

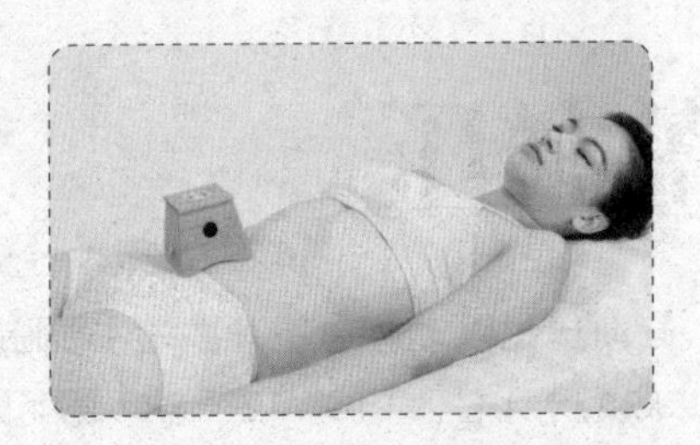

取穴方法： 神阙穴位于腹中部，脐中央，即肚脐。

艾灸方法： 用艾灸盒以温和灸法灸治神阙穴 10 ~ 15 分钟。

◎温和灸定喘穴

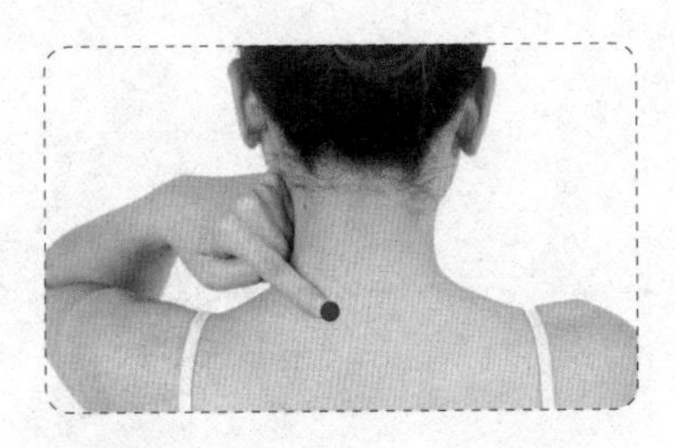

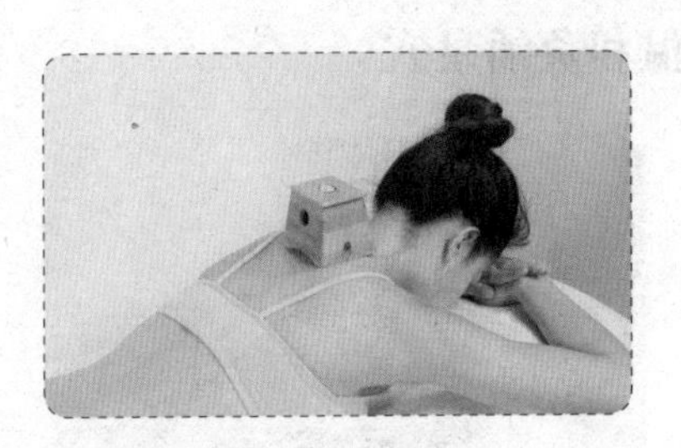

取穴方法： 定喘穴位于颈部下端，第 7 颈椎棘突下，旁开 0.5 寸。

艾灸方法： 将内燃艾条的艾灸盒放于两侧定喘穴上，以温和灸法灸治 10 ~ 15 分钟。

◎温和灸肺俞穴

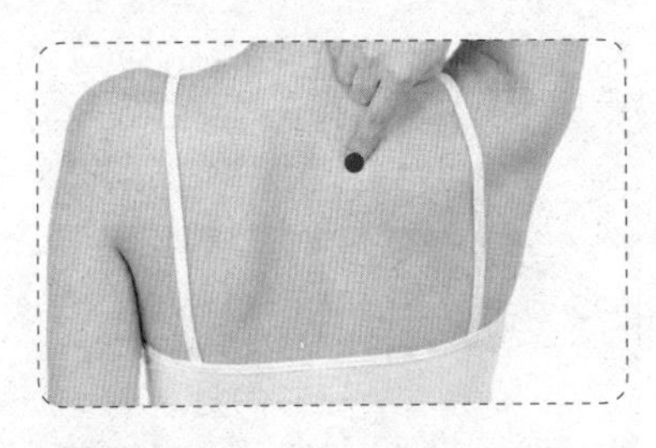

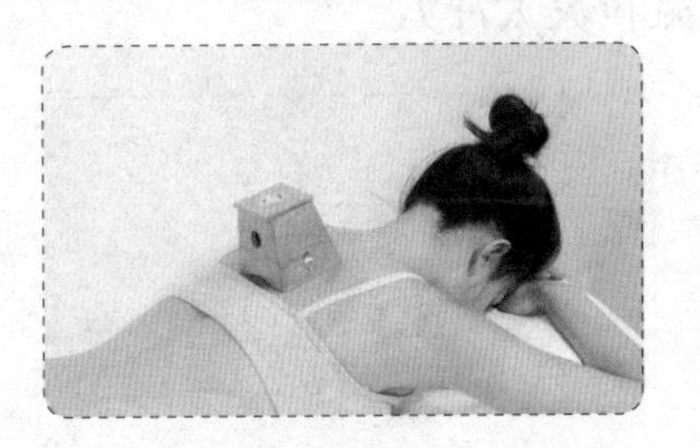

取穴方法： 肺俞穴位于背部，第 3 胸椎棘突下，旁开 1.5 寸。

艾灸方法： 将内燃艾条的艾灸盒放于两侧肺俞穴上，以温和灸法灸治 10 ~ 15 分钟。

高血压

高血压是以动脉血压升高为主要临床表现的慢性全身性血管性疾病，血压高于140/90毫米汞柱（18.67/12千帕）即可诊断为高血压。最初症状多为容易疲劳、记忆力减退、头晕，休息后可以消失，严重的会出现头痛、恶心、呕吐、心悸、气短、失眠、肢体麻木等症状。

艾灸方法

◎温和灸涌泉穴

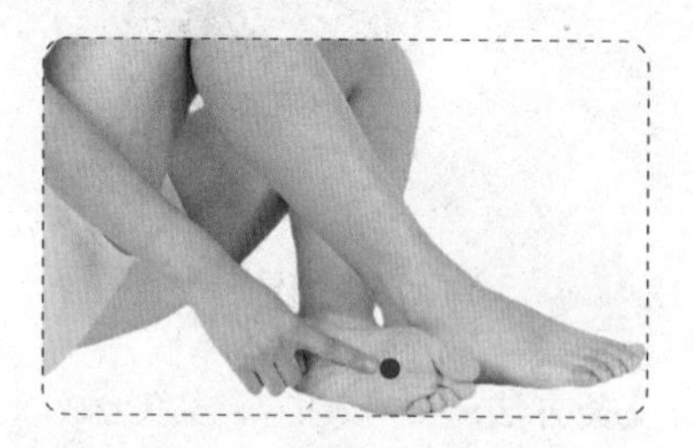

取穴方法：涌泉穴位于足底部，约足底2、3趾趾缝纹头端与足跟连线的前1/3与后2/3交点。

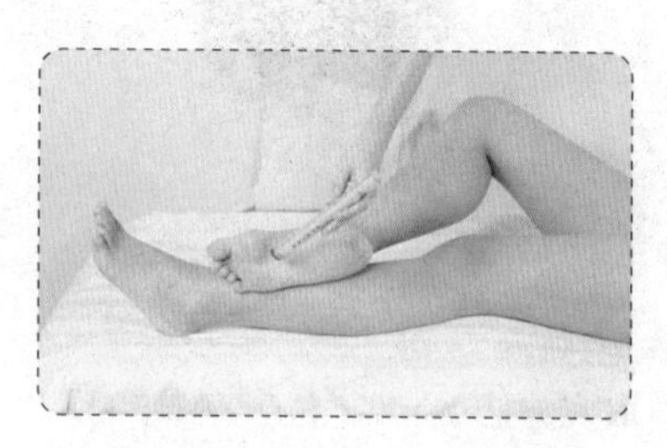

艾灸方法：用艾条以温和灸法灸治一侧涌泉穴10～15分钟。对侧以同样的方法操作。

◎温和灸太冲穴

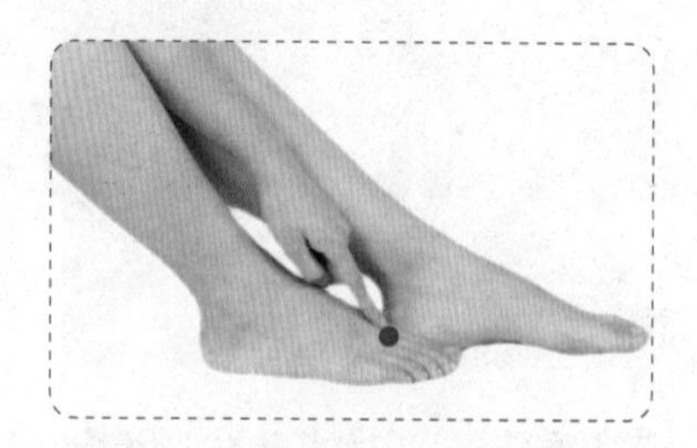

取穴方法：太冲穴位于足背侧，第1跖骨间隙的后方凹陷处。

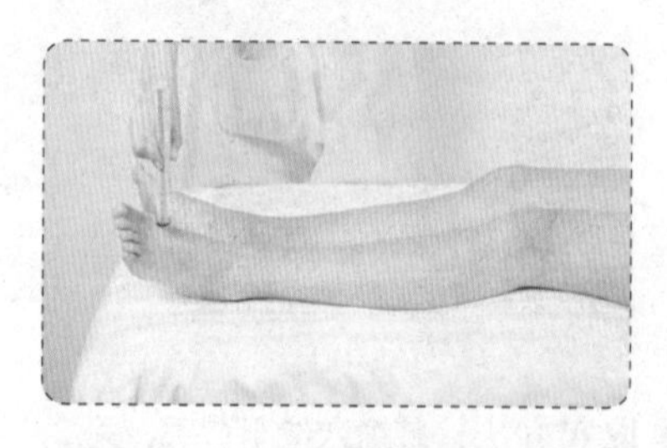

艾灸方法：用艾条以温和灸法灸治一侧太冲穴10～15分钟。对侧以同样的方法操作。

◎悬灸足三里穴

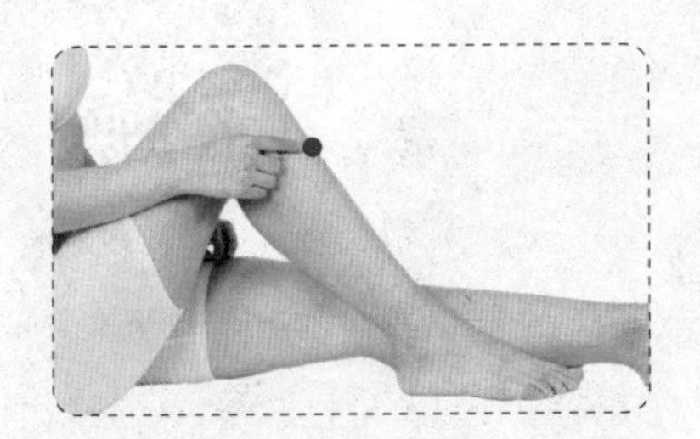

取穴方法：足三里穴位于小腿前外侧，犊鼻穴下3寸，距胫骨前缘一横指。

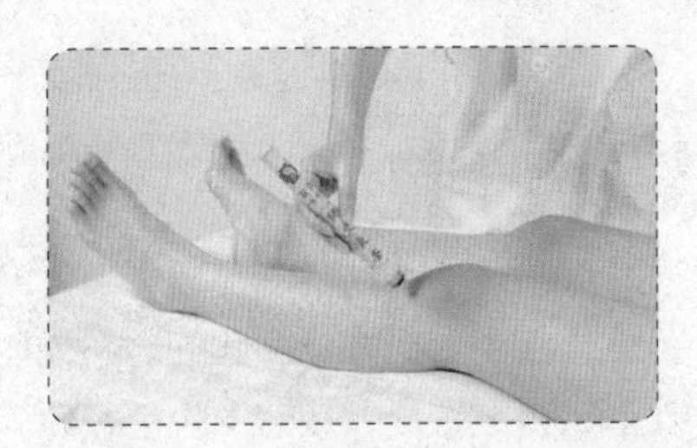

艾灸方法：用艾条以悬灸法灸治一侧足三里穴10～15分钟。对侧以同样的方法操作。

◎温和灸神阙穴

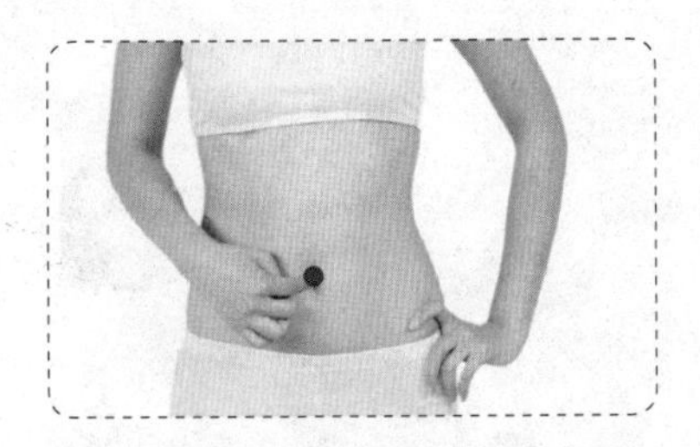

取穴方法：神阙穴位于腹中部，脐中央，即肚脐。

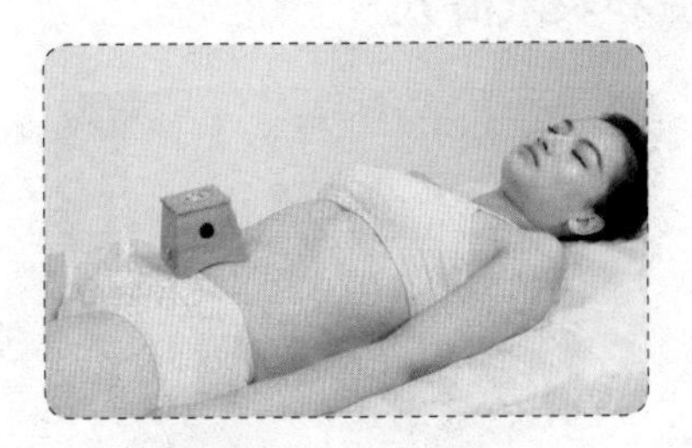

艾灸方法：将内燃艾条的艾灸盒放于神阙穴上，以温和灸法灸治20~30分钟，至局部皮肤潮红、发热为宜。

◎悬灸内关穴

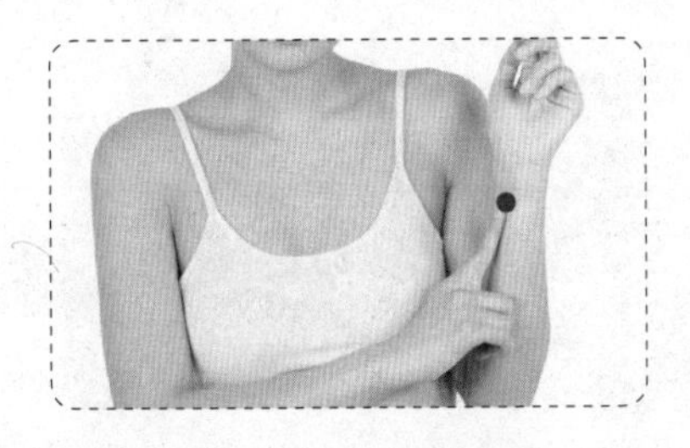

取穴方法：内关穴位于前臂掌侧，曲泽穴与大陵穴的连线上，腕横纹上2寸，掌长肌腱与桡侧腕屈肌腱之间。

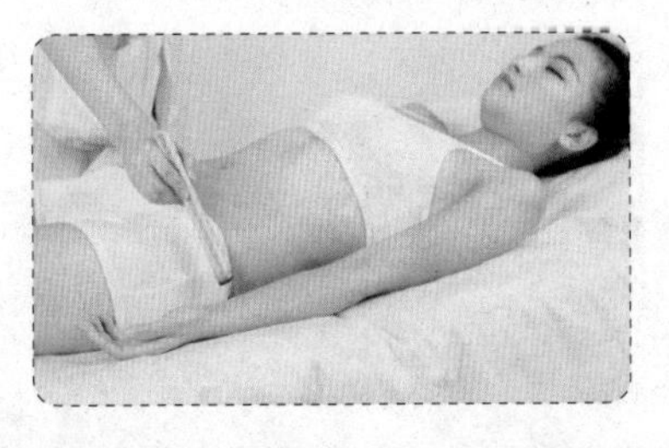

艾灸方法：用艾条以悬灸法灸治一侧内关穴10～15分钟。对侧以同样的方法操作。

低血压

低血压指由血压降低引起的一系列症状，部分人群无明显症状，病情轻微者可有头晕、头痛、食欲缺乏、疲劳、脸色苍白等症状，严重者会出现直立性眩晕、四肢冰凉、心律失常等症状。现代医学诊断低血压的标准为血压低于90/60毫米汞柱（12/8千帕）。

艾灸方法

◎温和灸气海穴

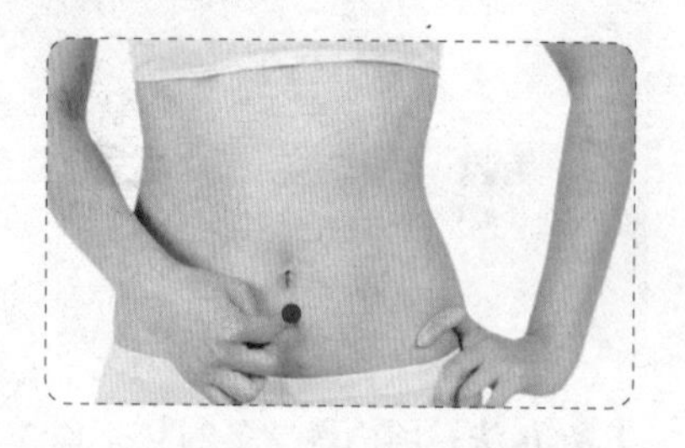

取穴方法：气海穴位于下腹部，前正中线上，脐中下1.5寸。

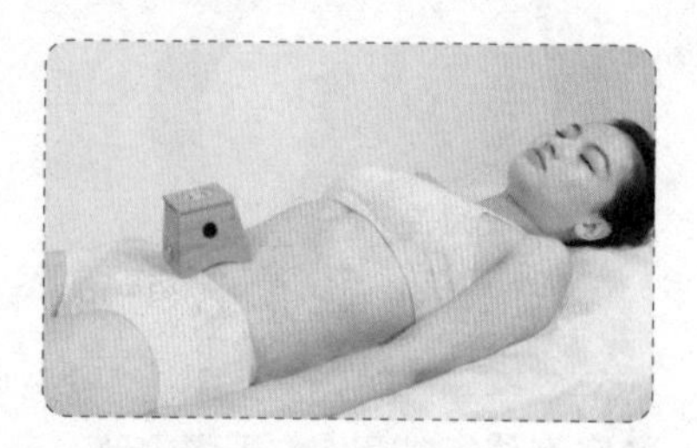

艾灸方法：用内燃艾条的艾灸盒以温和灸法灸治气海穴10 ~ 15分钟。

◎悬灸足三里穴

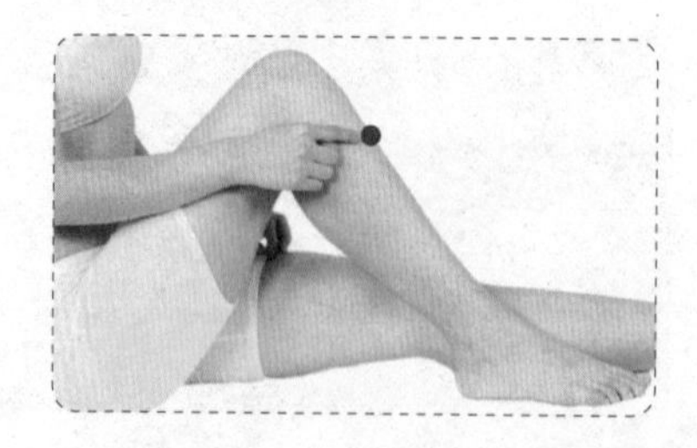

取穴方法：足三里穴位于小腿前外侧，犊鼻穴下3寸，距胫骨前缘一横指。

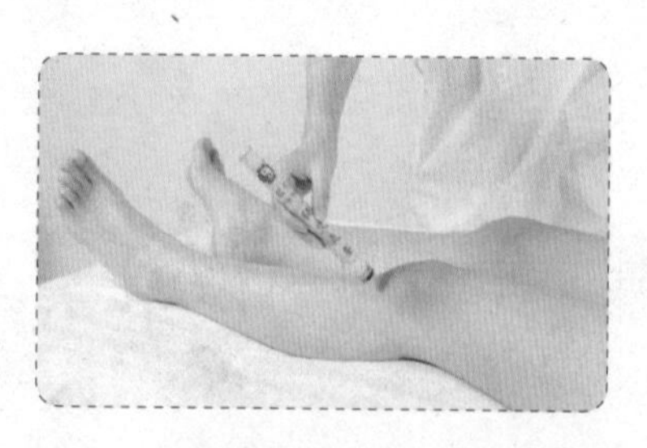

艾灸方法：找到一侧足三里穴，用艾条以悬灸法灸治10 ~ 15分钟。对侧以同样的方法操作。

◎温和灸膈俞穴

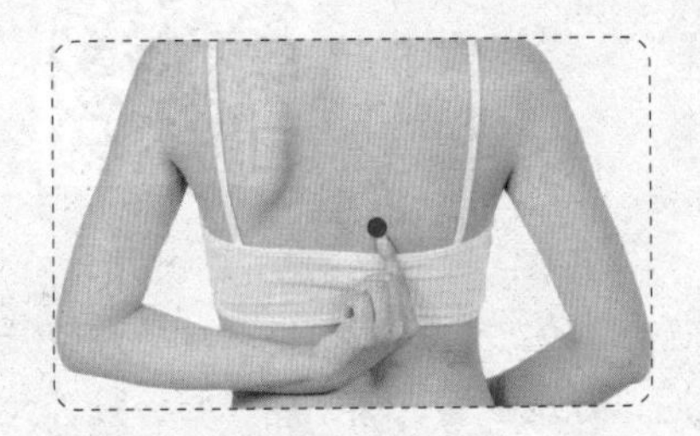

取穴方法：膈俞穴位于背部，第7胸椎棘突下，旁开1.5寸。

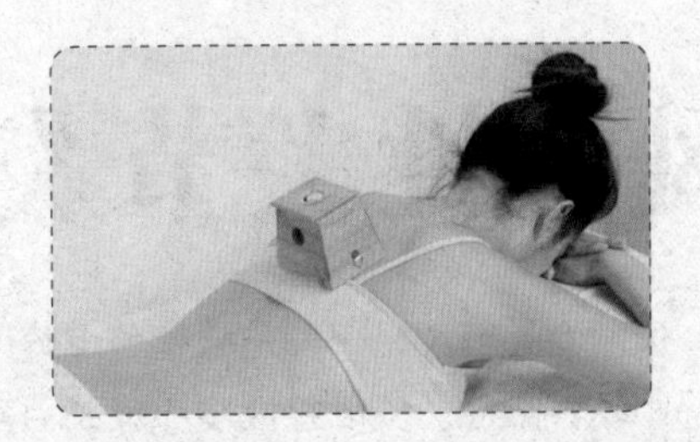

艾灸方法：将内燃艾条的艾灸盒放于两侧膈俞穴，以温和灸法灸治10～15分钟，至局部皮肤潮红为宜。

◎雀啄灸合谷穴

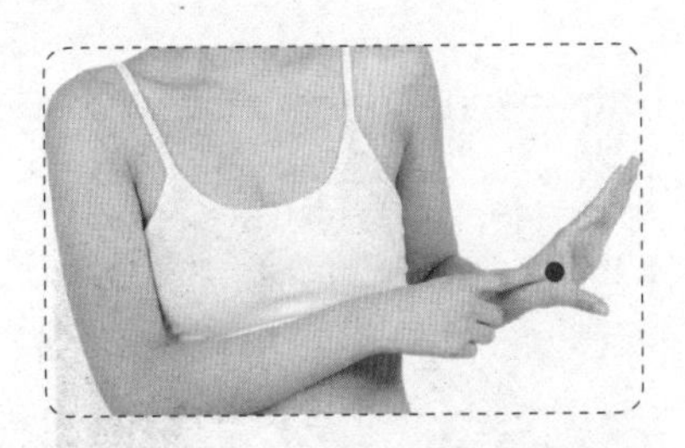

取穴方法：合谷穴位于手背，第1、第2掌骨间，第2掌骨桡侧的中点处。

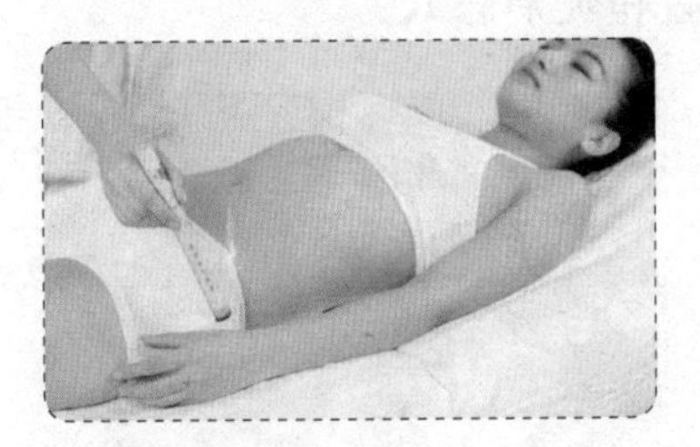

艾灸方法：找到一侧合谷穴，用艾条以雀啄灸法灸治15分钟。对侧以同样的方法操作。

◎温和灸中脘穴

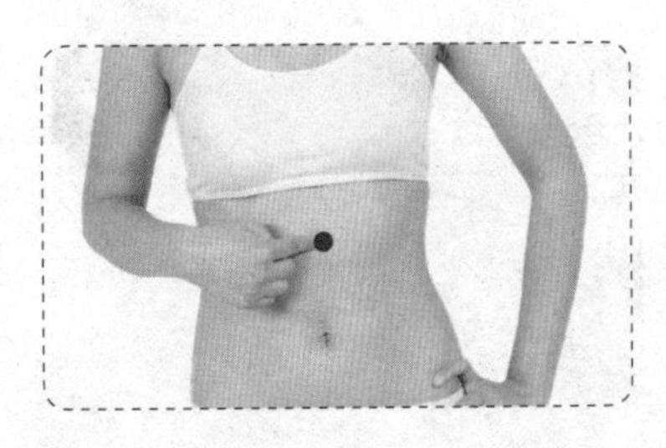

取穴方法：中脘穴位于上腹部，前正中线上，脐中上4寸。

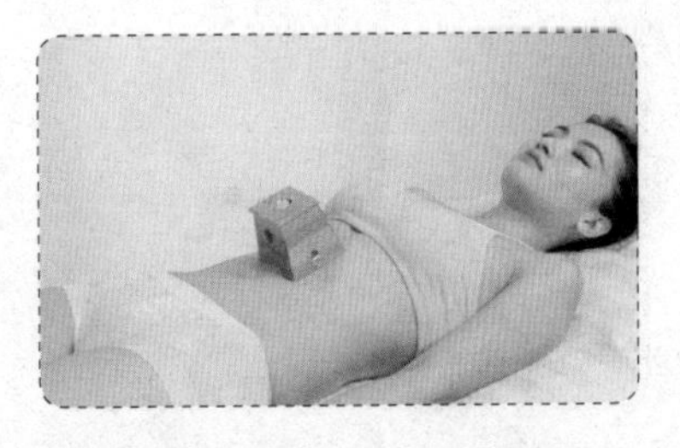

艾灸方法：将内燃艾条的艾灸盒放于中脘穴上，以温和灸法灸治10～15分钟，以局部皮肤潮红、发热为度。

风湿性关节炎

风湿性关节炎是一种能引起严重畸形的慢性自身免疫性病症，是一种急性或慢性结缔组织性炎症。多以急性发热及关节疼痛起病，好发于膝、踝、肩、肘、腕等大关节部位，以病变局部呈现红、肿、灼热，肌肉游走性酸楚、疼痛为特征。

艾灸方法

◎温和灸肩髎穴

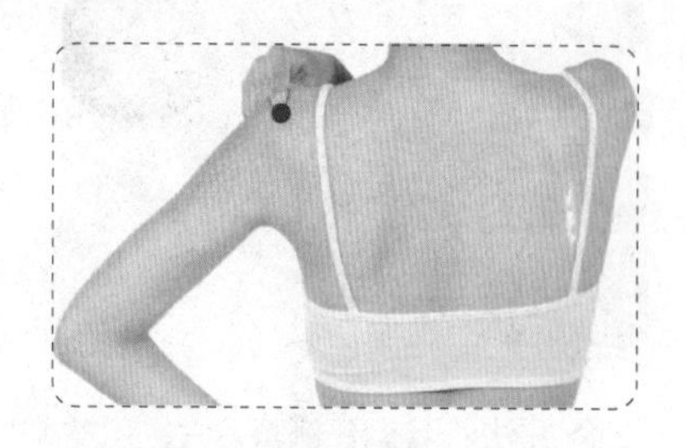

取穴方法：肩髎穴位于肩部，肩髃后方，臂外展时，于肩峰后下方呈现凹陷处。

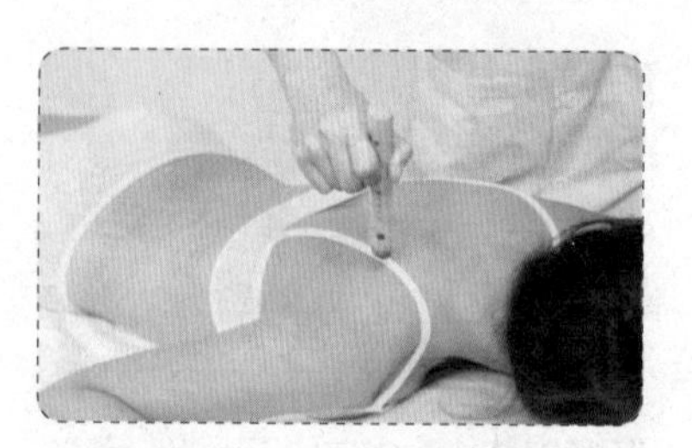

艾灸方法：肩关节肿痛者，用艾条以温和灸法灸治一侧肩髎穴5~10分钟。对侧以同样的方法操作。

◎温和灸合谷穴

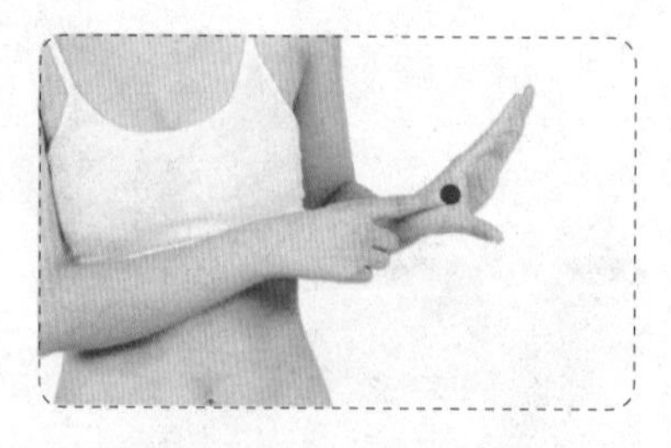

取穴方法：合谷穴位于手背，第1、第2掌骨间，第2掌骨桡侧的中点处。

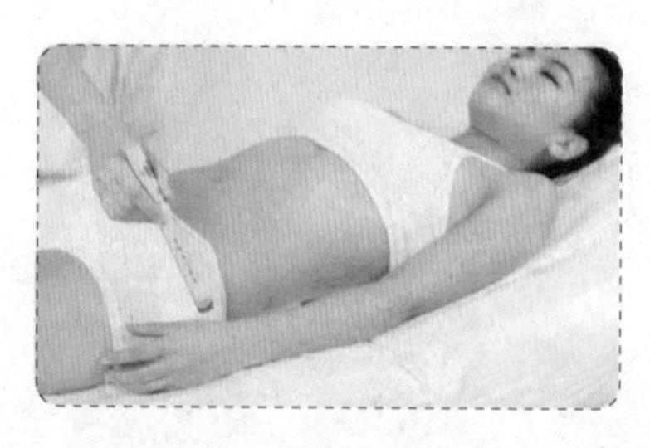

艾灸方法：腕关节肿痛者，用艾条以温和灸法灸一侧合谷穴及腕关节处5~10分钟。对侧以同样的方法操作。

◎温和灸手三里穴

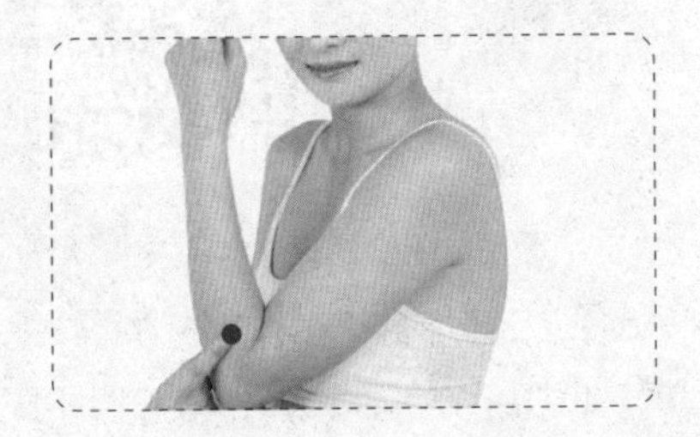

取穴方法：手三里穴位于前臂背面桡侧，阳溪穴与曲池穴连线上，肘横纹下 2 寸。

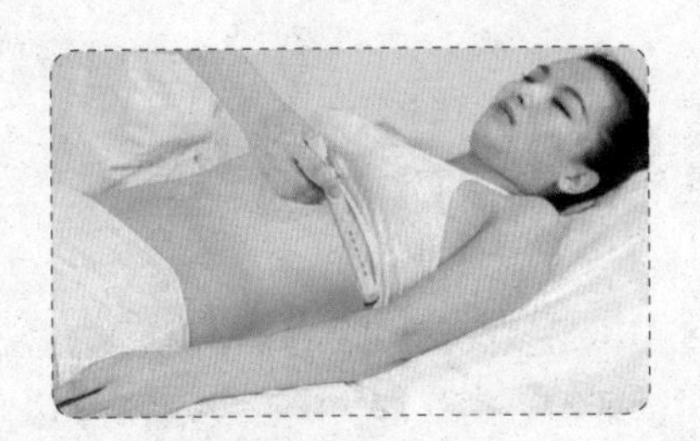

艾灸方法：肘关节肿痛者，用艾条以温和灸法灸治一侧手三里穴 5~10 分钟。对侧以同样的方法操作。

◎回旋灸膝眼穴

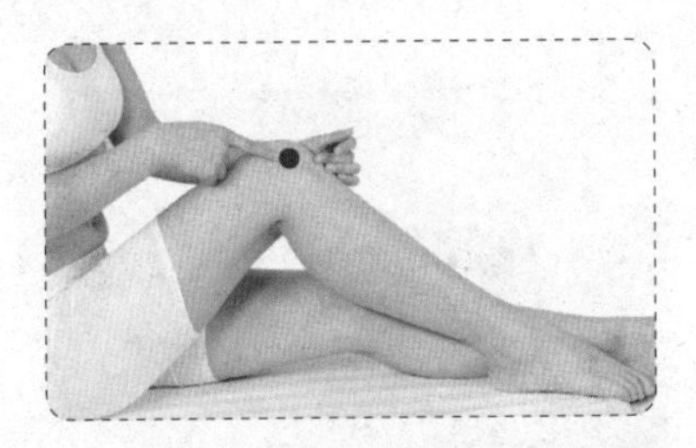

取穴方法：屈膝，膝眼穴位于膝关节伸侧面，髌韧带两侧的凹陷中。

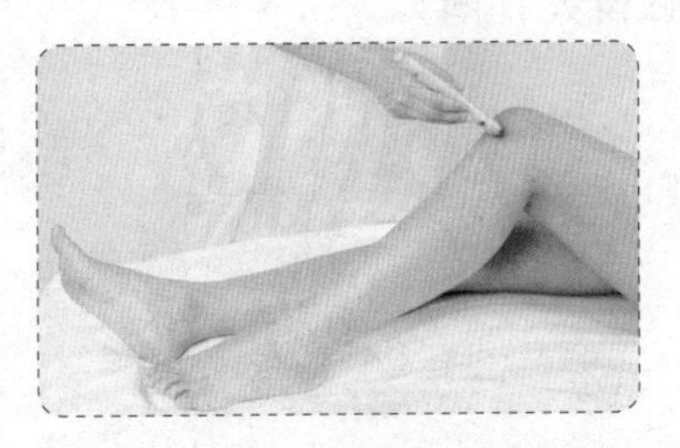

艾灸方法：膝关节肿痛者，用艾条以回旋灸法灸治一侧膝眼穴 10~15 分钟。对侧以同样的方法操作。

◎温和灸曲池穴

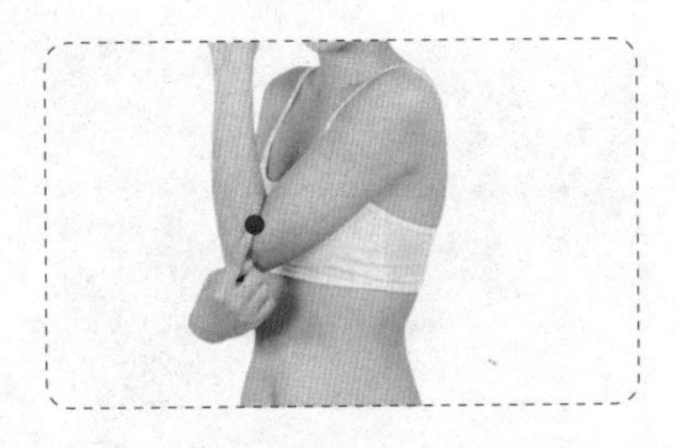

取穴方法：曲池穴位于肘横纹外侧端，屈肘，尺泽穴与肱骨外上髁连线的中点。

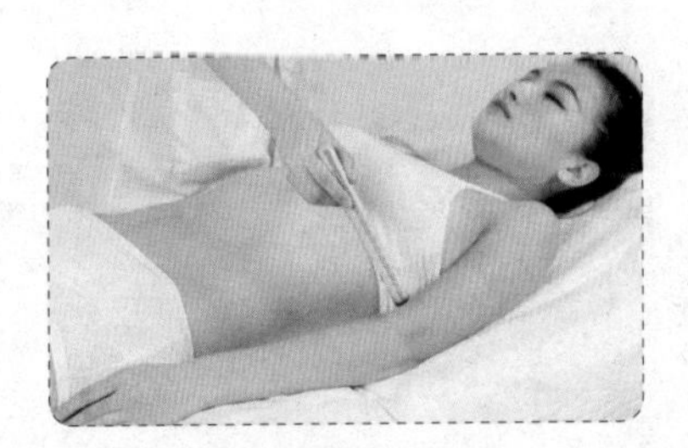

艾灸方法：用艾条以温和灸法灸治一侧曲池穴 10 分钟，以局部感觉温热、舒适为度。对侧以同样的方法操作。

中风后遗症

中风是以突然口眼㖞斜、言语含糊不利、肢体出现运动障碍、半身不遂、不省人事为特征的一类疾病。中医认为，中风多因平素气血虚衰，在心、肝、肾三经阴阳失调的情况下，情志郁结、起居失宜所致。

艾灸方法

◎温和灸神阙穴

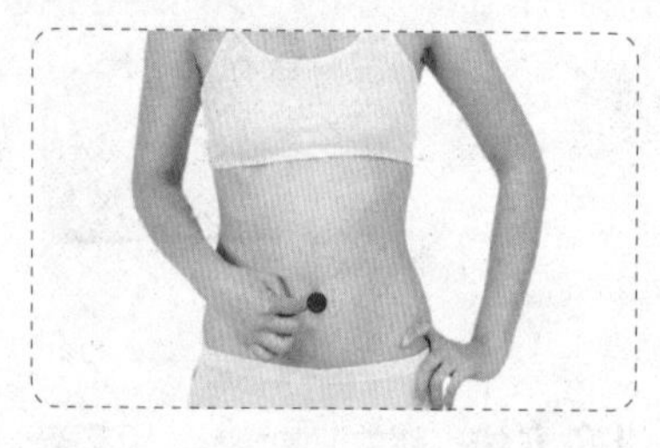

取穴方法： 神阙穴位于腹中部，脐中央，即肚脐。

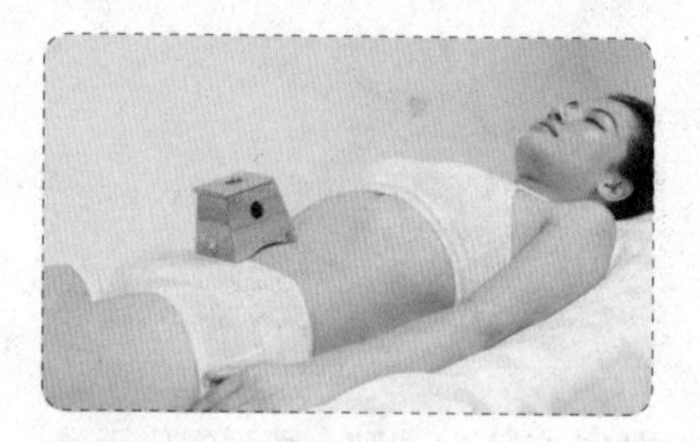

艾灸方法： 点燃艾条一端，放于艾灸盒内，将艾灸盒放于神阙穴上，以温和灸法灸治 10 ~ 15 分钟。

◎悬灸足三里穴

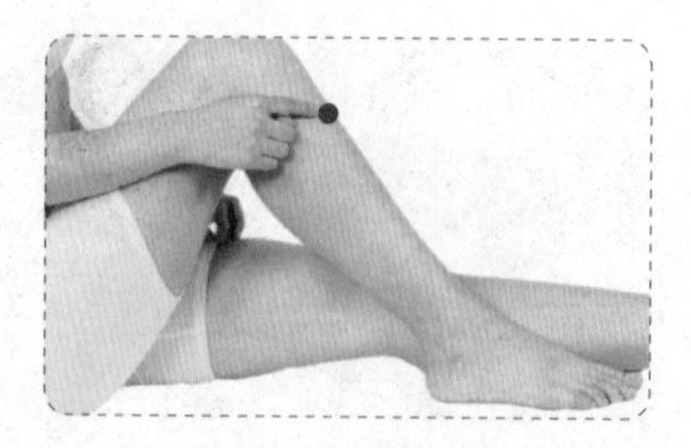

取穴方法： 足三里穴位于小腿前外侧，犊鼻穴下3寸，距胫骨前缘一横指。

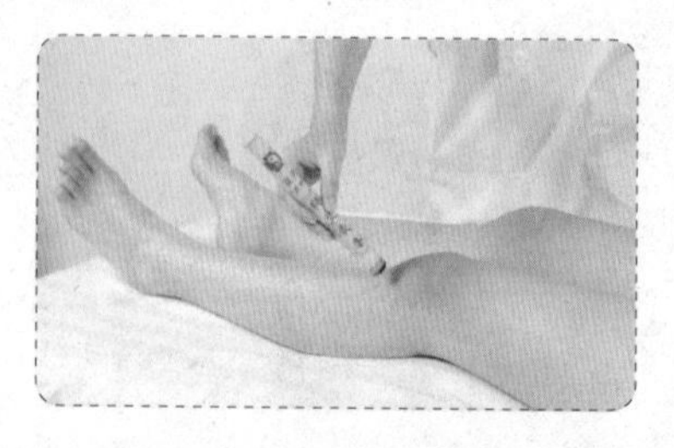

艾灸方法： 找到一侧足三里穴，用艾条以悬灸法灸治 10 ~ 15 分钟。对侧以同样的方法操作。

◎悬灸风池穴

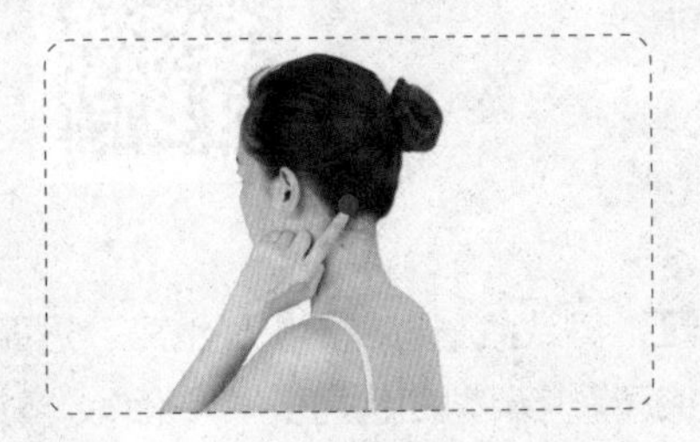

取穴方法：风池穴位于项部，枕骨之下，与风府穴相平，胸锁乳突肌与斜方肌上端之间的凹陷处。

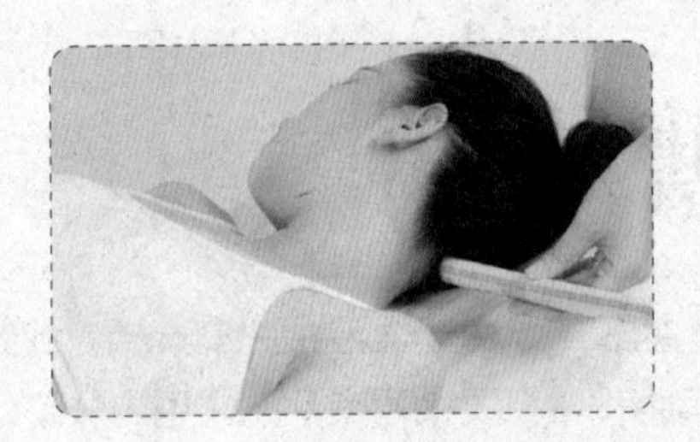

艾灸方法：点燃艾条一端，用艾条以悬灸法灸治一侧风池穴 10 ~ 15 分钟。对侧以同样的方法操作。

◎温和灸风门穴

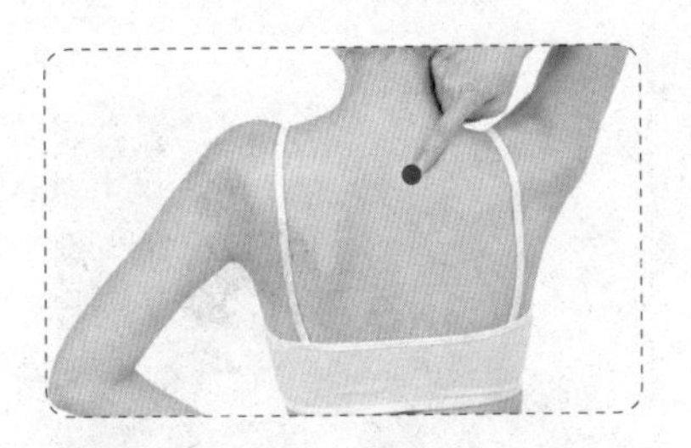

取穴方法：风门穴位于背部，第 2 胸椎棘突下，旁开 1.5 寸。

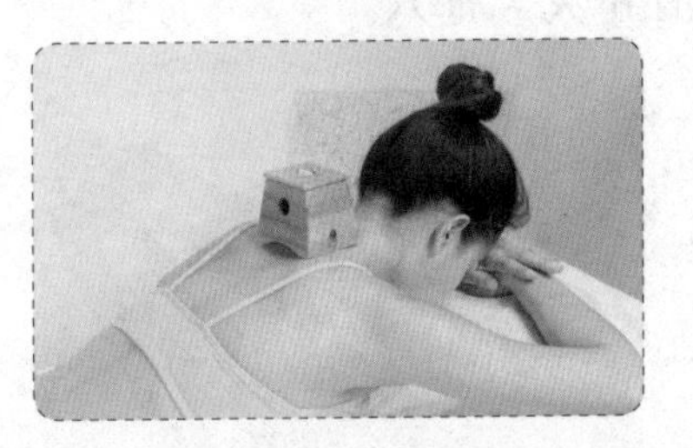

艾灸方法：点燃艾条一端，放于艾灸盒内，将艾灸盒放于风门穴上，以温和灸法灸治 10 ~ 15 分钟。

◎温和灸命门穴

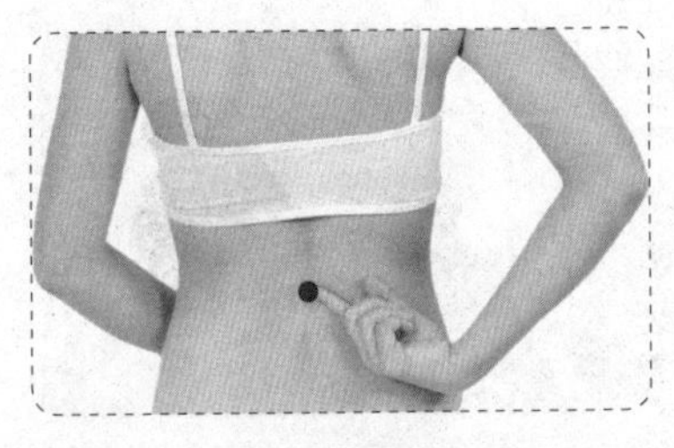

取穴方法：命门穴位于腰部，后正中线上，第 2 腰椎棘突下凹陷处。

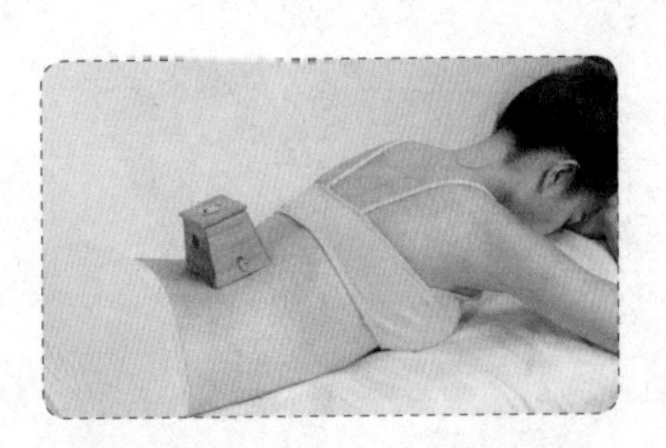

艾灸方法：点燃艾条一端，放于艾灸盒内，将艾灸盒放于命门穴上，以温和灸法灸治 10 ~ 15 分钟。

糖尿病

糖尿病是由于血液中胰岛素相对或绝对不足，导致血糖过高，出现糖尿，进而引起脂肪和蛋白质代谢紊乱的常见内分泌代谢性疾病。其典型症状为多尿、多食、多饮、疲乏无力、形体消瘦，以及皮肤瘙痒、出汗异常、视力模糊、肢体麻木、皮肤感染等。

艾灸方法

◎温和灸大椎穴

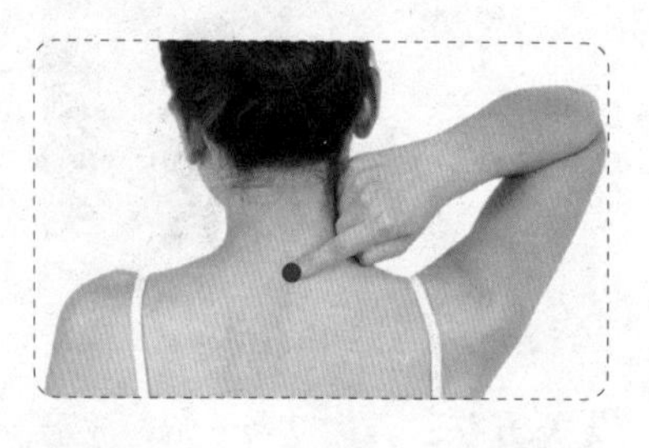

取穴方法：大椎穴位于颈部下端，后正中线上，第7颈椎棘突下凹陷处。

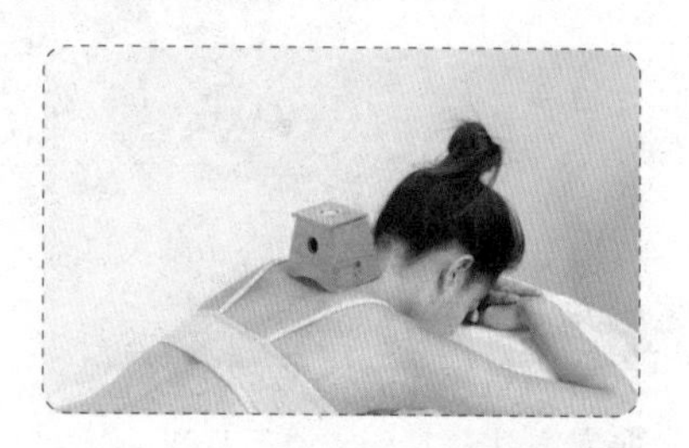

艾灸方法：用内燃艾条的艾灸盒以温和灸法灸治大椎穴 10 ~ 15 分钟。

◎温和灸肺俞穴

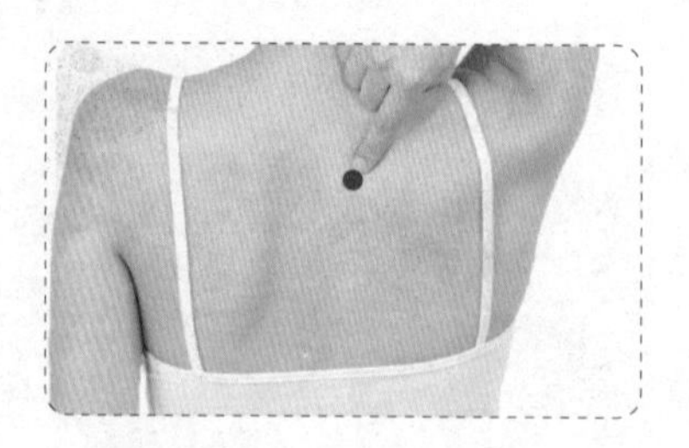

取穴方法：肺俞穴位于背部，第 3 胸椎棘突下，旁开 1.5 寸。

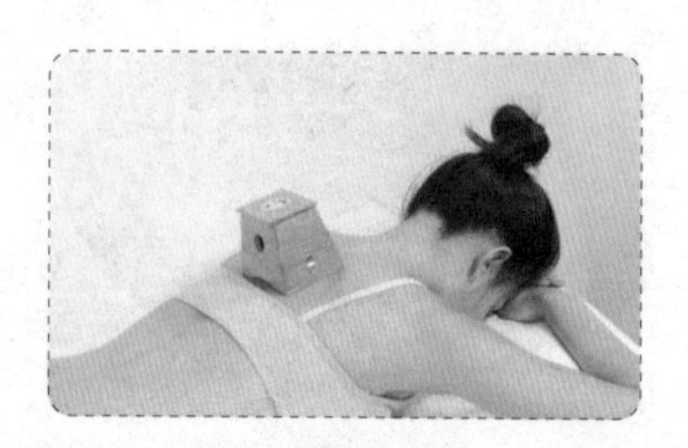

艾灸方法：用内燃艾条的艾灸盒以温和灸法灸治两侧肺俞穴 10 ~ 15 分钟。

◎温和灸脾俞穴

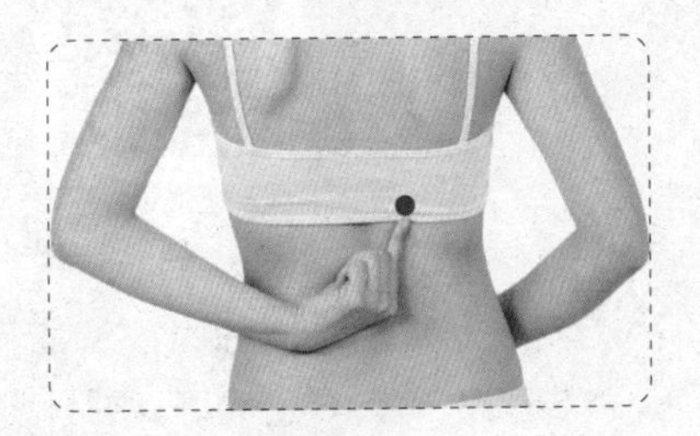

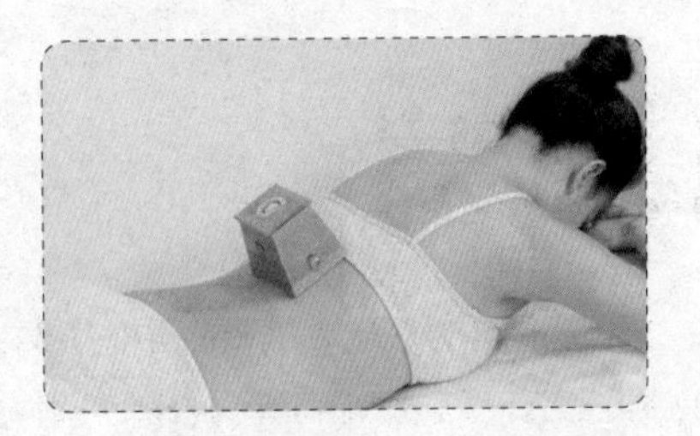

取穴方法：脾俞穴位于背部，第11胸椎棘突下，旁开1.5寸。

艾灸方法：用内燃艾条的艾灸盒以温和灸法灸治两侧脾俞穴10～15分钟。

◎温和灸神阙穴

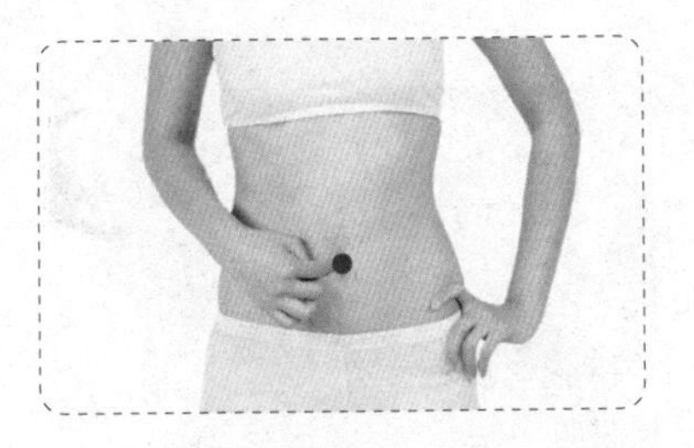

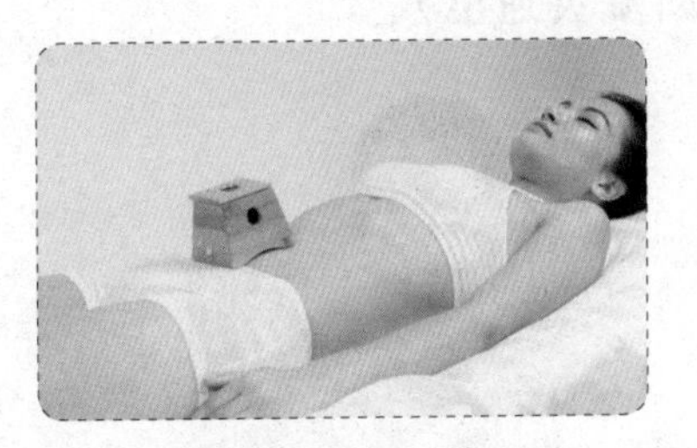

取穴方法：神阙穴位于腹中部，脐中央，即肚脐。

艾灸方法：用内燃艾条的艾灸盒以温和灸法灸治神阙穴10～15分钟。

◎温和灸太溪穴

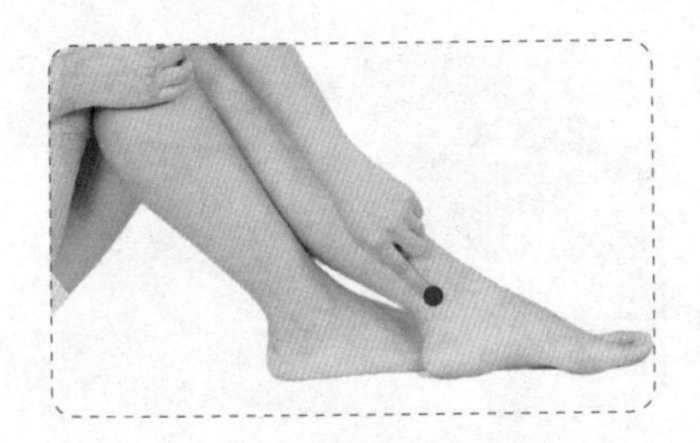

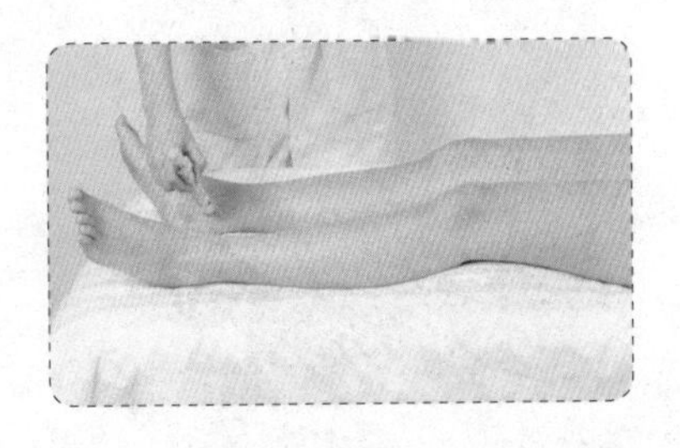

取穴方法：太溪穴位于足内侧，内踝后方，内踝尖与跟腱之间的凹陷处。

艾灸方法：用艾条以温和灸法灸治两侧太溪穴各10～15分钟，以局部温热、舒适为宜。

冠心病

冠心病属于由冠状动脉器质性狭窄或阻塞所引起的一种缺血性心脏病。在临床上冠心病的主要症状有心绞痛、心律失常、心肌梗死、心力衰竭、烧灼样疼痛等。中医认为，冠心病的发生主要是因“气滞血瘀”所致，与心脏、肝脏、脾脏、肾脏功能失调有关。

艾灸方法

◎回旋灸通里穴

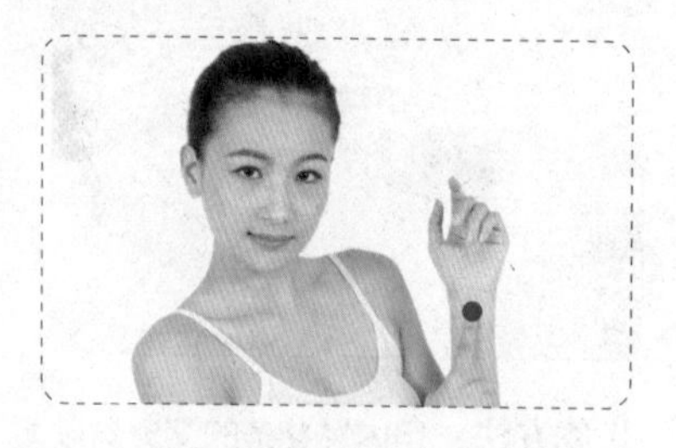

取穴方法：通里穴位于前臂掌侧，尺侧腕屈肌腱的桡侧缘，腕横纹上1寸。

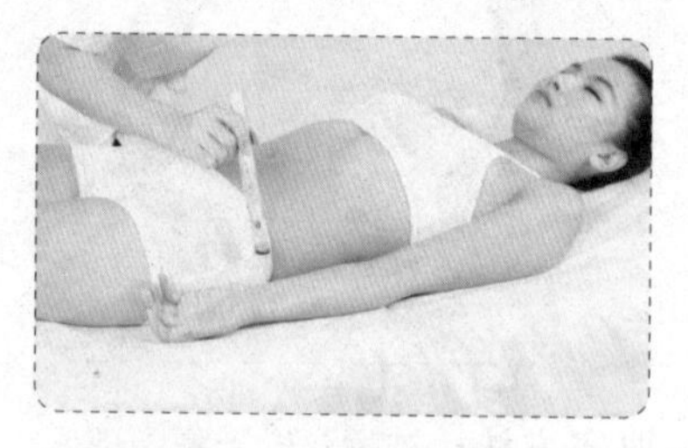

艾灸方法：用艾条以回旋灸法灸治一侧通里穴10 ~ 15分钟。对侧以同样的方法操作。

◎回旋灸内关穴

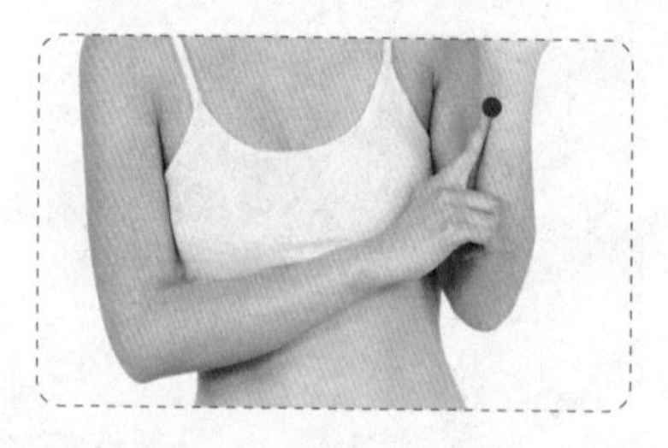

取穴方法：内关穴位于前臂掌侧，曲泽穴与大陵穴的连线上，腕横纹上2寸，掌长肌腱与桡侧腕屈肌腱之间。

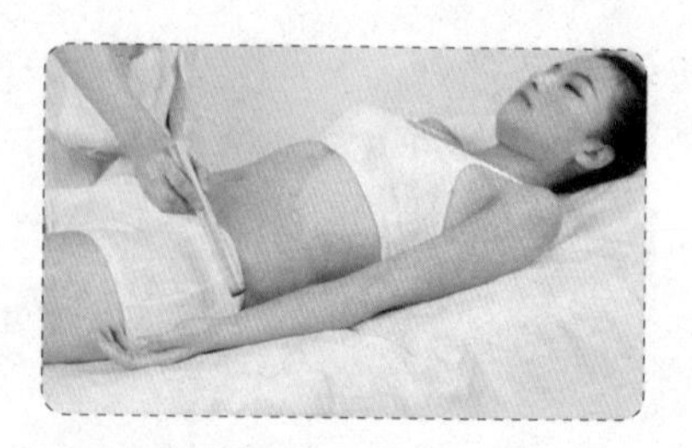

艾灸方法：用艾条以回旋灸法灸治一侧内关穴10 ~ 15分钟，至穴位上皮肤潮红、发热为宜。对侧以同样的方法操作。

◎悬灸膻中穴

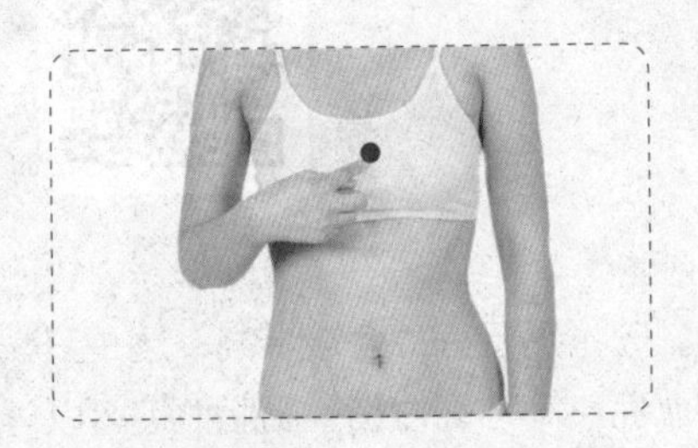

取穴方法：膻中穴位于胸部，前正中线上，平第4肋间，两乳头连线的中点。

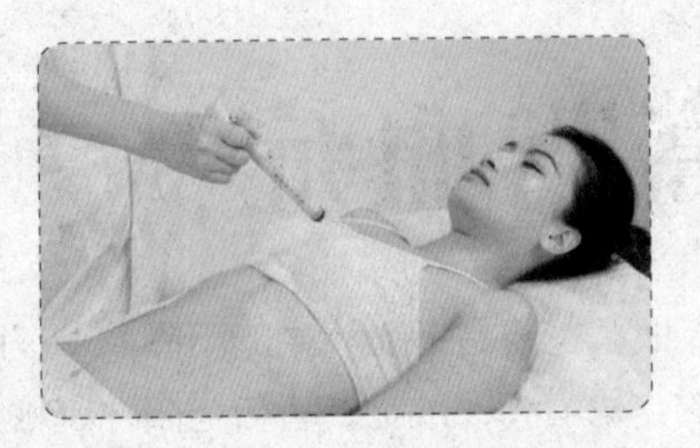

艾灸方法：用艾条以悬灸法灸治膻中穴10～15分钟，至穴位上皮肤潮红、发热为宜。

◎温和灸丰隆穴

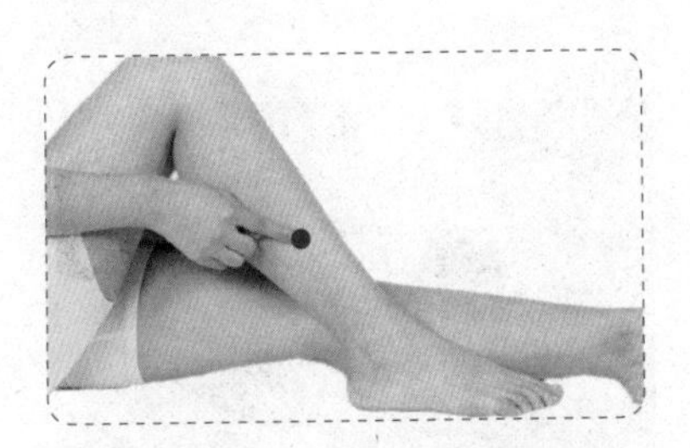

取穴方法：丰隆穴位于小腿前外侧，外踝尖上8寸，条口外，距胫骨前缘两横指。

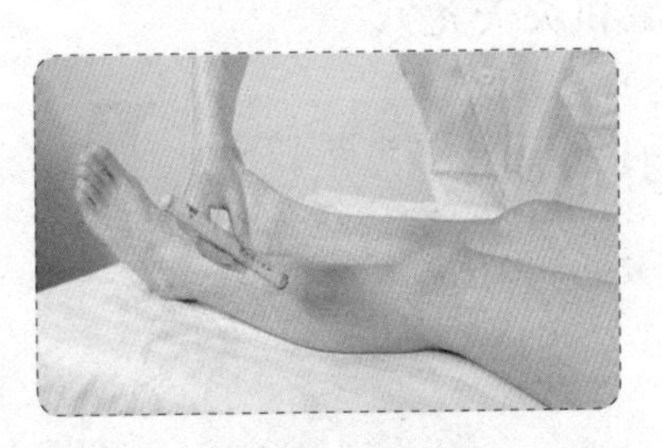

艾灸方法：用艾条以温和灸法灸治一侧丰隆穴10～15分钟。对侧以同样的方法操作。

◎温和灸太溪穴

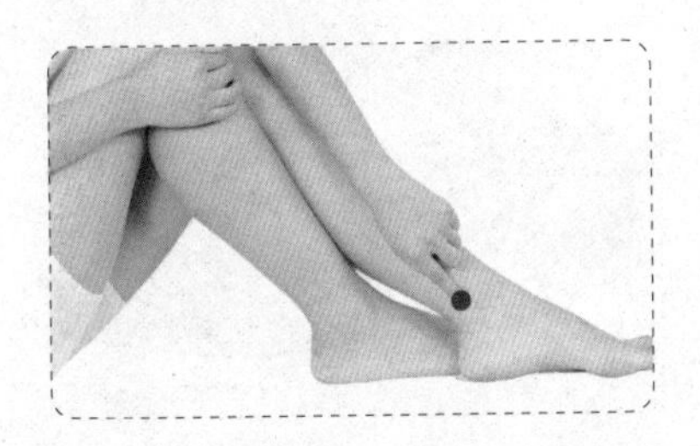

取穴方法：太溪穴位于足内侧，内踝后方，内踝尖与跟腱之间的凹陷处。

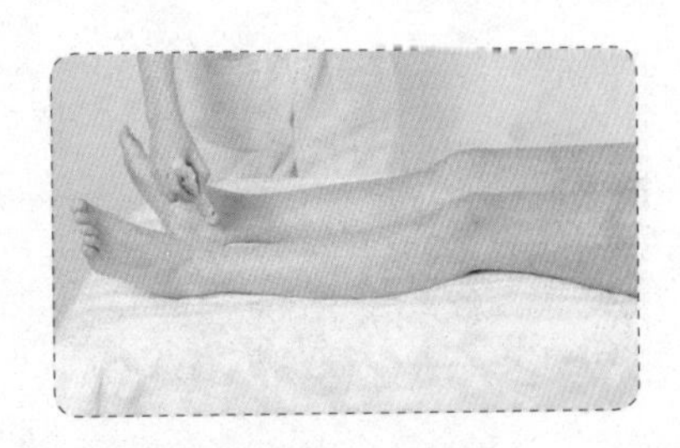

艾灸方法：用艾条以温和灸法灸治一侧太溪穴10～15分钟。对侧以同样的方法操作。

高脂血症

血脂主要是指血清中的胆固醇和三酰甘油。无论是胆固醇含量增高，还是三酰甘油的含量增高，或是二者皆增高，统称为高脂血症，简称高血脂。高脂血症可以导致动脉粥样硬化和冠状动脉粥样硬化性心脏病。

艾灸方法

◎温和灸关元穴

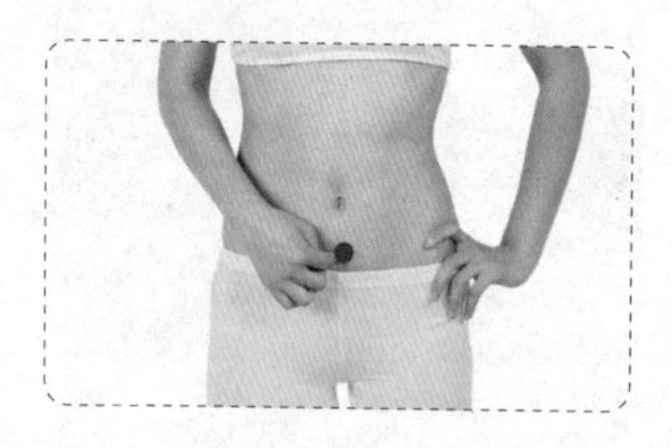

取穴方法：关元穴位于下腹部，前正中线上，脐中下 3 寸。

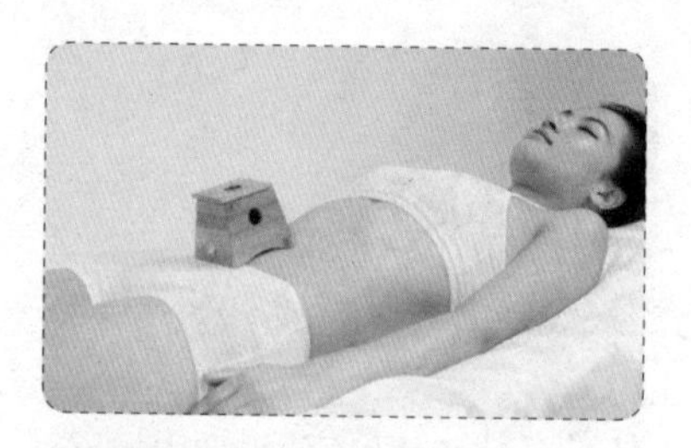

艾灸方法：将点燃的艾灸盒放于关元穴上，以温和灸法灸治 10 ~ 15 分钟，至局部皮肤温热舒适而不灼烫为度。

◎温和灸足三里穴

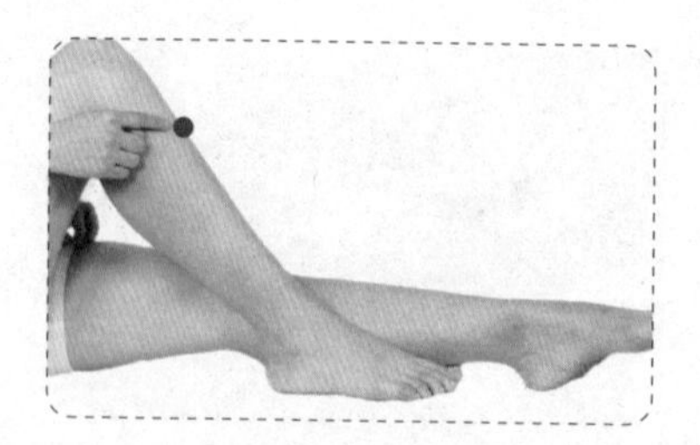

取穴方法：足三里穴位于小腿前外侧，犊鼻穴下3寸，距胫骨前缘一横指。

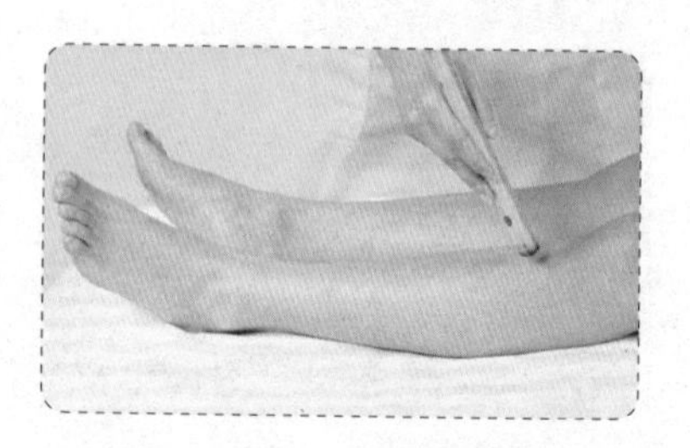

艾灸方法：用艾条以温和灸法灸治一侧足三里穴 10 ~ 15 分钟。对侧以同样的方法操作。

◎温和灸脾俞穴

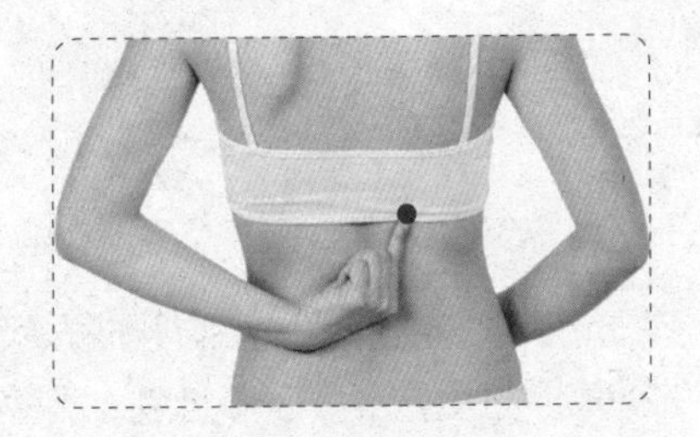

取穴方法：脾俞穴位于背部，第11胸椎棘突下，旁开1.5寸。

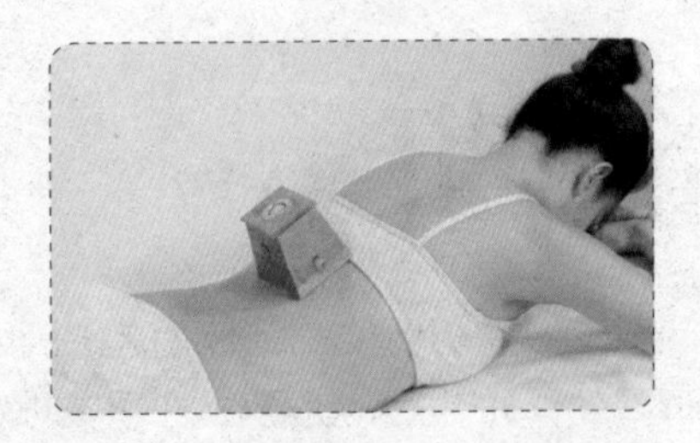

艾灸方法：将点燃的艾灸盒放于两侧脾俞穴上，以温和灸法灸治5分钟，以局部有温热感为宜。

◎温和灸丰隆穴

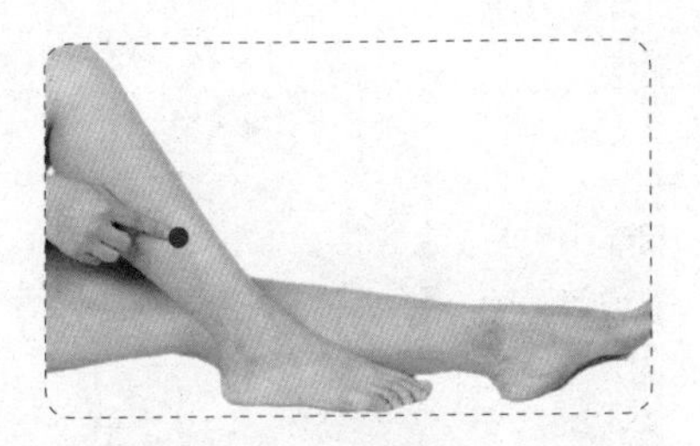

取穴方法：丰隆穴位于小腿前外侧，外踝尖上8寸，条口外，距胫骨前缘两横指。

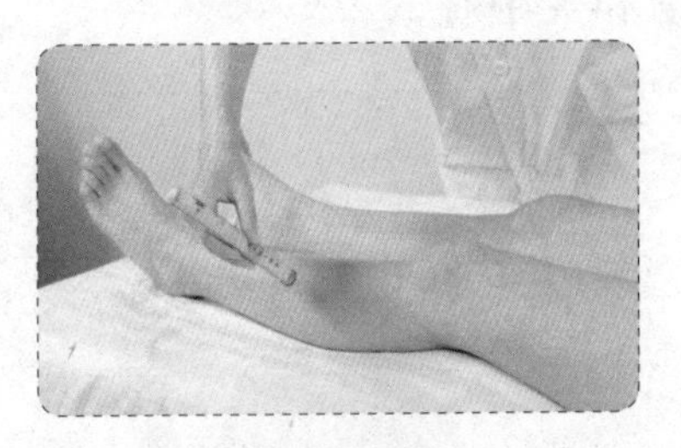

艾灸方法：用艾条以温和灸法灸治一侧丰隆穴5分钟，以局部温热舒适为宜。对侧以同样的方法操作。

◎温和灸期门穴

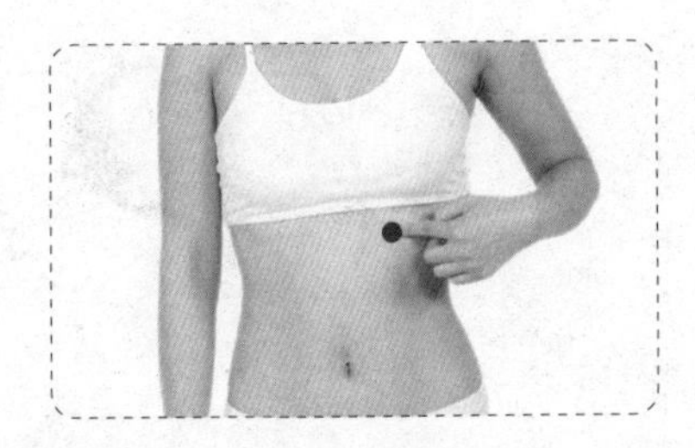

取穴方法：期门穴位于胸部，乳头直下，第6肋间隙，前正中线旁开4寸。

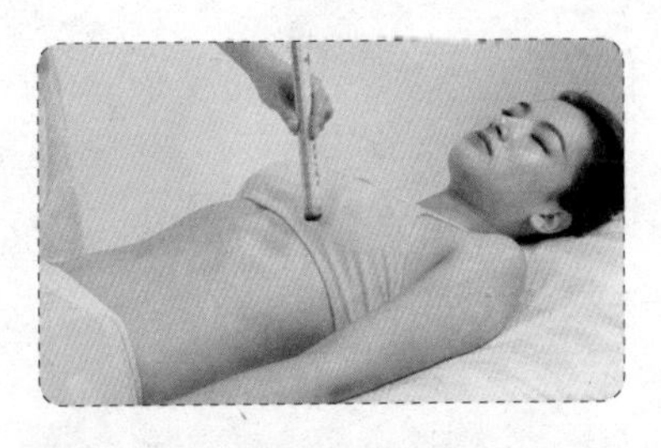

艾灸方法：用艾条以温和灸法灸治一侧期门穴5分钟，以出现明显的循经感传现象为佳。对侧以同样的方法操作。

脂肪肝

脂肪肝是指由于各种原因引起的肝细胞内脂肪堆积过多的病变。脂肪肝成为仅次于病毒性肝炎的第二大肝病，严重威胁着人们的健康。过度饮酒、营养过剩、营养不良、肥胖、糖尿病等都能导致脂肪肝。

艾灸方法

◎温和灸中脘穴

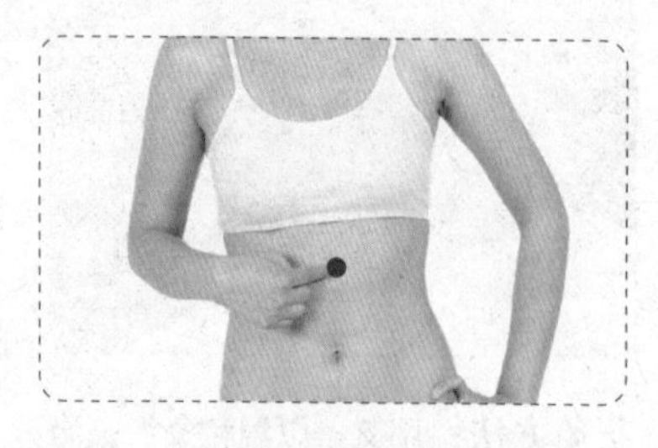

取穴方法：中脘穴位于上腹部，前正中线上，脐中上 4 寸。

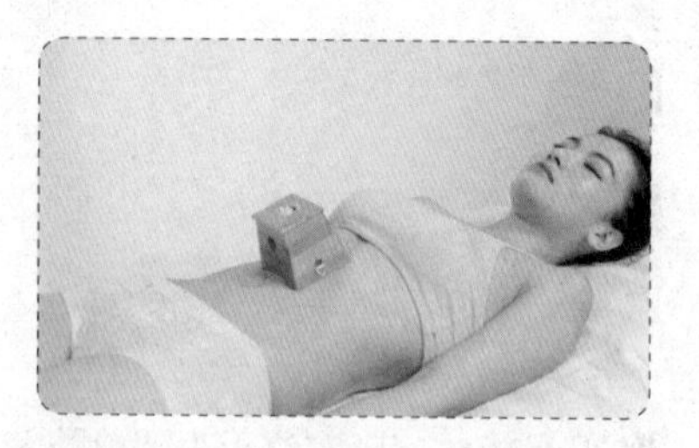

艾灸方法：用内燃艾条的艾灸盒以温和灸法灸治中脘穴 10 ~ 15 分钟。

◎温和灸章门穴

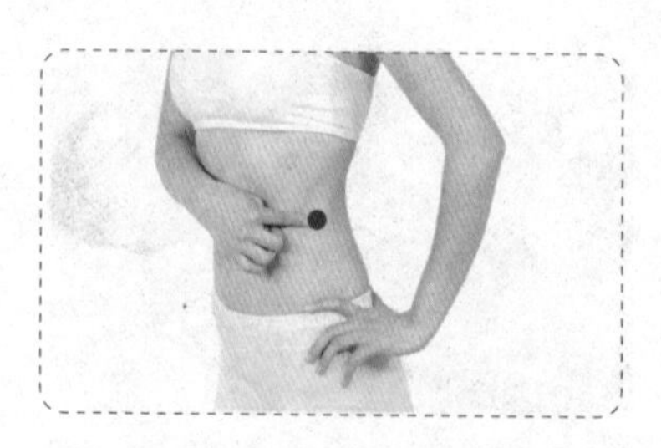

取穴方法：章门穴位于侧腹部，第 11 肋游离端的下方。

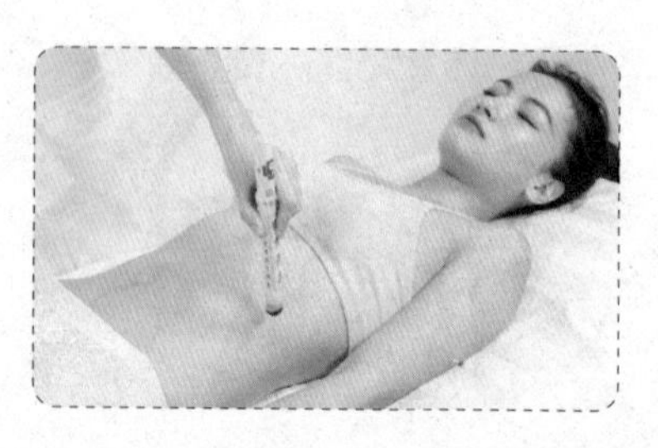

艾灸方法：用艾条以温和灸法灸治两侧章门穴各 10 ~ 15 分钟。

◎温和灸肝俞穴

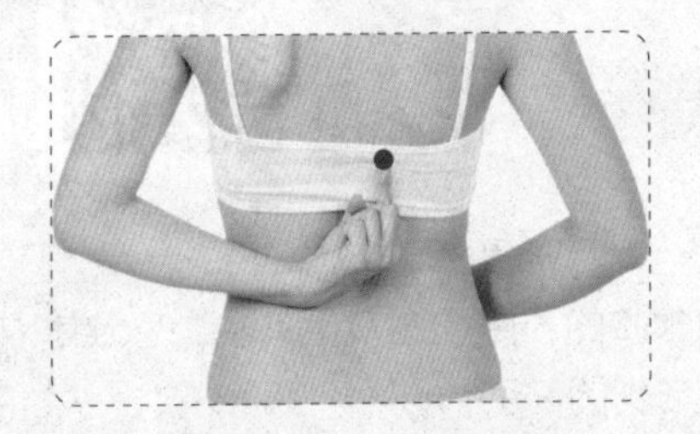

取穴方法：肝俞穴位于背部，第 9 胸椎棘突下，旁开 1.5 寸。

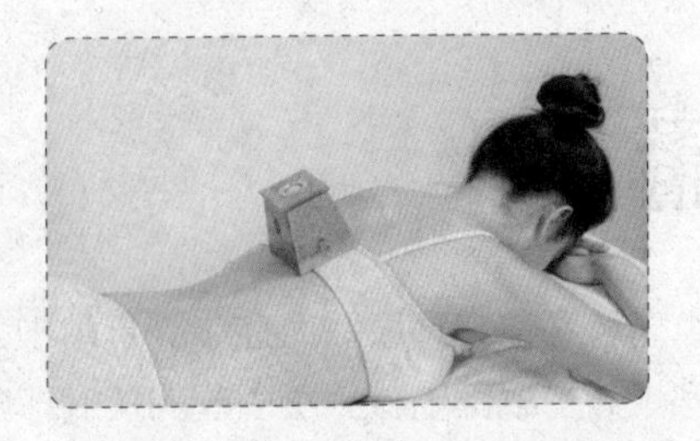

艾灸方法：将内燃艾条的艾灸盒置于两侧肝俞穴上，以温和灸法灸治 10 ~ 15 分钟，以有温热舒适感为宜。

◎温和灸肾俞穴

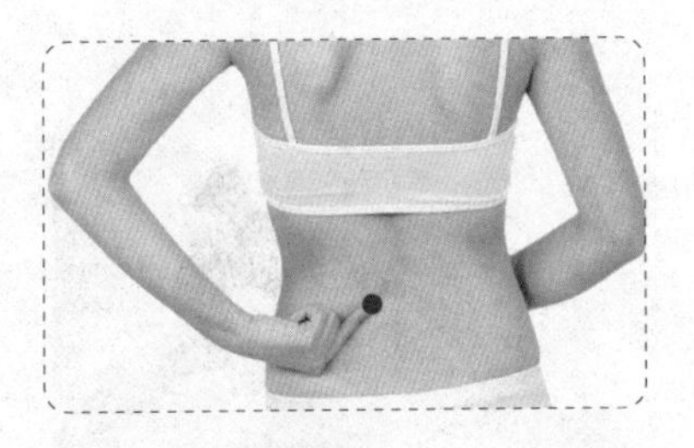

取穴方法：肾俞穴位于腰部，第 2 腰椎棘突下，旁开 1.5 寸。

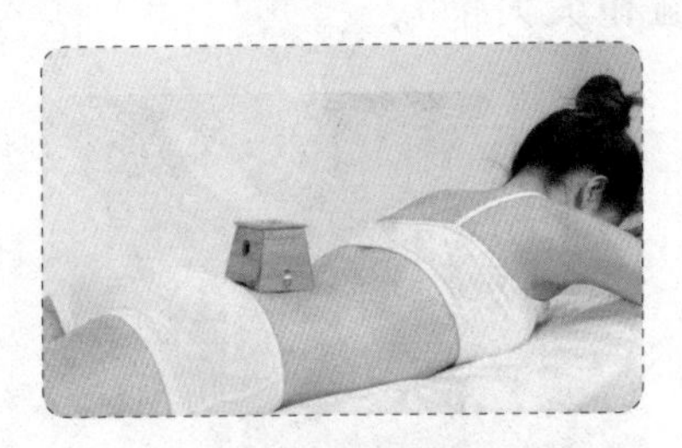

艾灸方法：将内燃艾条的艾灸盒置于两侧肾俞穴上，以温和灸法灸治 10 ~ 15 分钟，以有温热舒适感为宜。

◎温和灸三阴交穴

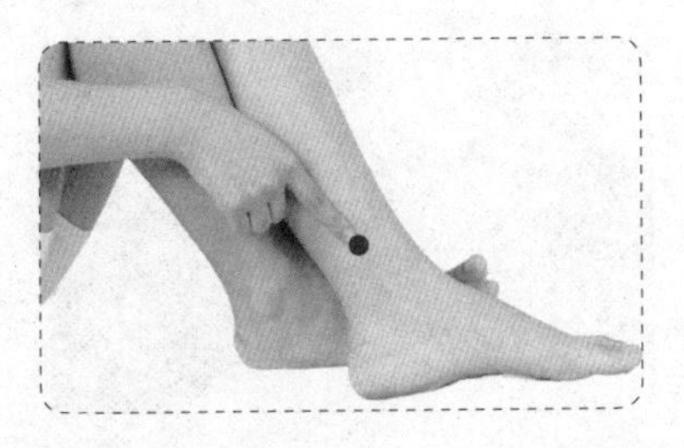

取穴方法：三阴交穴位于小腿内侧，足内踝尖上 3 寸，胫骨内侧缘后方。

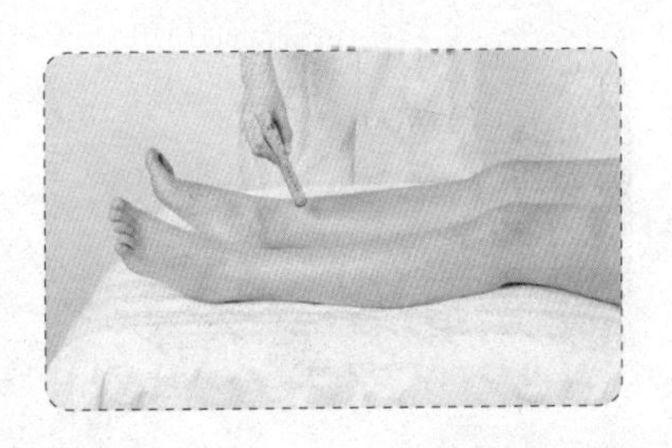

艾灸方法：用艾条以温和灸法灸治一侧三阴交穴 10 ~ 15 分钟，以有温热舒适感为宜。对侧以同样的方法操作。

痛风

痛风又称“高尿酸血症”，是由于人体内嘌呤的新陈代谢发生紊乱，导致体内尿酸产生过多或排出减少所引起的疾病，属于关节炎的一种。

艾灸方法

◎温和灸大椎穴

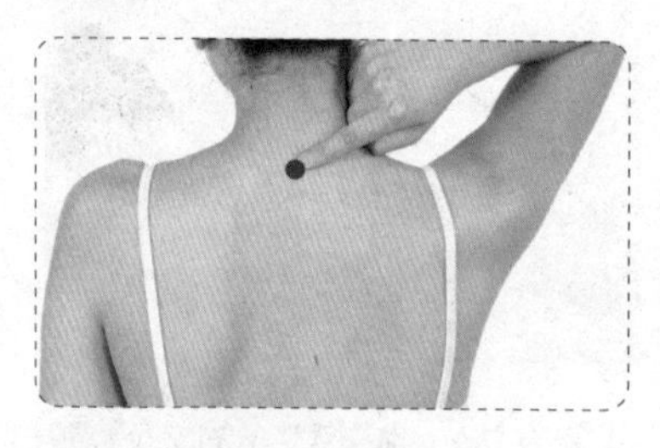

取穴方法：大椎穴位于颈部下端，后正中线上，第7颈椎棘突下凹陷处。

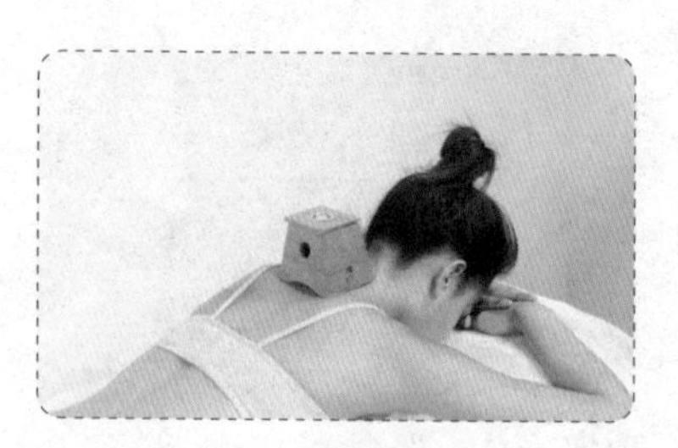

艾灸方法：点燃艾灸盒放于大椎穴上，以温和灸法灸治 10 ～ 15 分钟，以局部皮肤潮红、发热为宜。

◎温和灸足三里穴

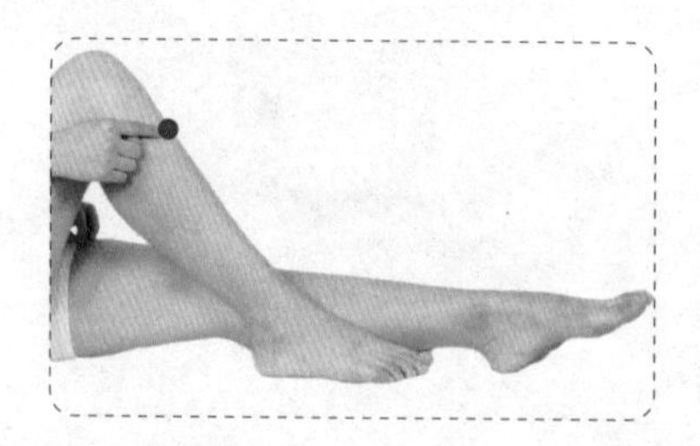

取穴方法：足三里穴位于小腿前外侧，犊鼻穴下 3 寸，距胫骨前缘一横指。

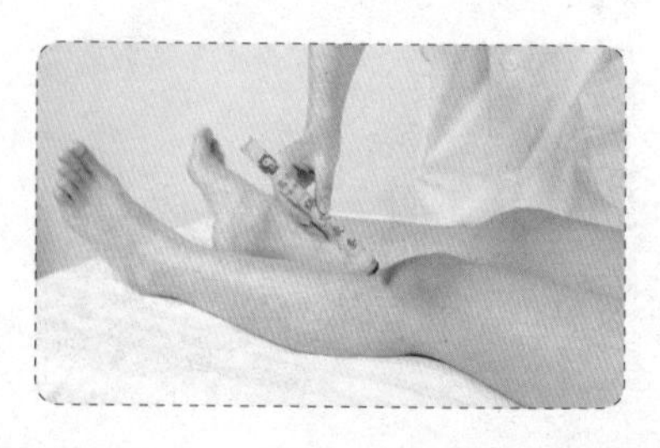

艾灸方法：用艾条以温和灸法灸治一侧足三里穴 10 ～ 15 分钟，以局部皮肤潮红、发热为宜。对侧以同样的方法操作。

◎温和灸太溪穴

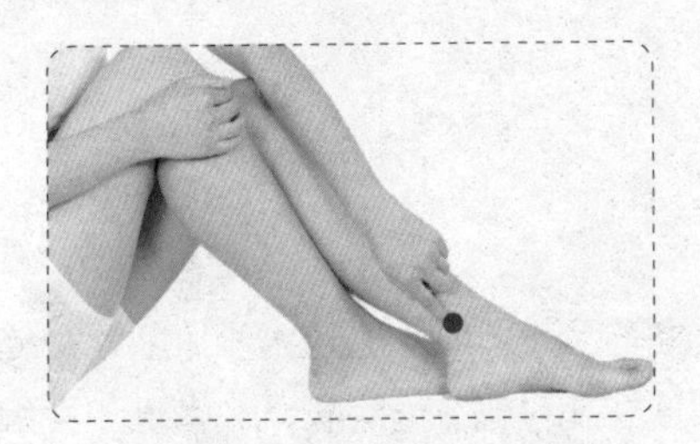

取穴方法：太溪穴位于足内侧，内踝后方，内踝尖与跟腱之间的凹陷处。

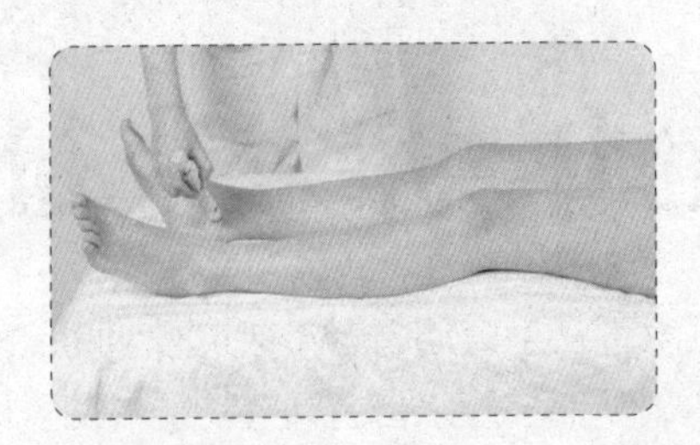

艾灸方法：用艾条以温和灸法灸治两侧太溪穴各 10 ~ 15 分钟，以局部温热舒适为宜。

◎温和灸复溜穴

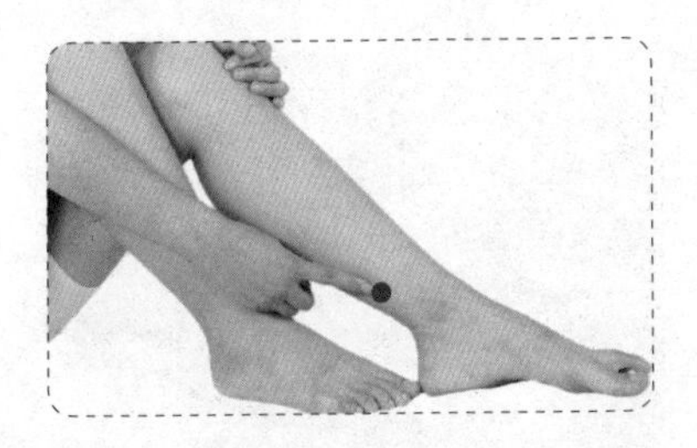

取穴方法：复溜穴位于小腿内侧，太溪直上 2 寸，跟腱的前方。

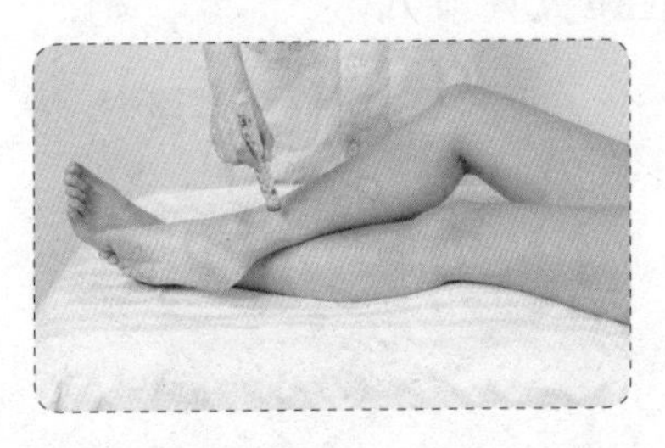

艾灸方法：用艾条以温和灸法灸治一侧复溜穴 10 ~ 15 分钟。对侧以同样的方法操作。

◎温和灸昆仑穴

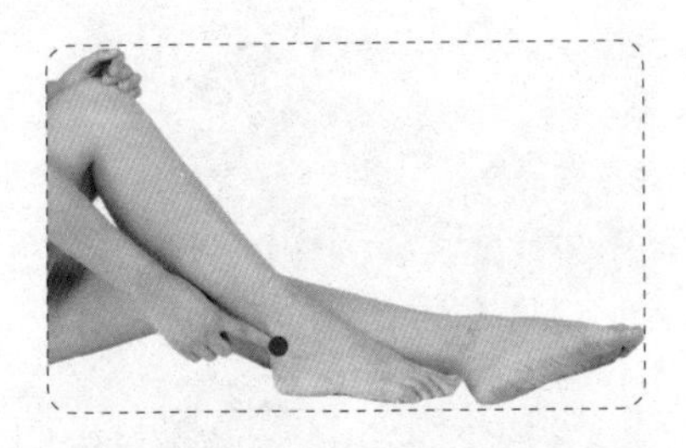

取穴方法：昆仑穴位于足部外踝后方，外踝尖与跟腱之间的凹陷处。

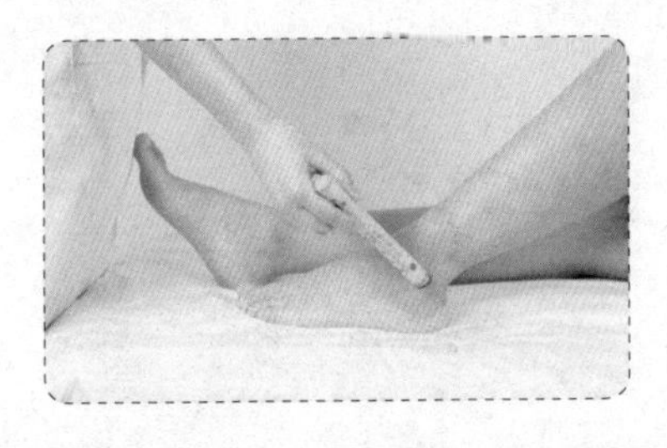

艾灸方法：取一侧昆仑穴，用艾条以温和灸法灸治 10 分钟，以施灸部位出现红晕为度。对侧以同样的方法操作。

更年期综合征

女性从生育期向老年期过渡期间，因卵巢功能逐渐衰退，导致人体雌激素分泌量减少，从而引起以自主神经功能失调、代谢障碍为主的一系列疾病，称为更年期综合征。多发于45岁以上的女性，主要临床表现有月经紊乱，伴心悸、胸闷等症状。

艾灸方法

◎温和灸肾俞穴

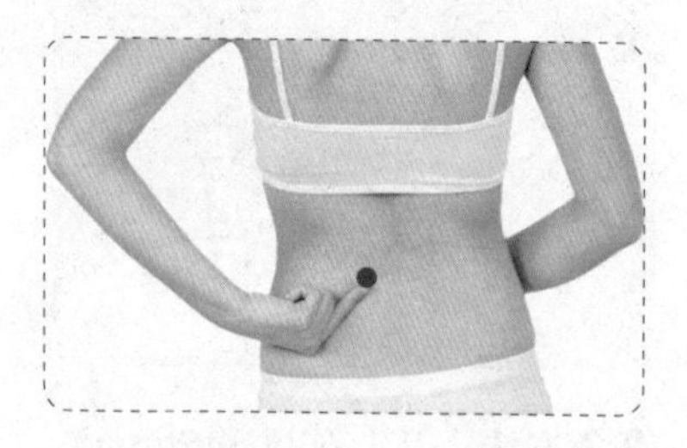

取穴方法：肾俞穴位于腰部，第2腰椎棘突下，旁开1.5寸。

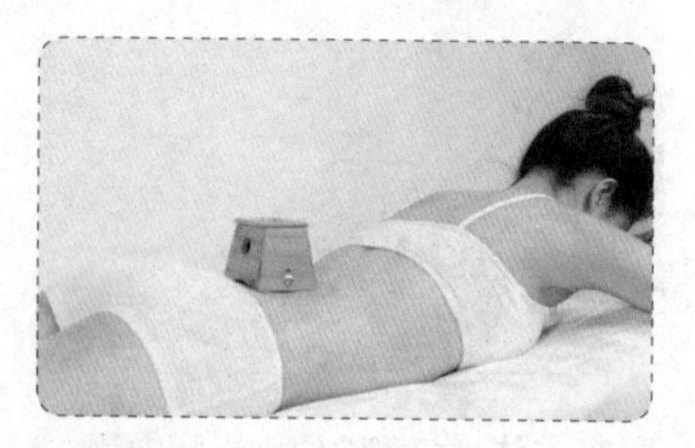

艾灸方法：点燃艾条放入艾灸盒中，将艾灸盒放于两侧肾俞穴上，以温和灸法灸治10～15分钟。

◎温和灸足三里穴

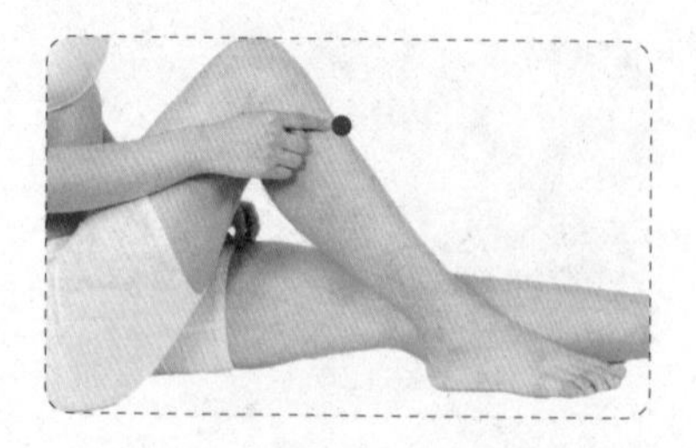

取穴方法：足三里穴位于小腿前外侧，犊鼻穴下3寸，距胫骨前缘一横指。

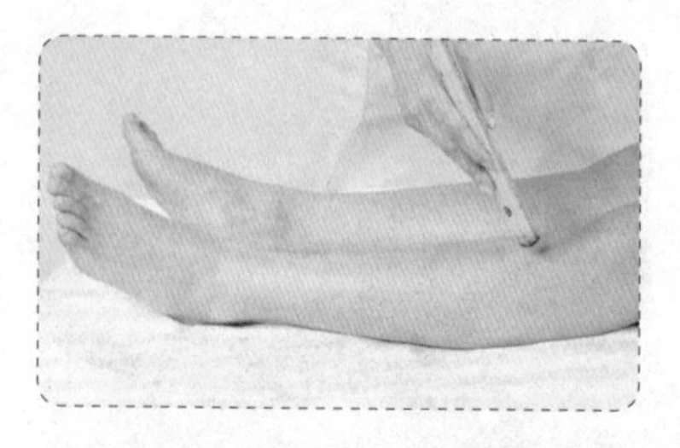

艾灸方法：将艾条一端点燃，找到一侧足三里穴，用艾条以温和灸法灸治10～15分钟。对侧以同样的方法操作。

◎温和灸三阴交穴

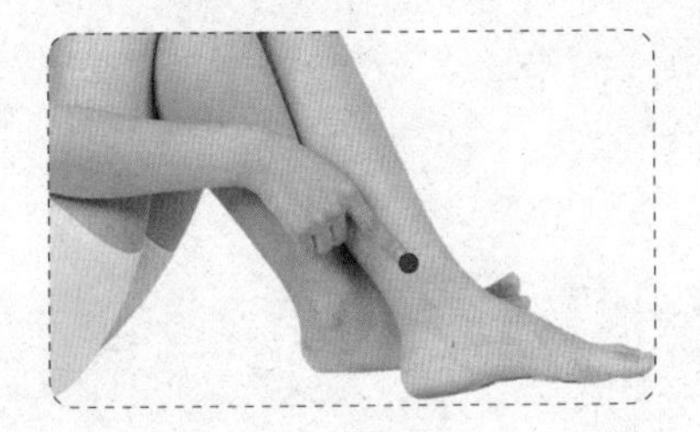

取穴方法：三阴交穴位于小腿内侧，足内踝尖上 3 寸，胫骨内侧缘后方。

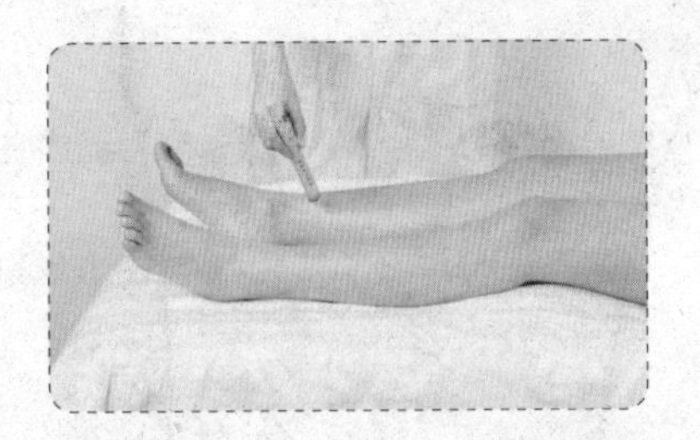

艾灸方法：用艾条以温和灸法灸治一侧三阴交穴 10 ~ 15 分钟。对侧以同样的方法操作。

◎温和灸太溪穴

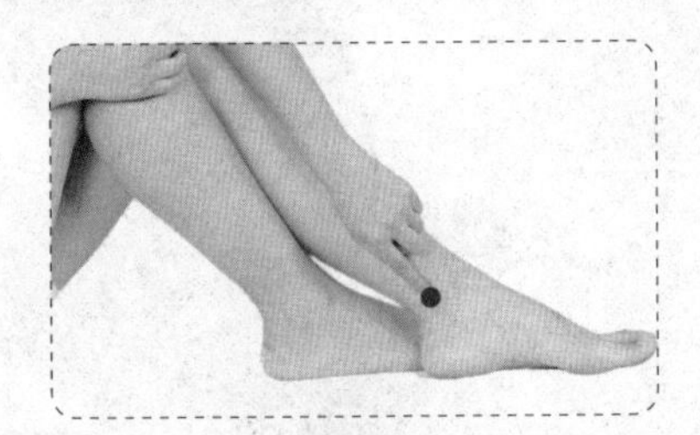

取穴方法：太溪穴位于足内侧，内踝后方，内踝尖与跟腱之间的凹陷处。

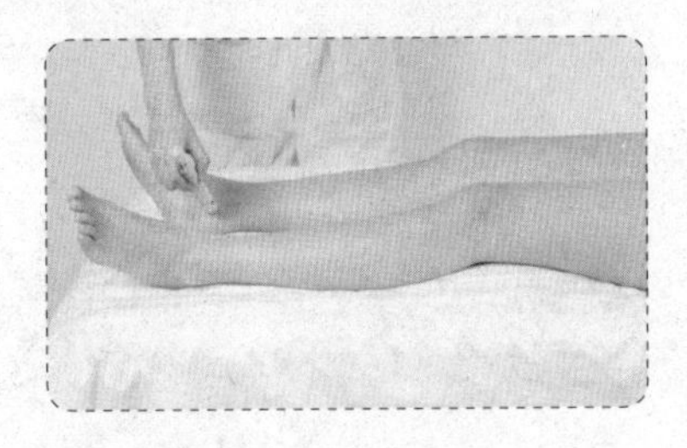

艾灸方法：用艾条以温和灸法灸治两侧太溪穴各 10 ~ 15 分钟，以局部温热舒适为宜。

◎温和灸涌泉穴

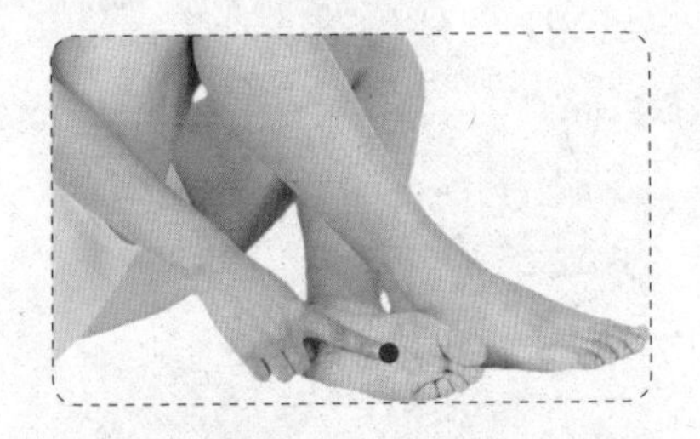

取穴方法：涌泉穴位于足底部，约足底 2、3 跖趾缝纹头端与足跟连线的前 1/3 与后 2/3 交点。

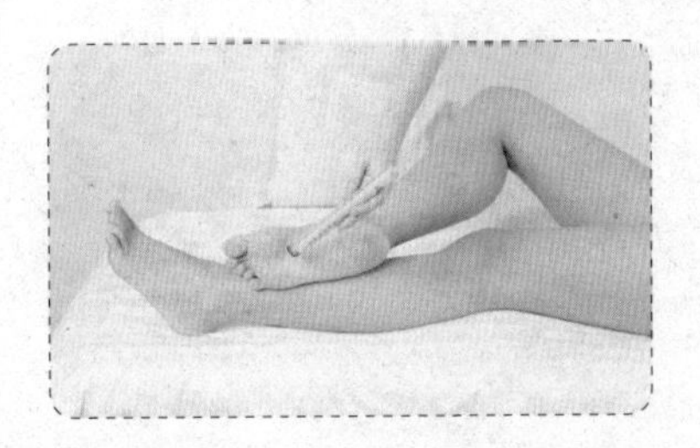

艾灸方法：用艾条以温和灸法灸治一侧涌泉穴 10 ~ 15 分钟，以施灸部位出现红晕为度。对侧以同样的方法操作。

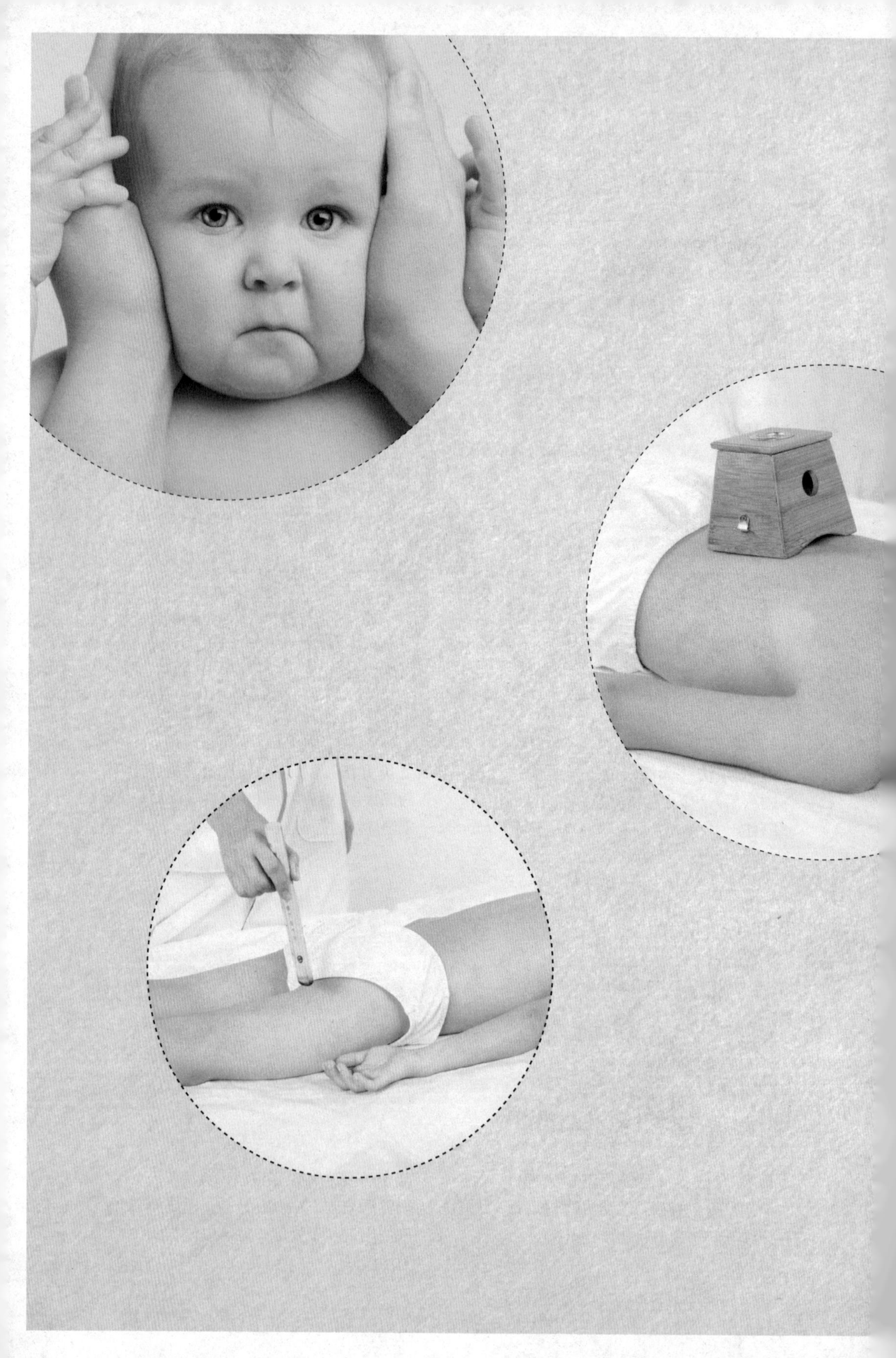

Part 7

儿科常见病

小儿哮喘

小儿哮喘是小儿时期常见的慢性呼吸系统疾病，1~6 岁发病率较高，寒冷季节或天气急剧变化时易发作。小儿哮喘常反复发作，病因较为复杂，通常与环境因素有关，遗传亦有一定影响。临床表现为反复发作性喘息、呼吸困难、气促、胸闷或咳嗽。

艾灸取穴

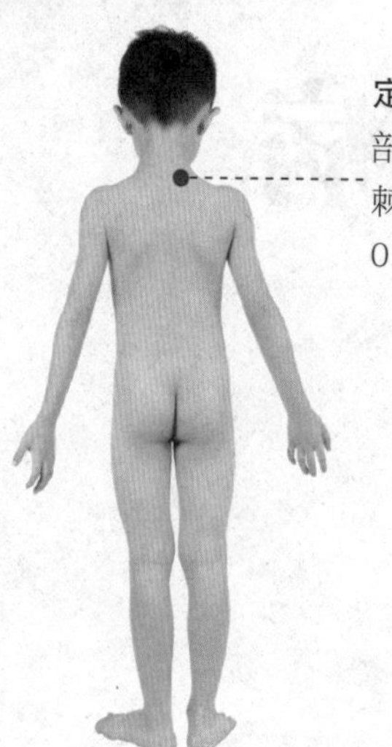

定喘穴：位于背部，第 7 颈椎棘突下，旁开 0.5 寸。

神阙穴：位于腹中部，脐中央，即肚脐。

列缺穴：位于前臂桡侧缘，桡骨茎突上方，腕横纹上 1.5 寸，肱桡肌与拇长展肌腱之间。

涌泉穴：位于足底部，蜷足时足前部凹陷处，约足底 2、3 跖趾缝纹头端与足跟连线的前 1/3 与后 2/3 交点。

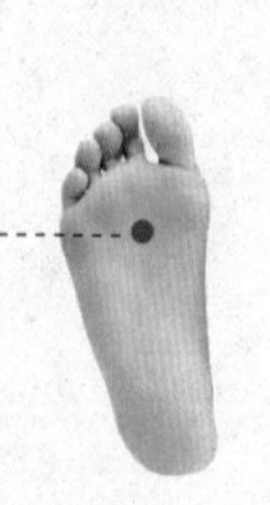

足三里穴：位于小腿前外侧，犊鼻穴下 3 寸，距胫骨前缘一横指。

艾灸方法

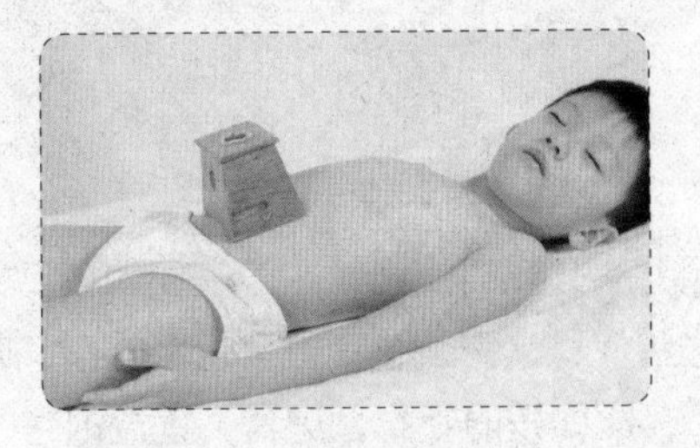

◎温和灸神阙穴

艾灸方法：用内燃艾条的艾灸盒以温和灸法灸治神阙穴 10 分钟，以穴位上皮肤潮红为度。

◎温和灸列缺穴

艾灸方法：用燃着的艾条以温和灸法灸治两侧列缺穴各 10 分钟。

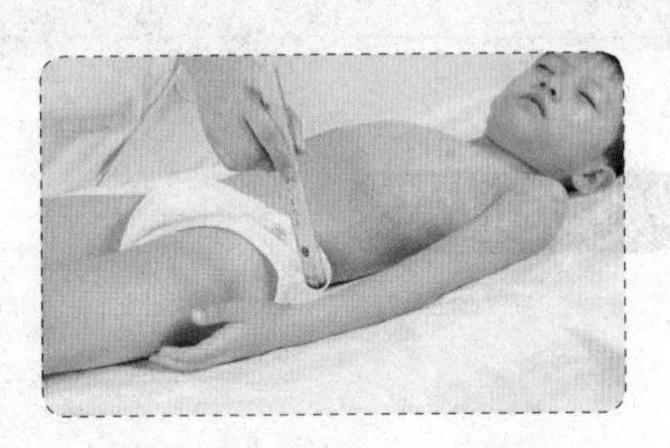

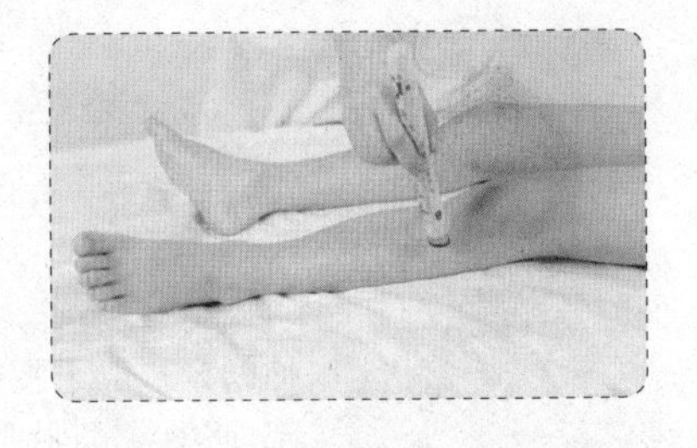

◎温和灸足三里穴

艾灸方法：用燃着的艾条以温和灸法灸治两侧足三里穴各 10 分钟。

◎温和灸涌泉穴

艾灸方法：用燃着的艾条以温和灸法灸治两侧涌泉穴各 10 分钟。

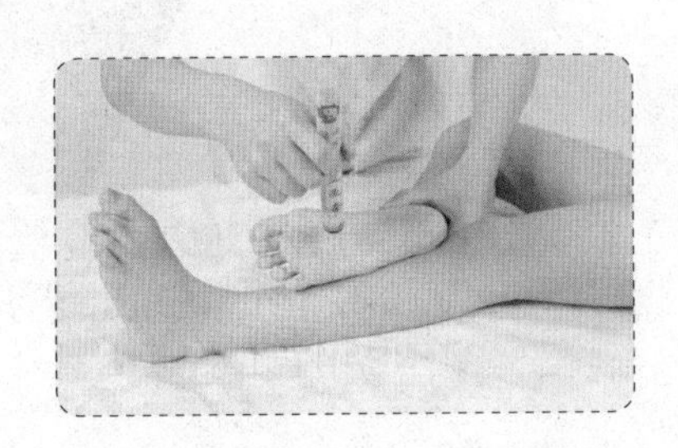

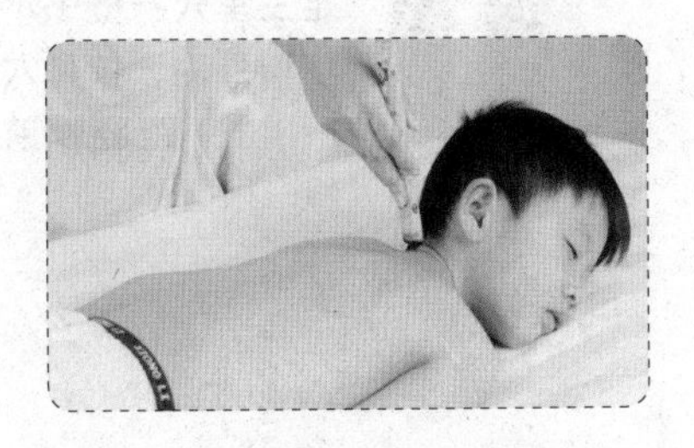

◎温和灸定喘穴

艾灸方法：用燃着的艾条以温和灸法灸治两侧定喘穴各 10 ～ 15 分钟。

小儿消化不良

小儿消化不良是由饮食不当或非感染性引起的小儿肠胃疾患，主要表现为餐后饱胀、进食量少，偶有呕吐、哭闹不安等症状。这些症状会影响孩子进食，影响孩子营养的摄入。家长需从小培养孩子良好的进食习惯，比如按时就餐、进食不宜过饱等。

艾灸取穴

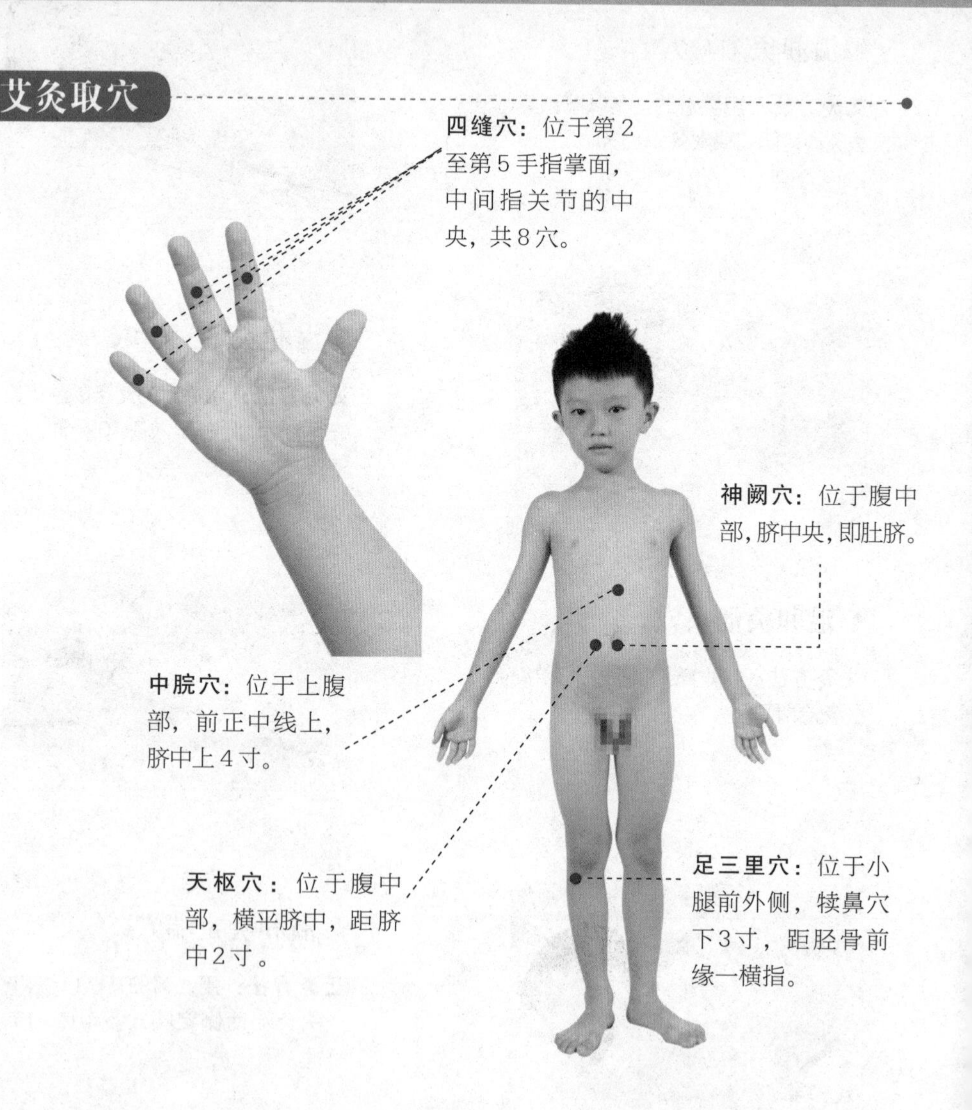

艾灸方法

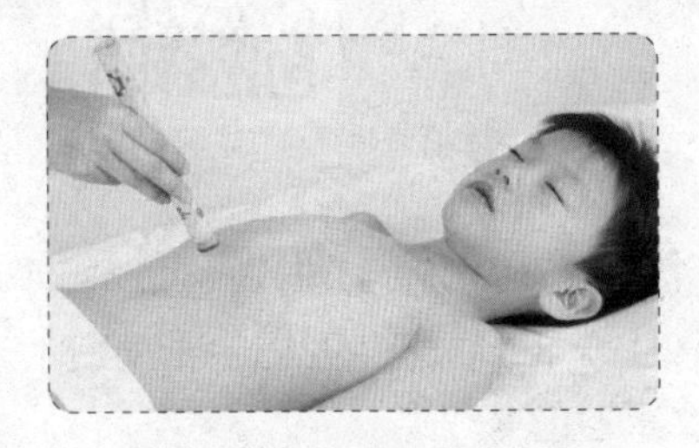

◎温和灸中脘穴

艾灸方法：用艾条以温和灸法灸治中脘穴 10 分钟，以穴位上皮肤潮红为度。

◎温和灸神阙穴

艾灸方法：将燃着的艾灸盒放于神阙穴上，以温和灸法灸治 10 分钟，以穴位上皮肤潮红为度。

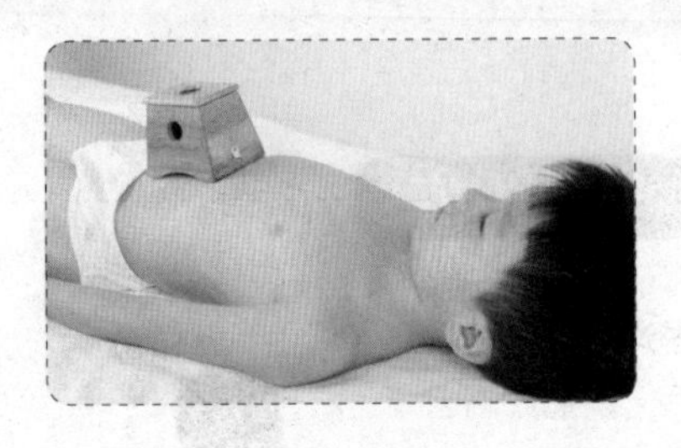

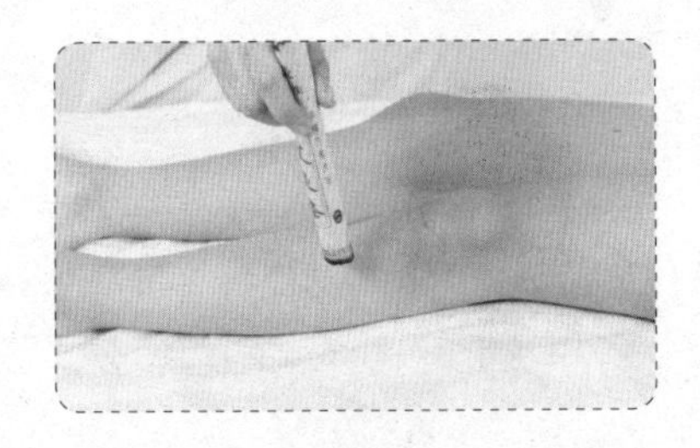

◎温和灸足三里穴

艾灸方法：点燃艾条，以温和灸法灸治两侧足三里穴各 10 分钟。

◎温和灸天枢穴

艾灸方法：将艾灸盒放于天枢穴上，以温和灸法灸治 10 分钟，以穴位上皮肤潮红为度。

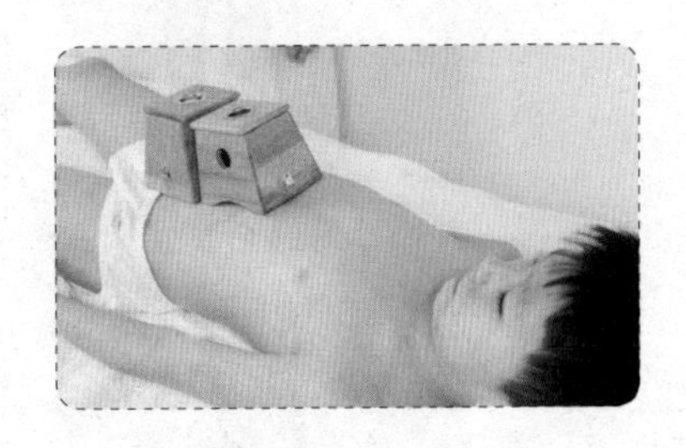

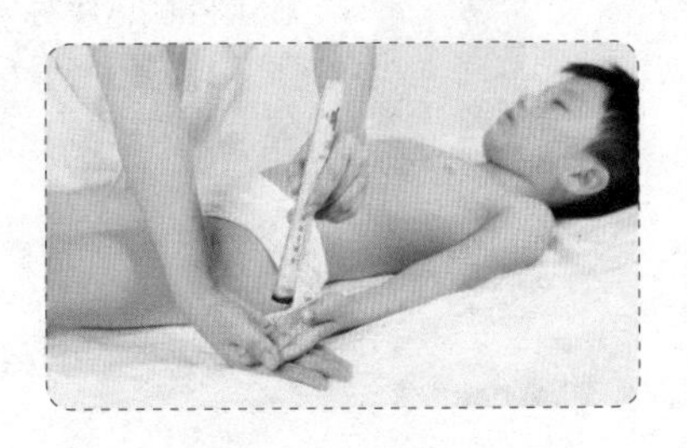

◎回旋灸四缝穴

艾灸方法：用燃着的艾条以回旋灸法灸治两手四缝穴各 10 ~ 15 分钟。

小儿便秘

小儿便秘是儿科的常见疾病。专家指出，钙摄入过多及膳食纤维摄入过少都可引起小儿便秘。小儿便秘是指患儿 1 周内排便次数少于 3 次。新生儿出生 1 周后 1 天排便 4~6 次为正常，3~4 岁的儿童每天排便 1~2 次为正常。

艾灸取穴

大肠俞穴：位于腰部，第 4 腰椎棘突下，旁开 1.5 寸。

支沟穴：位于前臂后区，腕背侧远端横纹上 3 寸，阳池穴与肘尖的连线上，尺骨与桡骨间隙的中点。

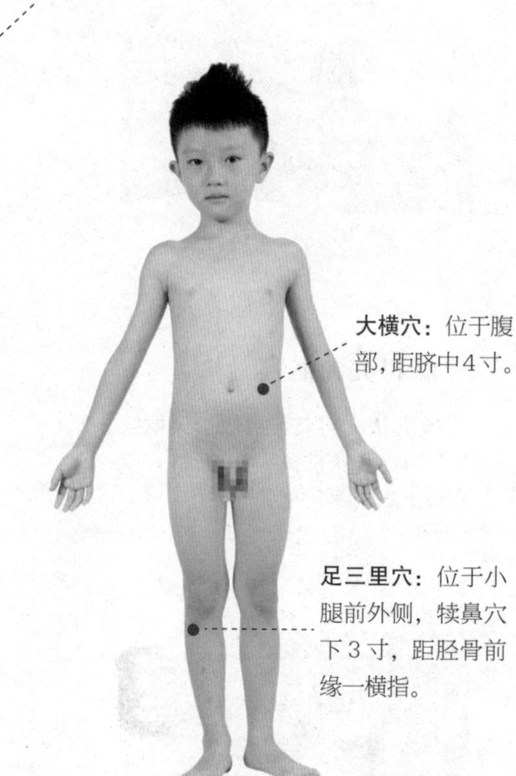

大横穴：位于腹部，距脐中 4 寸。

足三里穴：位于小腿前外侧，犊鼻穴下 3 寸，距胫骨前缘一横指。

太溪穴：位于足内侧，内踝后方，内踝尖与跟腱之间的凹陷处。

艾灸方法

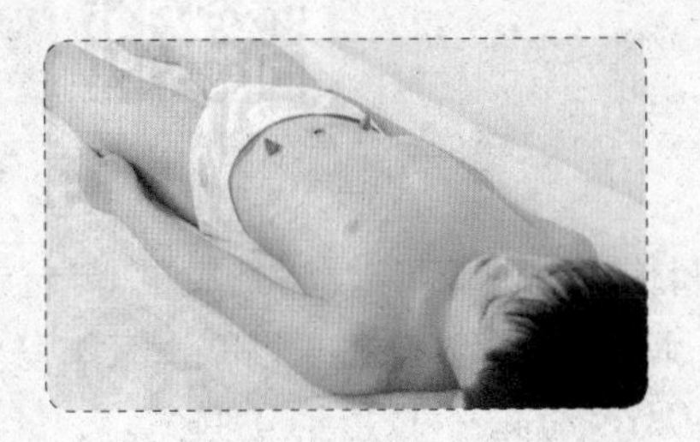

◎温和灸大横穴

艾灸方法：点燃艾炷，找到两侧大横穴，将艾炷放于大横穴上，以温和灸法灸治3～4壮，以小儿感觉温热舒适为宜。

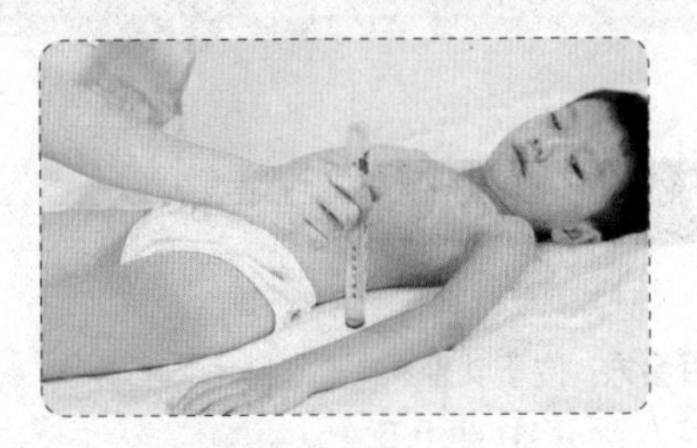

◎温和灸支沟穴

艾灸方法：将艾条一端点燃，找到一侧支沟穴，用艾条以温和灸法灸治10分钟，以小儿感觉温热舒适为宜。对侧以同样的方法操作。

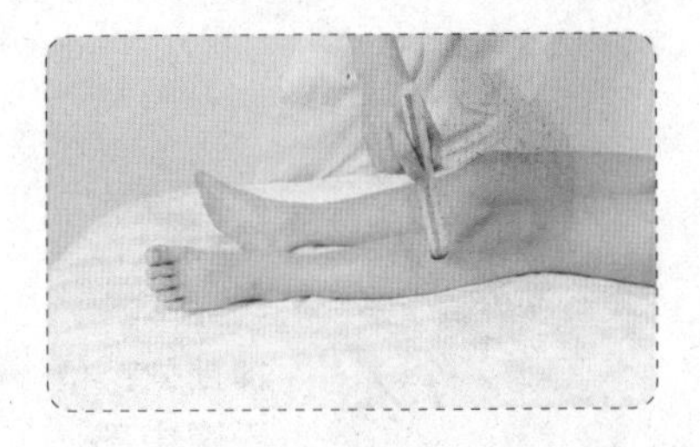

◎温和灸足三里穴

艾灸方法：找到一侧足三里穴，用艾条以温和灸法灸治10分钟。对侧以同样的方法操作。

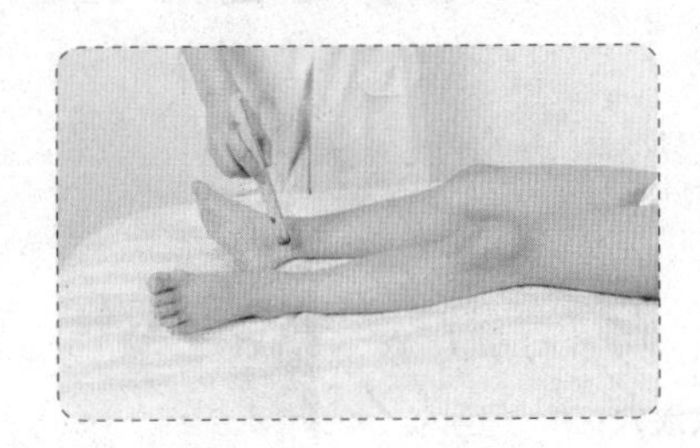

◎温和灸太溪穴

艾灸方法：找到一侧太溪穴，用艾条以温和灸法灸治10分钟。对侧以同样的方法操作。

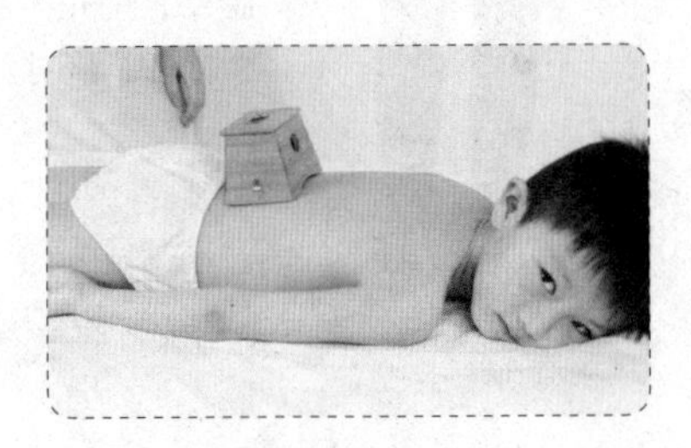

◎温和灸大肠俞穴

艾灸方法：找到两侧大肠俞穴，将内燃艾条的艾灸盒放于大肠俞穴上，以温和灸法灸治10分钟。

小儿遗尿

3岁以上的儿童在睡梦中不自觉地排尿，1个月超过3次，即可称为“遗尿症”。临床上出现遗尿情况的男孩多于女孩，多因肾气不足、膀胱寒冷、下元虚寒或病后体质虚弱、脾肺气虚或不良睡眠习惯所致。预防小儿遗尿，应从小培养孩子的生活自理能力。

艾灸取穴

百会穴：位于头部，前发际正中直上5寸，或两耳尖连线的中点。

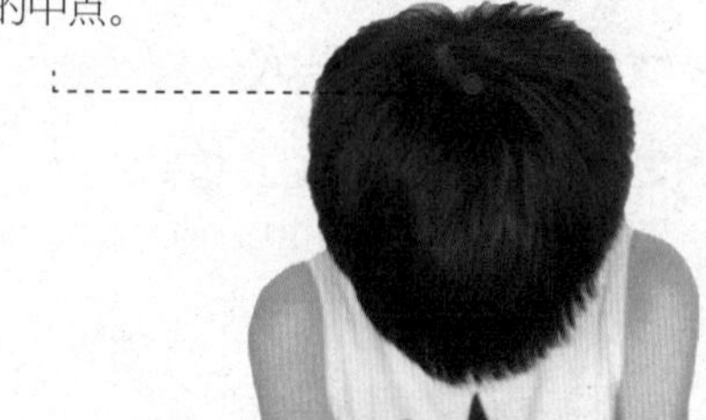

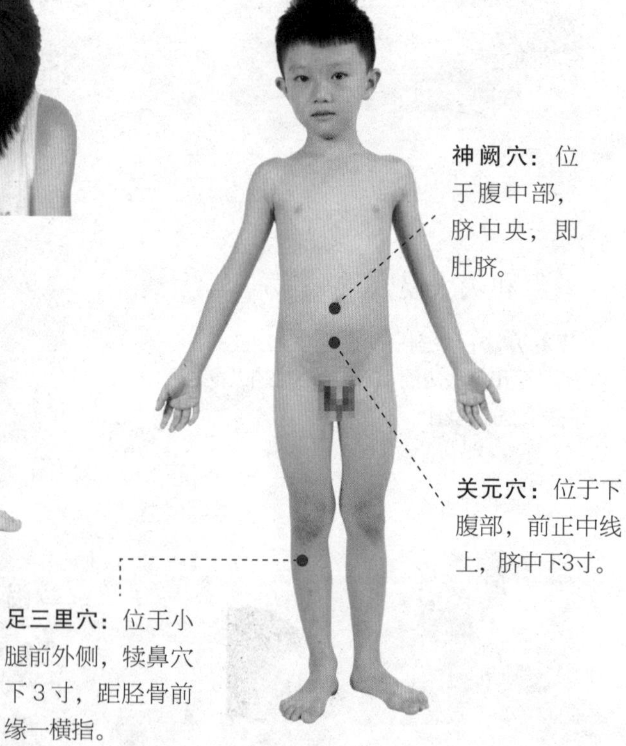

神阙穴：位于腹中部，脐中央，即肚脐。

太溪穴：位于足内侧，内踝后方，内踝尖与跟腱之间的凹陷处。

关元穴：位于下腹部，前正中线上，脐中下3寸。

足三里穴：位于小腿前外侧，犊鼻穴下3寸，距胫骨前缘一横指。

艾灸方法

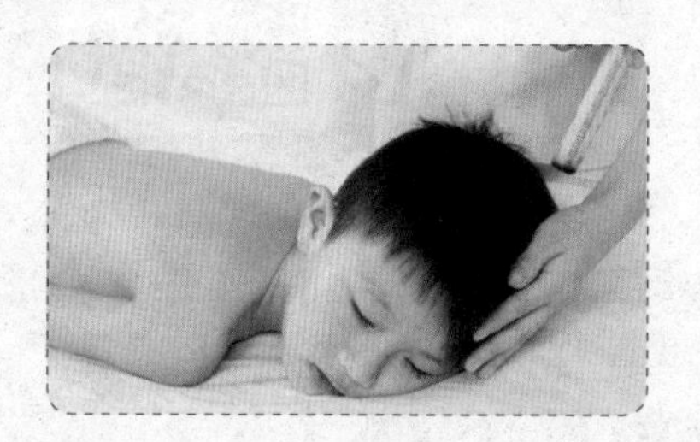

◎温和灸百会穴

艾灸方法：点燃艾条一端，找到百会穴，用艾条以温和灸法灸治百会穴 10 分钟，以出现红晕为度。

◎温和灸关元穴

艾灸方法：将内燃艾条的艾灸盒放于关元穴上，以温和灸法灸治 10 分钟，以穴位上皮肤潮红为度。

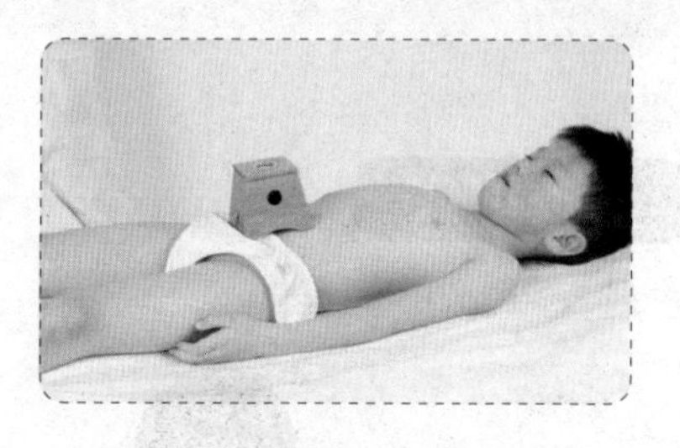

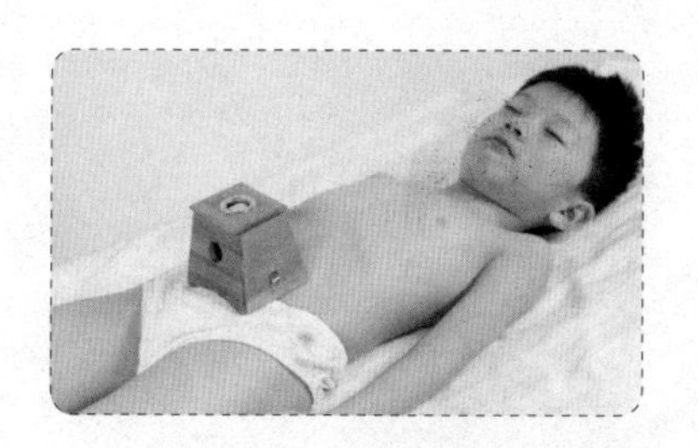

◎温和灸神阙穴

艾灸方法：找到神阙穴，将艾灸盒放于神阙穴上，以温和灸法灸治 10 分钟，以穴位上皮肤潮红为度。

◎温和灸足三里穴

艾灸方法：点燃艾条，以温和灸法灸治一侧足三里穴 10 分钟。对侧以同样的方法操作。

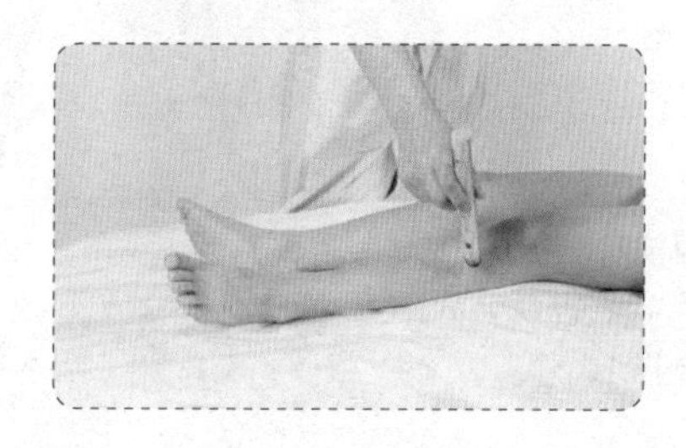

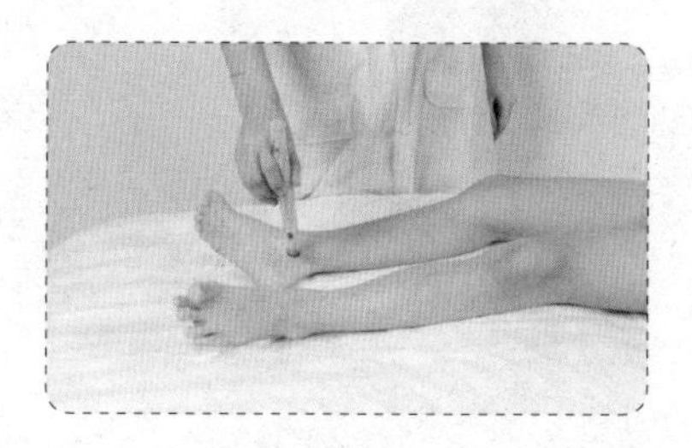

◎回旋灸太溪穴

艾灸方法：点燃艾条，以回旋灸法灸治一侧太溪穴 10 分钟。对侧以同样的方法操作。

小儿厌食

小儿厌食是指儿童较长期的食欲减退或食欲缺乏，是一种慢性消化性功能紊乱综合征。常见于1～6岁的儿童，因不喜进食很容易导致营养不良、贫血、免疫力低下、佝偻病等，严重者还会影响患儿身体和智力的发育。

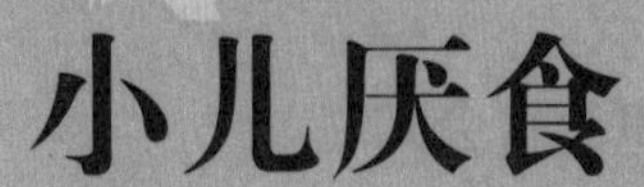

艾灸取穴

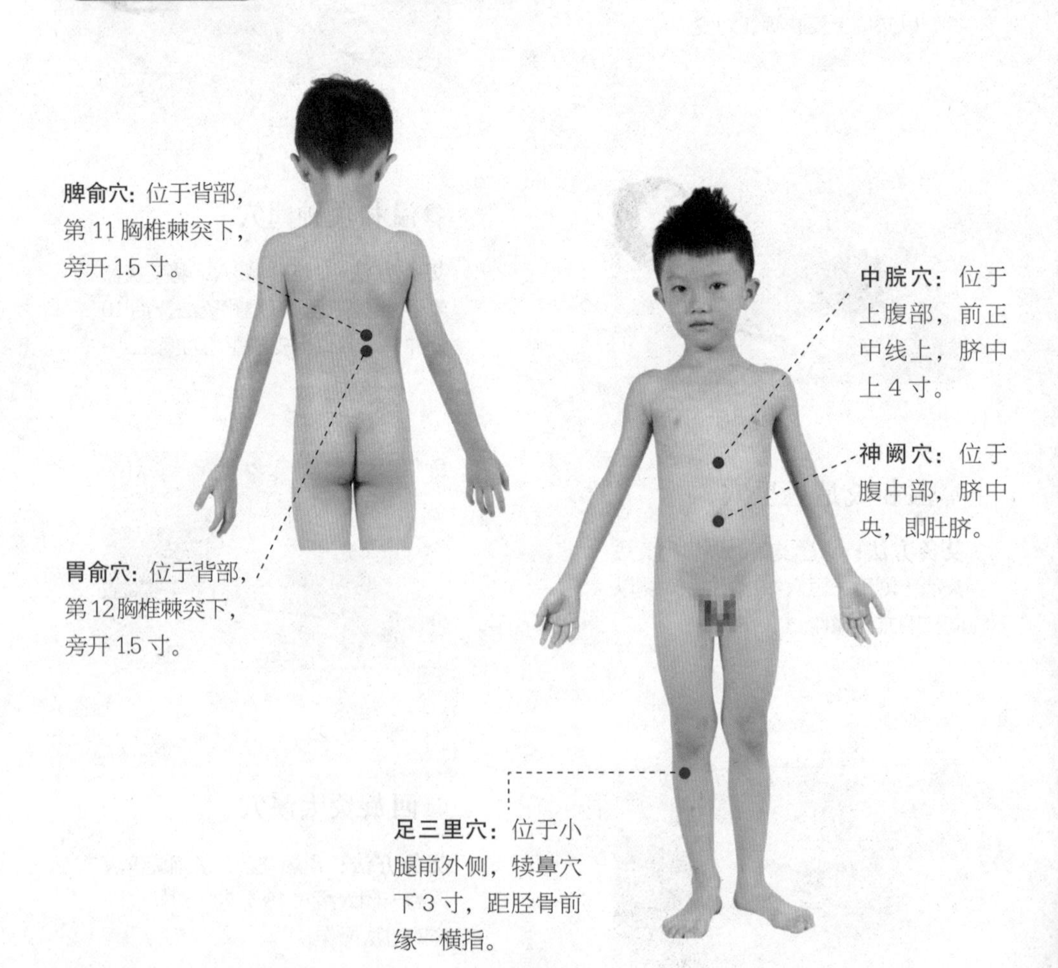

艾灸方法

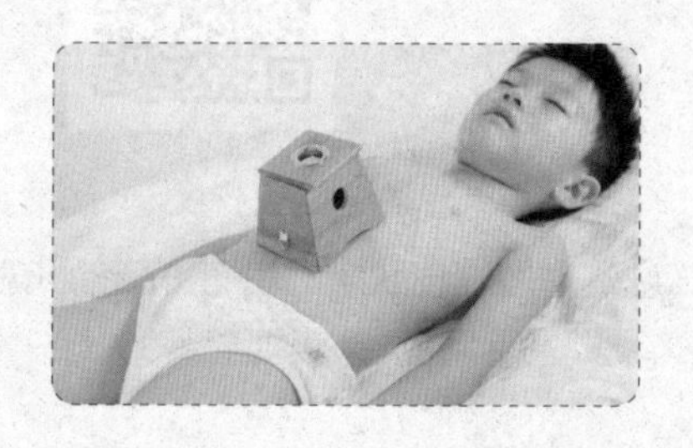

◎温和灸中脘穴

艾灸方法：将艾条点燃，放于艾灸盒内，用艾灸盒以温和灸法灸治中脘穴10分钟。

◎温和灸神阙穴

艾灸方法：将艾灸盒放到神阙穴上，以温和灸法灸治10分钟。

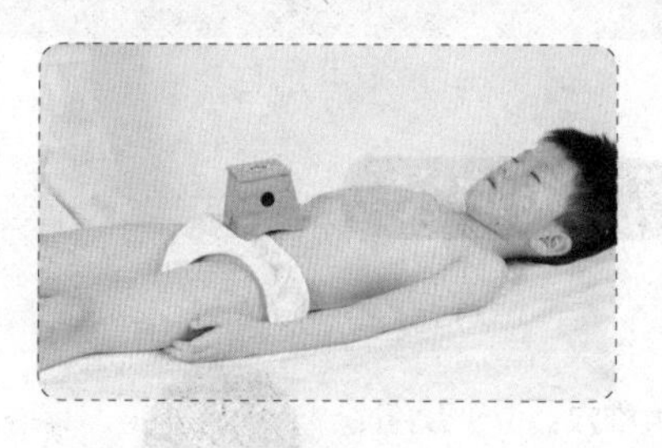

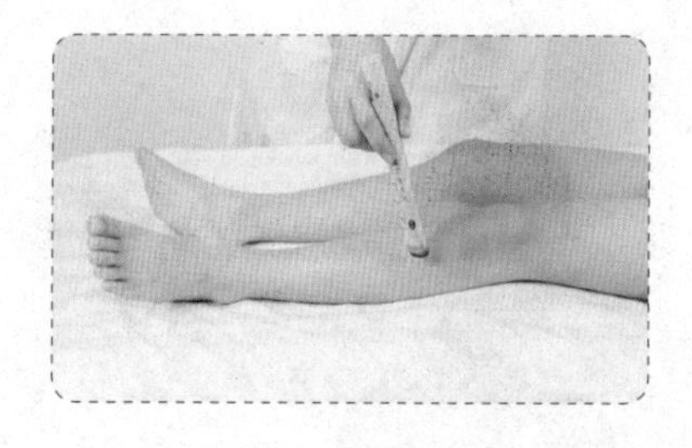

◎温和灸足三里穴

艾灸方法：用艾条以温和灸法灸治一侧足三里穴10分钟。对侧以同样的方法操作。

◎温和灸脾俞穴

艾灸方法：找到两侧脾俞穴，将艾灸盒放于脾俞穴上，以温和灸法灸治10分钟，以有温热感为度。

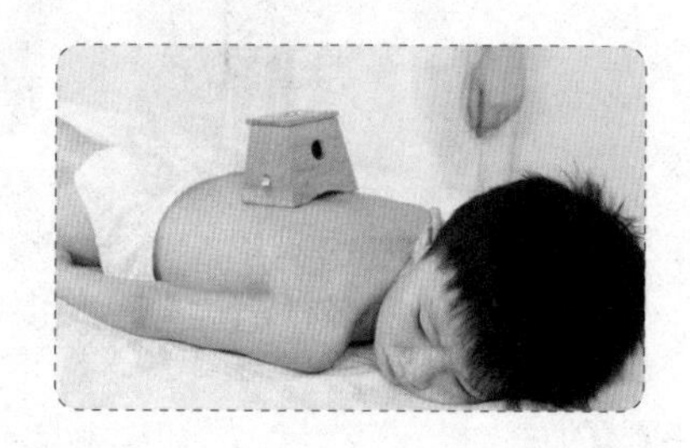

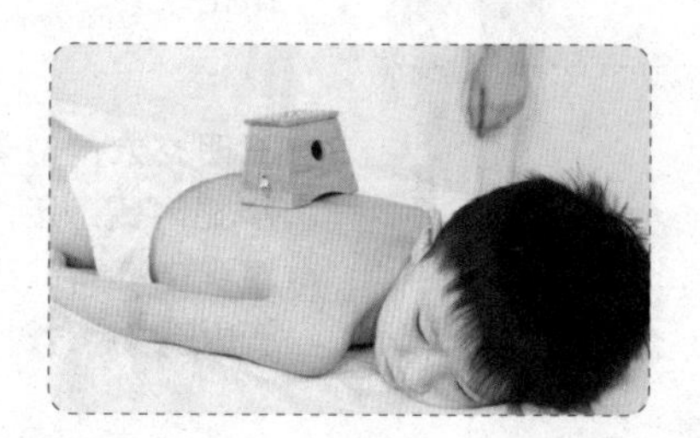

◎温和灸胃俞穴

艾灸方法：找到两侧胃俞穴，将艾灸盒放于胃俞穴上，以温和灸法灸治10分钟，以有温热感为度。

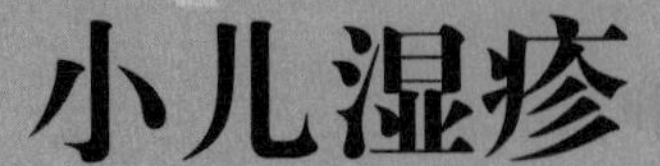

小儿湿疹

小儿湿疹是一种变态反应性皮肤病，即平常说的过敏性皮肤病。患有湿疹的儿童起初皮肤发红，出现皮疹，继之皮肤脱屑，遇热、遇湿都可使湿疹表现显著。

艾灸取穴

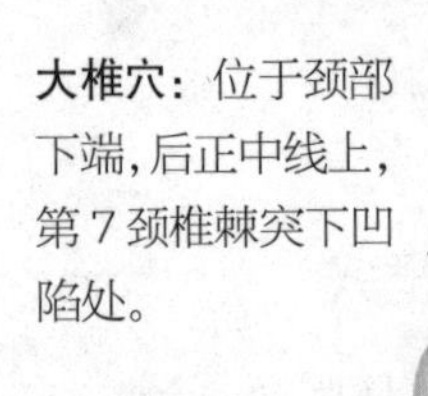

大椎穴：位于颈部下端，后正中线上，第 7 颈椎棘突下凹陷处。

脾俞穴：位于背部，第 11 胸椎棘突下，旁开 1.5 寸。

神阙穴：位于腹中部，脐中央，即肚脐。

足三里穴：位于小腿前外侧，犊鼻穴下 3 寸，距胫骨前缘一横指。

三阴交穴：位于小腿内侧，足内踝尖上 3 寸，胫骨内侧缘后方。

艾灸方法

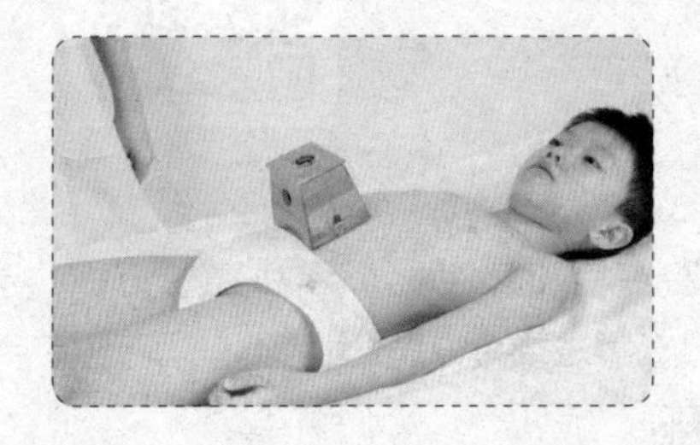

◎温和灸神阙穴

艾灸方法： 将燃着的艾灸盒放于神阙穴上，以温和灸法灸治 10 分钟，以穴位上皮肤潮红为度。

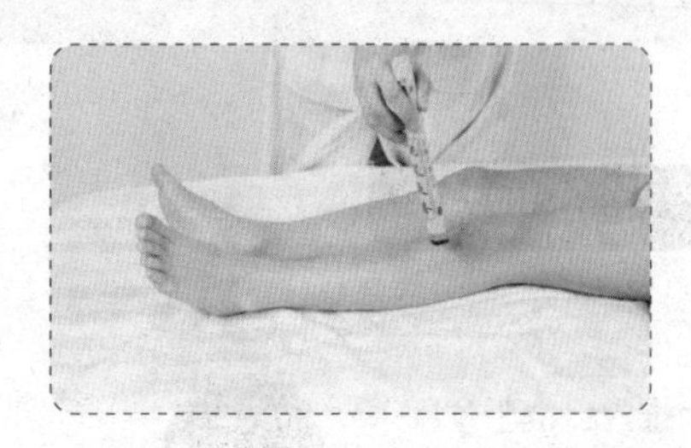

◎温和灸足三里穴

艾灸方法： 用艾条以温和灸法灸治一侧足三里穴 10 分钟。对侧以同样的方法操作。

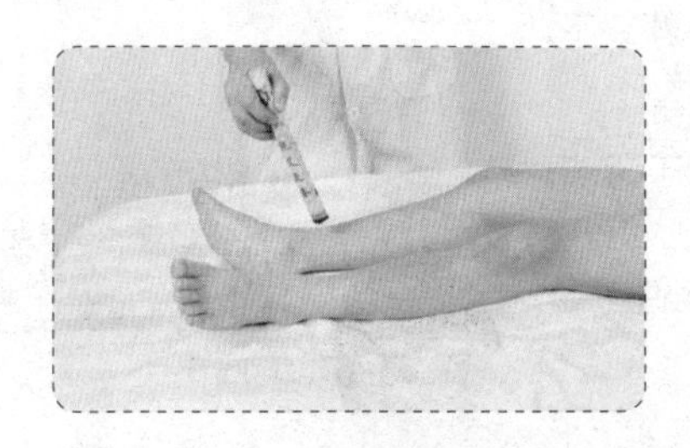

◎温和灸三阴交穴

艾灸方法： 用艾条以温和灸法灸治一侧三阴交穴 10 分钟。对侧以同样的方法操作。

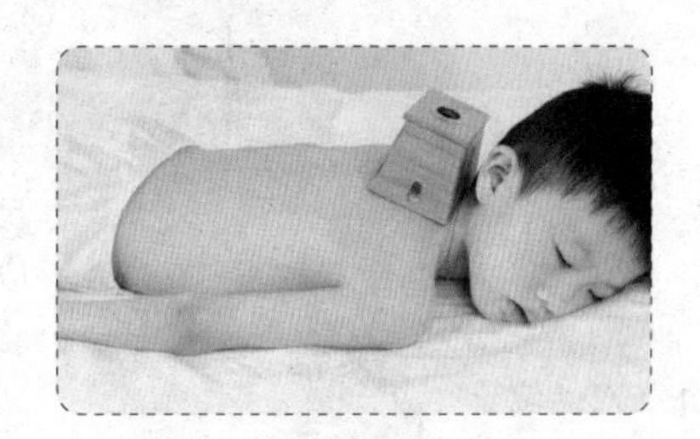

◎温和灸大椎穴

艾灸方法： 将艾灸盒放于大椎穴上，以温和灸法灸治大椎穴 10 分钟，以患儿感觉温热、舒适为度。

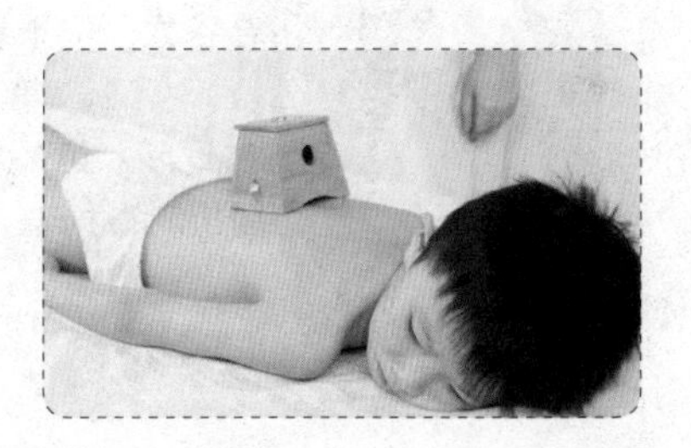

◎温和灸脾俞穴

艾灸方法： 将艾灸盒放于脾俞穴上，以温和灸法灸治两侧脾俞穴 10 分钟，以患儿感觉温热、舒适为度。

小儿感冒

小儿急性上呼吸道感染系由各种病原引起的上呼吸道炎症，简称上感，俗称“感冒”。小儿感冒分为风寒感冒和风热感冒。风寒感冒主要症状为发热轻、恶寒重、头痛、鼻塞等。风热感冒主要症状为发热重、恶寒轻、大便干、小便黄等。

艾灸取穴

大椎穴： 位于颈部下端，后正中线上，第7颈椎棘突下凹陷处。

风门穴： 位于背部，第2胸椎棘突下，旁开1.5寸。

肺俞穴： 位于背部，第3胸椎棘突下，旁开1.5寸。

身柱穴： 位于背部，后正中线上，第3胸椎棘突下凹陷中。

膻中穴： 位于胸部，前正中线上，平第4肋间，两乳头连线的中点。

神阙穴： 位于腹中部，脐中央，即肚脐。

尺泽穴： 微屈肘，位于肘横纹中，肱二头肌腱桡侧凹陷处。

涌泉穴： 位于足底部，蜷足时足前部凹陷处，约足底2、3趾趾缝纹头端与足跟连线的前1/3与后2/3交点。

足三里穴： 位于小腿前外侧，犊鼻穴下3寸，距胫骨前缘一横指。

合谷穴： 位于手背，第1、第2掌骨间，第2掌骨桡侧的中点。

艾灸方法

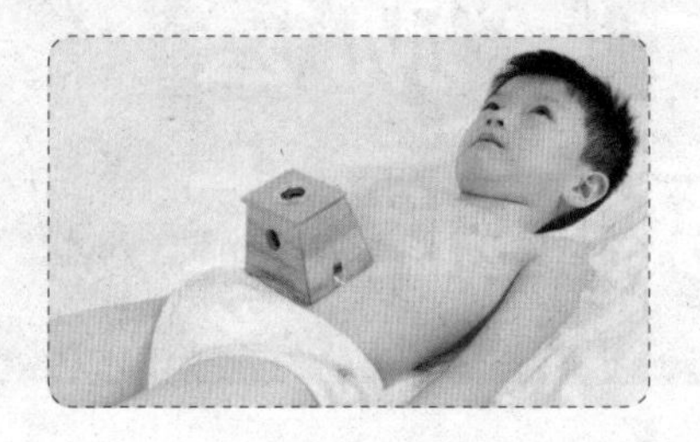

◎温和灸神阙穴

艾灸方法：找到神阙穴，将内燃艾条的艾灸盒放于神阙穴上，以温和灸法灸治 10 分钟。

◎温和灸涌泉穴

艾灸方法：用艾条以温和灸法灸治一侧涌泉穴 10 分钟。对侧以同样的方法操作。

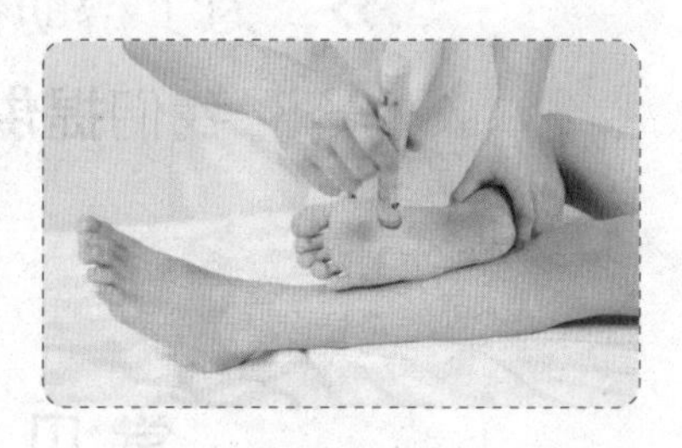

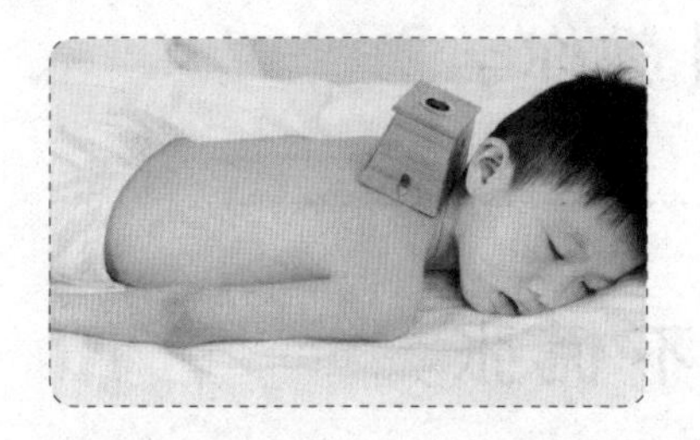

◎温和灸大椎穴

艾灸方法：找到大椎穴，将内燃艾条的艾灸盒放于大椎穴上，以温和灸法灸治 10 ~ 15 分钟，以穴位上皮肤出现红晕、有热感为度。

◎温和灸肺俞穴

艾灸方法：找到两侧肺俞穴，将内燃艾条的艾灸盒放于肺俞穴上，以温和灸法灸治 10 ~ 15 分钟，以穴位上皮肤出现红晕、有热感为度。

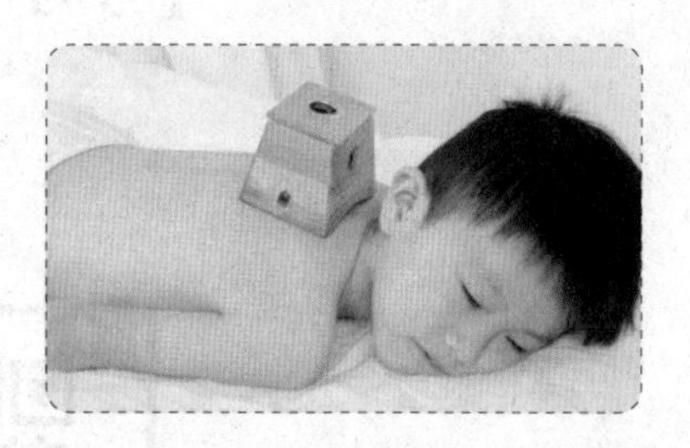

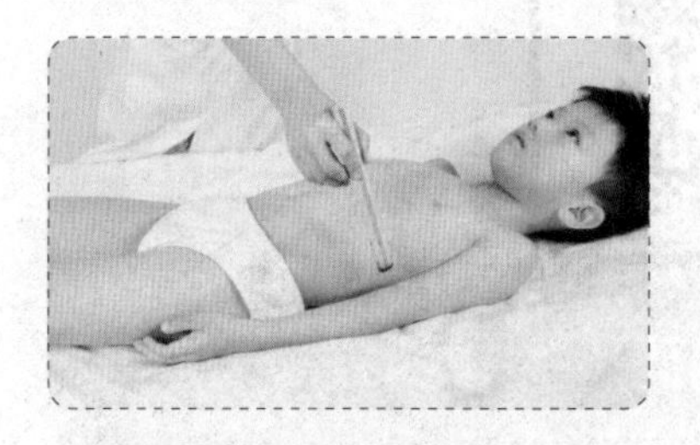

◎温和灸尺泽穴

艾灸方法：用艾条以温和灸法灸治一侧尺泽穴 10 ~ 15 分钟。对侧以同样的方法操作。

自诊自疗一学就会
做自己的家庭医生

›››› 为了帮助你更好地阅读本书 ‹‹‹‹

我们**提供**了以下**线上服务**

1

常见症状有参照

【取穴方法】教你学

2

身体抱恙不慌张

【小小艾灸】帮你忙

微信扫码

你还可以在“智能阅读向导”的带领下，获取以上全部资源